U0204038

膜解剖理论与实践

Membrane Anatomy Theory and Practice

基于现代精细解剖的腹盆腔外科指导

主　审　朱正纲　张忠涛

主　编　林谋斌　李健文　姚宏伟

副主编　邱　健　孙凌宇

人民卫生出版社

·北京·

图书在版编目（CIP）数据

膜解剖理论与实践：基于现代精细解剖的腹盆腔外科指导/林谋斌，李健文，姚宏伟主编. —北京：人民卫生出版社，2023.9

ISBN 978-7-117-34611-5

Ⅰ.①膜… Ⅱ.①林…②李…③姚… Ⅲ.①腹腔疾病-外科手术-人体解剖学 Ⅳ.①R656

中国国家版本馆 CIP 数据核字（2023）第 044754 号

| 人卫智网 | www.ipmph.com | 医学教育、学术、考试、健康，购书智慧智能综合服务平台 |
| 人卫官网 | www.pmph.com | 人卫官方资讯发布平台 |

膜解剖理论与实践：基于现代精细解剖的腹盆腔外科指导
Mojiepou Lilun yu Shijian：
Jiyu Xiandai Jingxi Jiepou de Fupenqiang Waike Zhidao

主　　编：林谋斌　李健文　姚宏伟
出版发行：人民卫生出版社（中继线 010-59780011）
地　　址：北京市朝阳区潘家园南里 19 号
邮　　编：100021
E - mail：pmph @ pmph.com
购书热线：010-59787592　010-59787584　010-65264830
印　　刷：人卫印务（北京）有限公司
经　　销：新华书店
开　　本：787×1092　1/16　印张：24
字　　数：584 千字
版　　次：2023 年 9 月第 1 版
印　　次：2023 年 9 月第 1 次印刷
标准书号：ISBN 978-7-117-34611-5
定　　价：198.00 元

打击盗版举报电话：010-59787491　E-mail：WQ @ pmph.com
质量问题联系电话：010-59787234　E-mail：zhiliang @ pmph.com
数字融合服务电话：4001118166　E-mail：zengzhi @ pmph.com

编委名单 （以姓氏笔画为序）

王　宽　哈尔滨医科大学附属肿瘤医院

王　颢　海军军医大学第一附属医院

王明刚　首都医科大学附属北京朝阳医院

王枭杰　福建医科大学附属协和医院

王建伟　北京大学医学部

丛进春　中国医科大学附属盛京医院

朱晓明　海军军医大学第一附属医院

刘　平　国际和平妇幼保健医院

刘海龙　同济大学附属杨浦医院

江慧洪　同济大学附属杨浦医院

池　畔　福建医科大学附属协和医院

许静涌　北京医院

孙　轶　天津市人民医院

孙凌宇　哈尔滨医科大学附属第四医院

李阿建　同济大学附属杨浦医院

李健文　上海交通大学医学院附属瑞金医院

李航宇　中国医科大学附属第四医院

杨尹默　北京大学第一医院

邱　健　陕西省人民医院

沈　健　南京医科大学第二附属医院

张　卫　海军军医大学第一附属医院

张　宏　中国医科大学附属盛京医院

张卫光　北京大学医学部

张光永　山东第一医科大学附属第一医院

张建平　南京医科大学第二附属医院

陈　鑫　同济大学附属杨浦医院

林谋斌　同济大学附属杨浦医院

郑朝辉　福建医科大学附属协和医院

侯宇婷　北京大学第一医院

姚宏伟　首都医科大学附属北京友谊医院

唐健雄　复旦大学附属华东医院

黄昌明　福建医科大学附属协和医院
常　毅　同济大学附属杨浦医院

绘图

常　乐　南京医科大学附属常州第二人民医院
李　越　同济大学附属杨浦医院
林奕乐　上海立达学院
李宜全　黑龙江省黑河市孙吴县中医医院

主 审 简 介

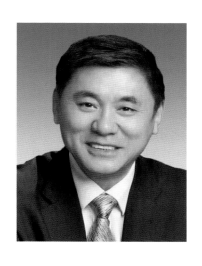

朱正纲

上海交通大学特聘教授,瑞金医院终身教授
国际胃癌研究会(GCA)理事
美国外科学院院士(FACS)
上海市消化外科研究所所长
历任:
上海交通大学副校长、医学院院长、瑞金医院院长
中国抗癌协会常务理事兼胃癌专业委员会主任委员
中国医师协会常务理事兼上消化道外科医师专业委员会主任委员
上海医学会副会长兼外科学会主任委员
上海市抗癌协会副理事长兼胃肠道肿瘤专业委员会主任委员

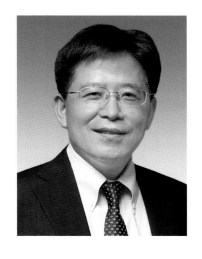

张忠涛

首都医科大学附属北京友谊医院副院长、普外科主任
国家消化系统疾病临床医学研究中心副主任
首都医科大学普通外科学系主任
北京市减重与代谢外科质量控制和改进中心主任
中华医学会外科学分会副主任委员兼结直肠外科学组组长
中国医师协会外科医师分会副会长
国家卫生健康委能力建设和继续教育外科学专业委员会副主任委员
中国医学装备协会外科装备分会会长
北京医师协会减重与代谢专科医师分会会长

主 编 简 介

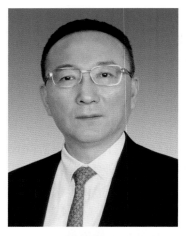

林谋斌
　　同济大学附属杨浦医院副院长、普外科主任
　　中华医学会外科学分会结直肠外科学组委员
　　中国医师协会外科医师分会盆腔肿瘤外科专家工作组副组长
　　中国医促会微创诊疗学分会副主任委员
　　中国医促会盆腔肿瘤多学科诊疗分会副主任委员
　　上海市中西医结合学会肿瘤微创专委会主任委员
　　上海市抗癌协会胃肠肿瘤专业委员会副主任委员

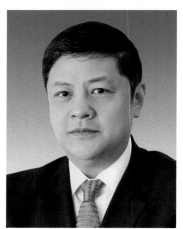

李健文
　　上海交通大学医学院附属瑞金医院疝和腹壁外科诊治中心主任
　　上海市微创外科临床医学中心副主任
　　中华医学会外科学分会疝与腹壁外科学组（CHS）副组长
　　英格兰皇家外科学院委员（FRCS）
　　中华疝与腹壁外科学院执行院长
　　大中华腔镜疝外科学院院长

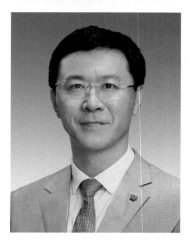

姚宏伟
　　国家消化系统疾病临床医学研究中心普外分中心胃肠外科副主任
　　中国医师协会结直肠肿瘤分会经肛全直肠系膜切除术（taTME）专业委员会主任委员
　　中国医师协会外科医师分会经肛门全直肠系膜切除术专业委员会副主任委员
　　中华医学会外科学分会结直肠外科学组委员兼秘书

副主编简介

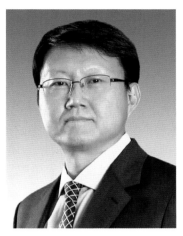

邱　健

中国医师协会外科医师委员会结直肠外科医师专业委员会委员

陕西省抗癌协会大肠癌专业委员会主任委员

中华结直肠癌 MDT 联盟陕西省分盟主席

中国无切口手术（NOSES）联盟陕西省分盟副理事长

中国医师协会肛肠医师分会委员

中华医学会肿瘤学分会结直肠肿瘤学组委员

中国抗癌协会整合肿瘤学分会委员

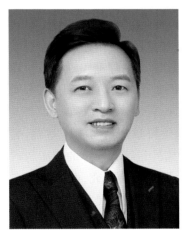

孙凌宇

哈尔滨医科大学附属第四医院肿瘤外科肝胆外科副主任

中国抗癌协会胃癌专业委员会委员

中国抗癌协会肿瘤支持委员会外科学组组长

中国临床肿瘤学会（CSCO）胃癌专业委员会委员兼结直肠癌专业委员会委员

黑龙江省抗癌协会胃癌专业委员会副主任委员

序　言

　　上海瑞金医院(原广慈医院)外科在百余年历史发展中始终秉持"既严谨又不断创新"的学术传统,从 1957 年傅培彬教授施行国内首例扩大胃癌根治术,到 1993 年国内首例腹腔镜结直肠癌根治术的完成,都体现了瑞金外科"兼收并蓄,创新引领"的精神。在这种精神的引领下,鼓舞了一大批外科医生积极探索医学新理论、新技术。膜解剖是有别于传统解剖的新型解剖学,起于 Heald 的直肠全系膜切除术,兴于腹腔镜胃肠手术的开展;在放大的、由各种膜结构组成的亚微观手术视野里,只有拨开"云雾"才能回归我们所熟悉的、传统的系统解剖学与局部解剖学,膜解剖因而被称为第三代外科解剖。膜解剖理念虽然已经广泛应用于临床,但目前还是处于"百家争鸣"的时代,需要我们用科学的态度去研究、发展和应用,求同存异,为我所用。

　　本书作者深入地学习、借鉴了近年来国内外学者在膜解剖领域的研究成果,并对其基础理论做了全新的阐释,并详尽地描述了膜解剖在手术中的具体应用。从成熟的结直肠外科膜解剖到发展迅速的胰腺外科和妇科手术膜解剖,读者可了解到各个学科膜解剖理论的最新进展,以及各个学科对膜解剖认识上的差异,以便相互借鉴。本书的特色是从外科手术实际操作的角度来探讨解剖,使读者能将书中理论和内容直接应用于外科手术。本书凝练的很多观点都具原创性,所使用的照片也均来源于临床实践,希望为膜解剖理论体系的建立起到铺垫和引导作用。

　　主编林谋斌教授曾在我院外科工作多年,具备扎实的外科学理论与临床基础,后转至同济大学附属杨浦医院担任外科主任,着重结直肠肿瘤外科综合治疗的临床与科学研究已近 30 年;近年来,更是在外科膜解剖领域做了大量探索性研究,并在临床实践中获益颇多;另外两位主编李健文教授、姚宏伟教授,与各位编委都是我国外科领域著名的专家或中青年后起之秀,在外科膜解剖研究与实践中都有所建树,堪称学术一流梯队,阵容强大。

　　我衷心期盼本书能成为医学院校解剖学教师、外科医生与外科研究生的良师益友,能为进一步提高肿瘤外科手术水平起到促进作用。

朱正纲

上海交通大学医学院附属瑞金医院前任院长,外科学终身教授

2022 年 7 月

前　言

记得那是 2003 年，我刚刚博士毕业不久，迈进了我心中的医学殿堂——瑞金医院。黎介寿院士来访，提出了结直肠领域亟须解决的三大问题，其中一个让我非常诧异，那就是盆腔外科解剖。但黎院士的一个点拨却触动了我："你们都是搞盆腔手术的，那你们在手术时看到过盆丛、看到过膀胱神经吗？"老先生的一个问题让我奋斗了20 余年。教研室橱窗内摆放着精美的解剖作品，看着染色鲜艳的神经、血管，我却非常困惑，手术中怎么能定位和找到这些神经、血管？感谢上海交通大学医学院解剖教研室的各位老师，特别是丁文龙教授（第九版《系统解剖学》主编），让我有机会学习了近两年的解剖。至此开始了"昏天暗地"的日子，对解剖的痴迷，让我经常一个人待在解剖房至深夜，却从未感到一丝恐惧。外科医生对尸体解剖的感觉就如做手术一般，总喜欢沿着层面去解剖，时间长了，就明白沿着筋膜层面容易找到神经、血管。那时还没有"膜解剖"的概念，因而当时我提出的很多观点并不被认可或者引起很大争议。艰难时期，尤其要感谢时任中华医学会外科学分会结直肠外科学组副组长的刘荫华教授和《中国实用外科杂志》田利国主任的支持与肯定。在前辈的激励下，2008 年我在各个外科专业的中华系列杂志都发表了解剖论文，但也未能在学术圈激起多少涟漪，这以后便出国去 MD. Anderson 癌症中心研究转化医学了。

回国后，我一直专注于转化医学和科研。感谢池畔教授、龚建平教授对国内"膜解剖"研究的引领和推动，再次激发了我对解剖的热情，也要感谢同济大学附属杨浦医院于德华院长对我的激励，让我把十几年前的研究资料进行了汇总、汇集成册，并于2019 年出版了我的第一本专著《基于现代精细解剖的腹盆腔外科指导：膜解剖的求源与思辨》。意外的是这本书竟然得到了外科医生的广泛好评，也成为很多年轻外科医生的必备书籍，甚至有同行戏谑"这是中国的好声音"。这大大激发了我的热情，于是便有了本书。

编写本书依然坚守了自己的初心——写一本原创的工具书。当然，它不是解剖专业术语的"字典"，而是更适合于临床应用的手术学指导。我很想这样和大家交流：我能告诉你腹盆腔有哪些筋膜、间隙，如何在这些筋膜和间隙定位血管、神经，也能让你明了在现今"系膜信封"理论下，如何应用这些筋膜和间隙来完成手术。这种解剖专著应该非常适合年轻外科医生，因为之前接触的传统解剖学只是让你了解器官、神经、血管"长"什么样，但并不能告诉你手术时怎么才能找到它们。膜解剖就是工具和武器，正如 Heald 所言："Have gun, will travel."本书就是要让你能够"拨开"筋膜进入天然间隙，通过无血管间隙完成手术。当然本书也适合有一定经验的外科医生，因为在腹腔镜微创时代，正确的手术平面会让你展现更加完美的手术。

本书是基于大量原创的研究发现撰写而成，原创势必含有很多个人的观点，希望能得到同行的指正。

　　写下本书前言，以感谢一路走来得到的支持与陪伴，以感怀在解剖房时的意气风发，以感念这段完稿时间的日日夜夜……

林谋斌

同济大学附属杨浦医院副院长

2022 年 5 月于上海

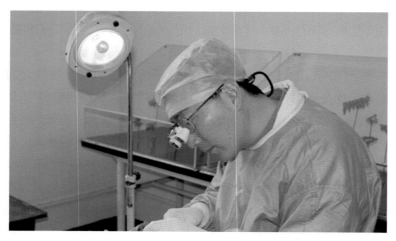

2007 年 3 月 8 日摄于上海交通大学医学院解剖教研室

目　　录

目　录

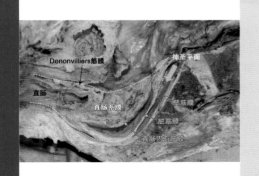

第一章

膜解剖理论概述

第一节 膜解剖的基本概念

1982 年 Heald 提出全直肠系膜切除(total mesorectal excision,TME),改变了传统肿瘤根治术理念,形成了"系膜信封"理论:消化道的固有筋膜包绕器官、血管和淋巴等形成了类似"信封"样的系膜,构成了肿瘤细胞难以逾越的组织屏障,局限了肿瘤细胞的转移[1]。而通过胚胎性间隙或称为"神圣平面"(holy plane),可以做到后肠"系膜信封"的完整切除(图 1-1)。TME 手术的出现,使得肿瘤根治术从传统的以器官为中心转变为以系膜为中心,正如 Bunni[2]所言:"腹部消化道器官的肿瘤根治术不再是切除器官,而是切除器官的系膜。"这种手术理念的改变开创了新的手术方式,采取筋膜之间的间隙作为手术层次完成系膜的完整切除,如 Heald 的"神圣平面"、Coffey 的系膜-筋膜间平面(mesofascial interface)。这种手术方式目前在临床广泛应用,在国内多称为膜解剖(membrane anatomy)[3],也有很多其他名称,如系膜解剖[4]、筋膜解剖[5]、间隙解剖(space anatomy)[6]或者层面优先(fascia space priority)[7]。

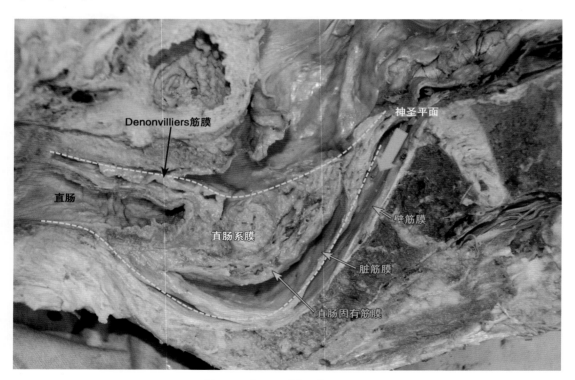

图 1-1　直肠系膜与"神圣平面"

一、膜解剖概念的解剖学含义

膜解剖实际包含解剖学和手术学两层含义。人体解剖学是研究正常人体形态结构的科学,可以分为系统解剖学(systemic anatomy, topographical anatomy)、局部解剖学(regional anatomy)和临床解剖学(clinical anatomy)。系统解剖学和局部解剖学分别按功能系统和人体的局部分区来研究人体结构。临床解剖学也称为应用解剖学(applied anatomy),是从临床应用角度描述人体结构的解剖学。作为一门解剖学科,膜解剖主要研究的是与外科手术相关的人体各种膜结构,如腹膜(peritoneum)、筋膜(fascia)、系膜等(mesentery),以及由这些膜结构衍生的韧带(ligament)、板(lamina)、隔(septum)、束(bundle)、间隙(space)、鞘(sheath)等各种结缔组织等相关解剖结构。与系统解剖学和局部解剖学不同,膜解剖研究的主要是手术操作产生的解剖结构,自然状态下并不存在,因此不能通过影像学检查(包括 CT、MRI)发现。比如妇科经典解剖认为主韧带是位于膀胱旁间隙和直肠旁间隙之间的神经血管束[8],而膀胱旁间隙和直肠旁间隙都是通过手术分离疏松结缔组织产生的"空洞"样间隙,因此这些解剖结构实际都不能通过影像学检查发现,也并不在传统解剖的研究范围之内(图 1-2)。从这个意义上讲,膜解剖属于临床解剖学。这种研究由手术操作产生的人工结构(artifact)的解剖学称为实践解剖学(practical anatomy),而描述自然存在人体结构的解剖称为描述解剖学(descriptive anatomy)[8]。如果说传统解剖学是"静态解剖学",那么膜解剖就是"动态解剖学"。事实上,外科手术操作包括分离、牵拉、切开等会引起"静态"解剖结构的位置、形态发生变化。由此 Yabuki[9] 才会发出这样的疑问:"*Gray's Anatomy for Students* 这样的医用解剖学真的能指导手术吗?"

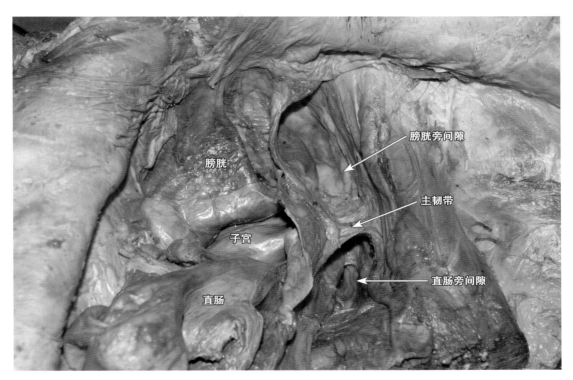

图 1-2　通过建立膀胱旁间隙和直肠旁间隙产生主韧带

二、膜解剖概念的手术学含义

现在文献所论及的膜解剖更多是指膜解剖的第二层含义——基于膜解剖的手术(membrane anatomy-based surgery),简称为"膜手术",笔者将其定义为基于特定膜间隙的完整系膜切除术。所谓的膜间隙有两层含义:一是筋膜本身即表现为间隙,多为融合筋膜(fusion fascia),如 Toldt 筋膜呈现蜂窝组织样特性并可作为手术平面,而在很多文献中被称为 Toldt 间隙[10],这与 Molmenti[11] 提出的筋膜间平面(interfascial plane)理论是一致的;二是指膜与膜之间存在的间隙,如 Heald 提出的脏、壁、筋膜之间的"神圣平面"。所谓的特定膜间隙是指能达到系膜完整切除的最内侧间隙。正如龚建平[3] 所言,在广义的系膜与系膜床之间可以有 4 层膜和 5 个间隙,因此膜间隙和手术层次并不是同一概念,由于腹、盆腔筋膜存在"洋葱皮"样的解剖,因而存在多个膜间隙可以切除系膜,而只有其中一个特定的间隙才能称为手术层次,比如在直肠周围实际存在两个筋膜鞘,一个由直肠固有筋膜组成,一个由泌尿生殖筋膜(脏筋膜)和 Denonvilliers 筋膜组成[10](图 1-3)。如果仅仅强调系膜的切除,将会忽略膜间隙与手术层次的区别,而把膜解剖简单地理解为只是"膜"之间的解剖,这会导致一种错误认识,只要进入了"微出血"或"零出血"的膜间隙就是膜解剖。日本学者 Mike 和 Kano[5] 深刻地指出了膜解剖的真谛:无所谓有几层膜,膜解剖的关键在于从不同膜构成的多个解剖层面中找寻到构成"神圣平面"的膜。

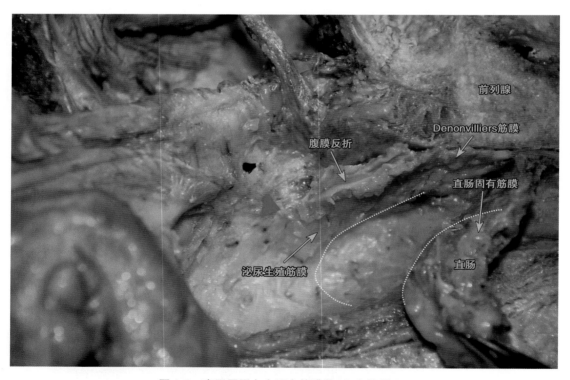

图 1-3 直肠周围存在两个筋膜鞘(白虚线所示)

膜解剖如果要成为一种新的肿瘤根治术的原则,最重要的是应该具有普遍的适用性。1894 年 William Stewart Halsted 首创了乳腺癌根治术,依据的理论是乳腺癌细胞首先侵犯至乳腺内邻近组织,并在血性转移发生前滞留于局部淋巴结,局部淋巴结是肿瘤细胞扩散的屏障,继而提出肿瘤根治术应做到包括肿瘤所在器官和局部淋巴结"整块切除"(en bloc)[12]。虽然 Halsted 的不少观点现在被证实是片面的,但其开创的现代肿瘤根治术的原则在临床得到了广泛应用。同样,膜解剖如果仅仅适用于结直肠癌或胃癌,那只能称为一种新的手术方式而非新的手术理念,因此对膜解剖相关概念的定义应具有适用的普遍性。

　　笔者从间隙的角度来定义膜解剖,正是考虑到可以从解剖学形态和肿瘤学效应两方面来认识系膜的多样化表现,以便于膜解剖理念在临床的推广。

　　1. 从解剖学形态来讲,TME 和完整结肠系膜切除术(complete mesocolic excision,CME)在临床应用中取得的成功,促使学者们在其他器官中寻找具有相似解剖学形态"系膜信封"结构,但在子宫、胰腺等器官实际很难观察到封闭筋膜形成的"系膜信封"。事实上,器官的血管、神经及淋巴、脂肪、结缔组织与全身是相通的,从这个角度而言,器官最外层筋膜鞘形成的封闭"信封"是相对的[13]。器官的血管、神经和淋巴管进出系膜的部位形成了系膜的"门"(hilum)(图 1-4),"系膜门"的结缔组织相对疏松,并呈现为集束样包裹神经、血管和淋巴管,但没有致密的筋膜鞘[14],比如肠系膜下动脉进入直肠肠系膜的部位。器官"系膜门"的解剖形态多样,可以狭小如直肠系膜,也可以开阔如胰腺系膜。掌握"系膜门"的解剖特征可以让我们认识系膜的不同形态。胰腺系膜(mesopancreas)的概念由德国医师 Gockel[15] 于 2007 年首先提出,对其争议集中于胰腺系膜后部,胰腺与后腹膜之间存在着大量的血管、神经、淋巴和脂肪组织,而被视为胰腺系膜,但因无明确的纤维组织鞘结构存在而受到质疑[16]。由于胰腺后筋膜与壁腹膜的融合,所以正如 Agrawal[16] 所言:"我们实际很难找到像直肠系膜那样围绕胰腺的筋膜。"从现有的文献报道来看,胰腺背侧系膜多描述为腹腔干和肠系膜上动脉之间,形成的一个收口状包绕,内有大量的神经、

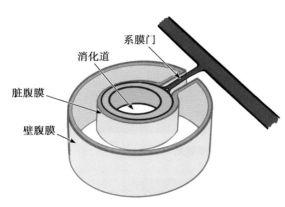

图 1-4 "系膜门"是器官的血管、神经和淋巴管进出系膜的部位

淋巴管、脂肪组织等[17],这符合"系膜门"的解剖特征。同样的,宫颈癌手术强调主韧带的清扫,事实上泌尿生殖筋膜和膀胱腹下筋膜之间即为主韧带[18],主韧带也可认为是子宫系膜的"系膜门"(图 1-5)。

　　"系膜门"部位是疏松的间隙,并没有筋膜结构[14],这是笔者从间隙的角度来定义膜解剖的主要原因。从这个定义出发,可以辨识"系膜信封"的多种解剖学形态,从而拓展膜解剖的应用范围。现行的全胰腺系膜切除术(total mesopancreas excision)基本都是从间隙的观点来阐释膜解剖,例如胰腺实质和肠系膜上动脉之间的门静脉后层(retroportal lamina)[19],胰头和腹腔干、肠系膜上动脉之间的胰腺主要血管韧带(pancreas-major arteries ligament,P-A ligament)[20],实质上都是间隙。这些间隙的存在可以有两个解释,一是胰腺后方的间隙是融合筋膜的表现形式,类似于 Toldt 筋膜;二是胰腺后方的间隙是胰腺系膜的"系膜门"所在位置。

　　应重视"系膜门"的解剖概念,"系膜门"构成了完整系膜切除的界限,决定了区域淋巴结的清扫范围。理论上讲,腹腔动脉、肠系膜上动脉和肠系膜下动脉进入系膜的位置构成了"系膜门"(图 1-6),这是有胚胎发育学依据的,这三根血管在胚胎期分别供应前肠、中肠和后肠(图 1-7)。"系膜门"的位置决定了完整结肠系膜切除术(complete mesocolic excision,

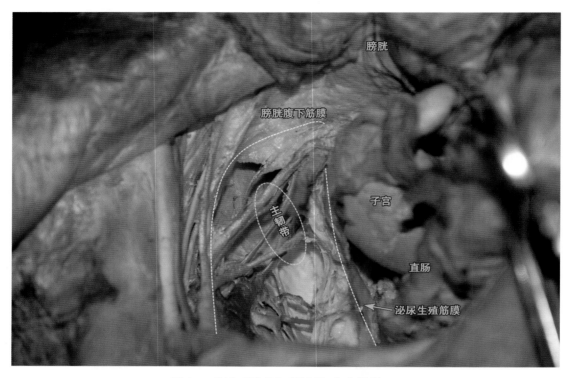

图 1-5 子宫系膜的"系膜门"（白虚线所示）

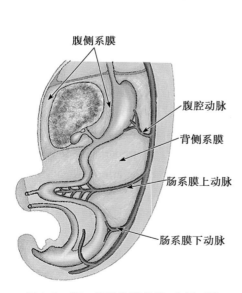

图 1-6 第 5 周消化道的腹、背侧系膜

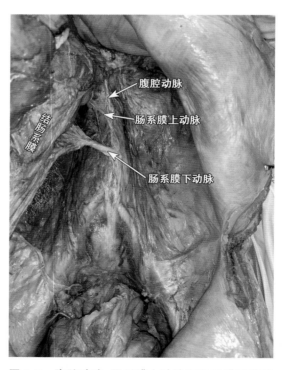

图 1-7 腹腔动脉、肠系膜上动脉和肠系膜下动脉
进入系膜处构成了系膜门

CME）实际上包括了第 3 站淋巴结的清扫（图 1-4），这与 Hohenberger[21] 的描述是一致的，中央结扎主要供养血管在肠系膜上动脉的发出处。第 2 站淋巴结位于系膜内部，是达不到完整系膜切除的。

2. 从肿瘤学效应来讲，如果拘泥于既往胚胎学上演变而来的器官整体系膜，而忽略了其肿瘤学效应的本质，也是难以推广膜解剖理念的。这是因为在有些器官中，虽然存在"系膜信封"的解剖形态，但很难做到完整切除，比如胃的膜解剖。因为胃系膜形态分布极不规则，如果拘泥于传统的"系膜信封"理论，势必需要通过胰后间隙（广义 Toldt 间隙），将胃背侧系膜连同胰腺一并自后腹壁分离至中轴线进行完整切除，这实际并不现实也不允许[22]。对这一问题的解释涉及对"系膜信封"肿瘤学效应的认识。由于系膜筋膜构成了肿瘤细胞难以逾越的屏障[1]，"系膜信封"在本质上起着局限了肿瘤细胞的转移的作用，也就是局限了龚建平教授所说的"第五转移"[3]。因此可以把凡是由筋膜围绕而形成的、包含有神经、血管和淋巴等在内的解剖结构都认可为"系膜单位"，而传统认识上的器官系膜实际上是由多个"系膜单位"组成。近期提出的胃癌的分区域完整系膜切除[22] 以及胃背侧系膜近侧段分为 6 个部分[23]，实际就是把传统的器官"系膜"再细化为多个"系膜单位"，这里的"系膜单位"也可称为"亚系膜"，类似于 Höckel 发生解剖学（ontogenetic anatomy）的亚腔室（subcompartment）。同样，也存在多个"系膜单位"组成的解剖结构超出了传统器官系膜的范围，笔者称之为"元系膜"，相当于 Höckel 发生解剖学元腔室（metacompartment）。笔者基于"四筋膜、三间隙"理论提出的直肠癌侧方淋巴结清扫术[24]，其中的"四筋膜"形成了超出传统"直肠系膜"范围的多个"元系膜"，相当于 Höckel 发生解剖学元腔室（metacompartment），而"三间隙"则构成了相应"元系膜"切除的"神圣平面"。因此笔者从间隙的角度定义膜解剖的原因，主要在于可以通过间隙划分不同类型的系膜，改变了仅仅通过器官的"系膜信封"这个解剖学形态来认识系膜的弊端，有利于膜解剖理念的在临床得到广泛应用。

（林谋斌）

第二节　膜解剖理论体系的探索

要建立膜解剖的理论体系，首先应明确膜解剖中"膜"的含义，即明确到底是指系膜还是筋膜。爱尔兰 Coffey 等[4] 提出的系膜解剖（mesenteric anatomy）理论着重于从"系膜"的角度来阐释，实质上是 Heald"系膜信封"理论的演变，强调系膜对肿瘤细胞的局限作用，以及系膜完整切除对根治肿瘤的重要性[1]，这可以从其核心观点"系膜游离的中央型、中间型和周围型 3 个机制"中得到印证。与之不同，日本学者高桥孝[25]、Mike 和 Kano[5] 等着重于从筋膜的角度来阐释膜解剖，这其实并不矛盾，因为系膜也是由消化道固有筋膜包绕而形成，系膜的完整切除是通过筋膜解剖来实现的，膜解剖实质上就是研究如何通过筋膜间的间隙做到系膜的完整切除。因此，系膜解剖是目的，筋膜解剖是手段，两者共同组成了膜解剖的理论体系。研究外科解剖实际最终还是为了提高手术操作技术，因此对膜解剖的研究最终也会落实到筋膜解剖上。从临床解剖的角度来讲，筋膜解剖才是膜解剖的核心，现今发表的膜解剖文章实际上也大多是在探讨筋膜解剖。

　　系膜和筋膜这两个解剖名词的含义都随着时间推移发生了很大的变化。我国系统解剖学教材(第9版)对系膜的定义是壁腹膜、脏腹膜相互延续移行而形成的将器官系连固定于腹、盆壁的双层腹膜结构,其内含有进出该器官的血管、神经、淋巴管、淋巴结和脂肪等。如果按照这个定义,结肠系膜和直肠系膜在解剖学上都不成立,结肠系膜后叶没有间皮细胞层,而直肠大部分为腹膜外位器官,但奇怪的是乙状结肠系膜(A10.1.02.013)和横结肠系膜(A10.1.02.010)被1998年由联邦解剖学命名委员会(Federative Committee on Anatomical Terminology,FCAT)起草的《解剖学名词》(Terminologia Anatomica)收录,而直肠系膜却没有被认可。Rodríguez-Luna[26]认为主要原因在于,"meso"在拉丁语中意为中间,而直肠既没有位于两层腹膜之间被悬吊,其血管神经也没有出入于两层腹膜之间。Dattani[27]的观点与之截然不同,他认为直肠全系膜切除术在临床之所以能取得成功,应归功于直肠系膜的解剖概念,其概念说明了一个问题:肿瘤细胞的扩散局限于同一胚胎起源(原基)的组织内,而后肠及其系膜就起源于同一原基。Heald[1]提及决定使用直肠系膜这个解剖名词的原因,主要是考虑到直肠系膜包括血管、淋巴脂肪组织,与肿瘤细胞的转移密切相关。因此Heald实际是从肿瘤外科角度重新阐释了系膜的含义,系膜应理解为与肠道为同一胚胎起源的共同体,并包围其完整的血液供给、神经支配和淋巴引流。Coffey[4]认为无论是传统的系膜定义还是直肠系膜和结肠系膜,都是对系膜的局部认识,实际上系膜是从食管、胃结合部到直肠、肛管结合部的连续性整体,消化器官都是在系膜内发育的,因而具有完整的血管、淋巴和胆管的通路,系膜更应该被当作一个新的器官来看待。鉴于系膜的整体性,系膜应定义为固定消化器官及连接消化器官与其他系统的组织[4]。系膜固定的机制有三个:腹膜反折、Toldt筋膜和血管连接。从这个定义出发,应摒弃腹膜内位、腹膜间位和腹膜外位器官的分类方法,可以把腹盆腔器官分为系膜区域器官和非系膜区域器官,所有的腹腔消化器官都是系膜区域器官,而非系膜区域器官则位于Toldt筋膜后方(如肾脏)[4]。系膜周围包围有筋膜,系膜的整体性为我们探究筋膜的连续性提供了理论基础。

　　筋膜作为解剖名词出现在英文医学文献,最早可以追溯到1615年Crooke在描述胸腰筋膜解剖时的论著,经过400多年筋膜的解剖定义已发生了很大变化。在16—17世纪,筋膜的英文多写为"membrane",比如Crooke在1651年把人体膜分为真膜(true membranes)和假膜(illegitimate membranes)两类,真膜包括广义的膜和特殊的膜,而韧带和关节囊则被归入假膜,可见筋膜这个解剖名词出现时含义就非常广泛。到了18世纪,筋膜的含义更为广泛,很多解剖名词融入了筋膜,比如深筋膜(aponeurotic fascia)、腱膜(tendinous fascia)等。从19世纪开始,在大多数解剖专著里筋膜被写为"fascia",Bichat在其《解剖学总论》一书里提出筋膜几乎都是连续的和相互连接的。20世纪,与筋膜相关解剖名词大量出现,比如胰后十二指肠筋膜(retropancreatic duodenal fascia)、盆腔内筋膜(endopelvic fascia)、包被筋膜(investing fascia)、脏筋膜(visceral fascia),并被1998年版Terminologia Anatomica收录。但对于筋膜的定义和不同部位的命名仍存在争议,Gros Clark把所有的疏松结缔都称为筋膜,而Hollinshead则相对谨慎:"现在还没有明确到底多厚的结缔组织才能称之为筋膜。"进入21世纪,筋膜这个术语已被认可为一个广义的解剖名词,被用于描述结缔组织甚至人体任何可以分层的膜样组织[28],因而也出现了各种各样的定义,这些定义实际上可以分为两类。一类是传统的基于形态学的定义,较有权威的是以下四个定义:①FCAT——筋膜是鞘状的、片状的,以及任何可解剖的结缔组织聚集,不仅包括肌肉的鞘,也包括内脏的被覆结构[29];

②*Gray's Anatomy for Students*——筋膜是个通用术语,定义为能被肉眼观察到的大片状结缔组织,其结构性状是高度变化的,一般筋膜的胶原纤维是相互交织的,很少像肌腱和腱膜那样呈现为平行的致密排列[29];③*Dorland's Illustrated Medical Dictionary*——筋膜是片状的或带状的纤维组织,位于皮下或者包被肌肉及身体不同的器官;④*Stedman's Medical Dictionary*——筋膜是片状的结缔组织,可以位于皮下包围身体,也可以包围肌肉或者把肌肉分为不同层。另一类是新近出现的基于整体的功能学定义,筋膜研究学会(Fascia Research Society)认为筋膜是由富含软组织和胶原的致密或疏松纤维结缔组织(固有结缔组织)构成的遍布于全身的连续性的三维整体,筋膜包含多种成分,如脂肪组织、外膜、神经血管鞘、腱膜、深浅筋膜、神经外膜、关节囊、韧带、膜(membrane)、脑脊膜、肌筋膜、骨膜、支持带、隔膜、肌腱、脏筋膜,以及包括肌内膜、肌周膜、肌外膜在内的所有肌内的和肌间的结缔组织[26]。由此可见,筋膜这个定义已经泛指人体解剖中几乎所有的膜样结构。

现今的系膜解剖理论及筋膜解剖理论实际是统一的,是膜解剖两个不同的组成部分。笔者综合系膜解剖和筋膜解剖两方面内容,经过十余年的解剖研究,从 3 个方面来论述膜解剖的理论体系:膜解剖系统、膜解剖要素及膜解剖机制。①膜解剖系统就是把腹盆腔与外科手术相关膜与间隙的解剖学范围界定出来;②膜解剖要素就是在膜与间隙定位血管、神经;③膜解剖机制就是明确膜解剖根治肿瘤的原因,并以此为依据确定哪个膜平面应作为手术层次。具体内容将在本书第五章详细论述。基于该体系的膜解剖,可以制定统一的结直肠微创手术标准,模式化手术操作,减少不同医疗机构之间手术疗效的差异。

(林谋斌)

第三节　膜解剖理论的发展与展望

全直肠系膜切除术及完整结肠系膜切除术在临床的广泛开展,促进了继器官解剖、血管解剖后的第三代外科解剖——膜解剖的兴起。膜解剖虽然掀起了热潮,但目前还是处于"百家争鸣"的时代,要建立统一的膜解剖理论,首先需要解决的问题是解剖名词不规范使用,比如全直肠系膜切除术临床已开展了 20 余年,但却存在脏、壁筋膜之间,脏筋膜前后两叶之间,直肠固有筋膜和泌尿生殖筋膜之间,直肠固有筋膜和腹下神经前筋膜之间等诸多"神圣平面"[10],其中有些实际上可能表达的是同一层面,只不过使用的是不同的解剖名词,比如笔者认为脏筋膜、泌尿生殖筋膜和腹下神经前筋膜是同一解剖结构(图 1-8),TME 的"神圣平面"实际上位于直肠固有筋膜和脏筋膜,而非传统的脏筋膜和壁筋膜之间[18],实际与 Kinugasa[30]的观点是一致的;TME 的层次位于腹下神经前筋膜(脏筋膜)和直肠固有筋膜之间。由此可见规范膜解剖名词对膜解剖学说发展的重要性。

人体解剖的名词中有关膜解剖的名词是最为混乱的,*Terminologia Anatomica* 虽然经过了 6 版的更新,但有关解剖平面的术语并不在其收录范围,并且有些膜解剖名词实际是重名,比如耻骨尿道韧带虽然被文献广泛引用,但迄今也没有组织学的依据能够证实它是有别于盆筋膜腱弓的独立筋膜。更为重要的是,膜解剖的很多术语并不符合解剖学的定义,更多是出于解剖标记的需要来加以命名,这就很容易出现截取整体筋膜的一部分来命名的情况,

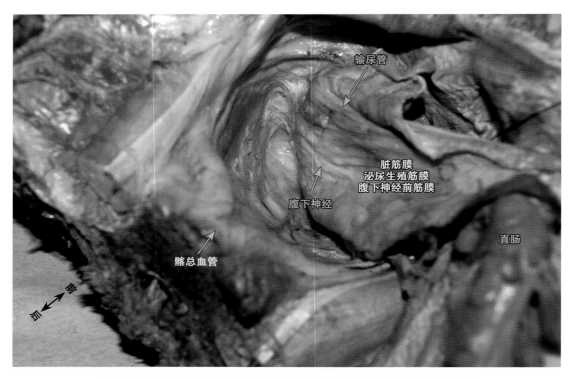

图 1-8　脏筋膜、泌尿生殖筋膜和腹下神经前筋膜是同一筋膜的不同部分

比如妇科解剖中的盆腔悬吊系统,包括耻骨膀胱韧带、膀胱子宫韧带、直肠子宫韧带或宫骶韧带,实际上都是结直肠外科解剖中脏筋膜的一部分[18]。究其原因,主要在于膜解剖作为新兴的解剖学在传统解剖学中并未受到足够的重视。传统的解剖学专著包括 *Gray's Anatomy*,都是把膜解剖名词分散在各章中加以介绍,甚至 *Terminologia Anatomica* 收录膜解剖术语也是如此,比如盆腔的膜解剖术语就分散在括约肌系统(盆腔内筋膜,endopelvic fascia)、生殖系统(宫骶韧带,uterosacral ligament;主韧带,cardinal ligament)、腹盆腔(圆韧带,round ligament)。这就有可能导致这些解剖结构在盆腔实际是连续性的,但是在不同的部位却给予了不同的定义和不同的称谓。因此只有从膜的整体性和延续性来厘清"膜"的来龙去脉,才能统一并规范膜解剖名词。

　　另外,膜解剖被认为是来自胚胎学的解剖学,膜解剖的科学性源于胚胎学,但实际上一些重要膜结构的演变并不清楚,肠系膜的发育目前认为经历了旋转、固定、延长和附着 4 个连续的过程,但我们对其具体演变机制实际知之甚少。腹膜反折作为附着这个过程的产物,Coffey[4] 将其定义为位于腹后壁的壁腹膜和器官的脏腹膜之间的腹膜桥(bridge of peritoneum)。但迄今也没有关于其演变的论述,也没有发现先天性腹膜反折缺损的病例。虽然附着是在旋转阶段之后的过程,但即使在先天性肠旋转不良的病例中,腹膜反折依然存在。因此还需要进一步从胚胎学寻求和完善理论基础。

　　膜解剖理论还有很多需要完善的地方,正如前述,即使解剖学上存在封闭的"系膜信封",那么这个"信封"也是连续的,从解剖学上难以界定不同系膜之间的界限(比如乙状结肠系膜和直肠系膜),同时由于传统理论认为肿瘤的转移是无序和没有方向的,为了达到切缘的安全距离,"系膜信封"切除的范围也是人为规定的。比如德国的 CME 往往切除肿瘤以及远 10cm 的肠段及其系膜,而日本的 CME 的手术标本多在 10cm 以内[31]。因此,现行的手术在严格意义上讲不能称之为全系膜切除或者完整系膜切除。实际上,应该从系膜的胚胎学界限来决定系膜的切除范围。Coffey[4]认为系膜与腹后壁固定的中央型机制,即系膜和血管的连接点构成了"系膜门","系膜门"的界限决定了清扫范围。近期的研究发现,CME 的"神圣平面"即结肠系膜与 Fredet 筋膜(胰十二指肠前筋膜)之间平面的内侧界,位于胃结肠干和肠系膜上静脉的右侧[32]。这个对"系膜门"的新认识与近些年来日本学者对 D3 手术的观点转变是一致的,即沿外科干分布的淋巴结才是右半结肠癌的主淋巴结,而非传统认识上的分支动脉根部淋巴结[5]。值得注意的是,Heald[33]近期发文提出了从发生解剖学上来解释 TME,这个观点认为,同一原基来源的细胞形成"腔室",不同原基来源的细胞绝对不会跨越腔室的边界相互混合。直肠系膜构成了"直肠腔室","直肠腔室"内的肿瘤细胞由于遗传学上的限制而难以逾越"腔室"的边界。利用"腔室"学说可以弥补膜解剖理论的一些重要缺陷,两者的结合是今后的一个研究方向。

(林谋斌)

参 考 文 献

[1] HEALD R J,MORAN B J. Surgical Anatomy of the Rectum and the TME Specimen(Total Mesorectal Excision). In:Baatrup,G. (eds)Multidisciplinary Treatment of Colorectal Cancer. Cham:Springer,2021:79-92.

[2] BUNNI J,COFFEY J C,KALADY M F. Resectional surgery for malignant disease of abdominal digestive organs is not surgery of the organ itself,but also that of the mesenteric organ. Tech Coloproctol,2020,24(7):757-760.

[3] 龚建平. 膜解剖的兴起与混淆. 中华胃肠外科杂志,2019,22(5):401-405.

[4] COFFEY J C,DILLON M,SEHGAL R,et al. Mesenteric-Based Surgery Exploits Gastrointestinal,Peritoneal,Mesenteric and Fascial Continuity from Duodenojejunal Flexure to the Anorectal Junction:a Review. Dig Surg,2015,32(4):291-300.

[5] MIKE M,KANO N. Laparoscopic surgery for colon cancer:a review of the fascial composition of the abdominal cavity. Surg Today,2015,45(2):129-139.

[6] WEI B,ZHENG Z,FANG J,et al. Effect of Denonvilliers' Fascia Preservation Versus Resection During Laparoscopic Total Mesorectal Excision on Postoperative Urogenital Function of Male Rectal Cancer Patients:Initial Results of Chinese PUF-01 Randomized Clinical Trial. Ann Surg,2021,274(6):e473-e480.

[7] SUN Y,YANG H J,ZHANG Z C,et al. Fascial space priority approach for laparoscopic complete mesocolic excision(CME) plus central vascular ligation or extended lymphadenectomy (CVL/D3) in right-sided colon cancer(with video). Tech Coloproctol,2022,26(4):311-313.

[8] YABUKI Y. Twenty-first century radical hysterectomy-Journey from descriptive to practical anatomy. Gynecol Oncol Rep,2020,34:100623.

[9] YABUKI Y. Clinical anatomy of the subserous layer:An amalgamation of gross and clinical anatomy. Clin Anat,2016,29(4):508-515.

[10] 刘海龙,常毅,林谋斌. 科学解读膜解剖理论,规范应用膜解剖名词. 中华胃肠外科杂志,2020,23(7):634-642.

[11] MOLMENTI E P,BALFE D M,KANTERMAN R Y,et al. Anatomy of the retroperitoneum:observations of

the distribution of pathologic fluid collections. Radiology,1996,200(1):95-103.

[12] ASIMAKOPOULOS G. History of Breast Surgery. In:Rezai M,Kocdor MA. ,Canturk NZ. (eds)Breast Cancer Essentials. Springe:Cham,2012:3-7.

[13] 周宏,潘京华,李鑫源,等. 膜解剖:妇科手术学新理念. 中国实用妇科与产科杂志,2020,36(12):1205-1207.

[14] BYRNES K G,WALSH D,DOCKERY P,et al. Anatomy of the mesentery:Current understanding and mechanisms of attachment. Semin Cell Dev Biol,2019,92:12-17.

[15] GOCKEL I,DOMEYER M,WOLLOSCHECK T,et al. Resection of the mesopancreas(RMP):a new surgical classification of a known anatomical space. World J Surg Oncol,2007,5:44.

[16] AGRAWAL M K,THAKUR D S,SOMASHEKAR U,et al. Mesopancreas:myth or reality?. JOP,2010,11(3):230-233.

[17] XU J,TIAN X,CHEN Y,et al. Total mesopancreas excision for the treatment of pancreatic head cancer. J Cancer,2017,8(17):3575-3584.

[18] 刘海龙,林谋斌. 盆腔筋膜理解的关键点. 中华外科杂志,2020,58(7):545-550.

[19] BOUASSIDA M,MIGHRI M M,CHTOUROU M F,et al. Retroportal lamina or mesopancreas? Lessons learned by anatomical and histological study of thirty three cadaveric dissections. Int J Surg,2013,11(9):834-836.

[20] MURO S,SIRIRAT W,BAN D,et al. What comprises the plate-like structure between the pancreatic head and the celiac trunk and superior mesenteric artery? A proposal for the term"P-A ligament"based on anatomical findings. Anat Sci Int,2021,96(3):370-377.

[21] HOHENBERGER W,WEBER K,MATZEL K,et al. Standardized surgery for colonic cancer:complete mesocolic excision and central ligation—technical notes and outcome. Colorectal Dis,2009,11(4):354-64;discussion 64-65.

[22] 张建平,沈健,董小刚,等. 胃癌完整系膜切除术的实用膜解剖学初探. 中华胃肠外科杂志,2019,22(10):926-931.

[23] 龚建平. 从胃癌根治术角度浅谈胃背侧系膜近侧段的结构与功能. 中华外科杂志,2020,58(11):822-825.

[24] 常毅,刘海龙,林谋斌. 基于膜解剖的直肠癌侧方淋巴结"两间隙"清扫术的模式化操作. 中华胃肠外科杂志,2022,25(04):315-320.

[25] 高桥孝. 大肠癌根治术. 北京:人民卫生出版社,2003:123-133.

[26] RODRIGUEZ-LUNA M R,GUARNEROS-ZARATE J E,TUEME-IZAGUIRRE J. Total Mesorectal Excision, an erroneous anatomical term for the gold standard in rectal cancer treatment. Int J Surg,2015,23(Pt A):97-100.

[27] DATTANI M,SANTIAGO I,MAHADEVAN V,et al. The mesorectum and mesocolon-Making sense of words. Int J Surg,2016,36(Pt A):390-391.

[28] ADSTRUM S,HEDLEY G,SCHLEIP R,et al. Defining the fascial system. J Bodyw Mov Ther,2017,21(1):173-177.

[29] KUMKA M,BONAR J. Fascia:a morphological description and classification system based on a literature review. J Can Chiropr Assoc,2012,56(3):179-191.

[30] KINUGASA Y,MURAKAMI G,SUZUKI D,et al. Histological identification of fascial structures posterolateral to the rectum. Br J Surg,2007,94(5):620-626.

[31] WEST N P,KOBAYASHI H,TAKAHASHI K,et al. Understanding optimal colonic cancer surgery:comparison of Japanese D3 resection and European complete mesocolic excision with central vascular ligation. J Clin

Oncol,2012,30(15):1763-1769.

[32] GARCIA-GRANERO A,PELLINO G,FRASSON M,et al. The fusion fascia of Fredet:an important embryological landmark for complete mesocolic excision and D3-lymphadenectomy in right colon cancer. Surg Endosc,2019,33(11):3842-3850.

[33] SANTIAGO I A,GOMES A P,HEALD R J. An ontogenetic approach to gynecologic malignancies. Insights into Imaging,2016,7(3):329-339.

合胞体滋养层
细胞滋养层
连接蒂
体壁中胚层
羊膜腔
脏壁中胚层
外胚层
内胚层
原始卵黄囊
体腔

第二章

疝和腹壁外科膜解剖

第一节　三胚层胚盘的形成和分化

胚体最初是一个由二胚层形成的圆盘状、扁平状结构,然后从两侧向腹侧弯曲并在中线融合,形成了腹前壁,进而胚体成为圆筒状的立体结构,整个过程可以想象为用一根竹条向下拗成一个圈,腹膜前间隙的形成过程实际就是体壁的闭合过程。

二胚层胚盘期,在羊膜囊、卵黄囊和细胞滋养层之间为胚外中胚层,胚外中胚层内出现腔隙,腔隙融合扩大,胚外中胚层也随之分为两部分,位于细胞滋养层内侧的称为胚外体壁中胚层,位于卵黄囊壁外侧的称为胚外脏壁中胚层,体壁和脏壁胚外中胚层之间围成的腔隙扩大融合形成胚外体腔,但在卵黄囊、羊膜囊与滋养层之间遗留有少量的胚外中胚层相连,称为体蒂(body stalk)或连接蒂(connecting stalk)(图2-1)。

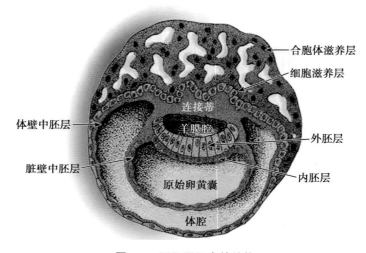

图 2-1　两胚层胚盘的结构

第3周,上胚层中轴的一端出现细胞索称为原条,原条位于胚盘的尾侧,因此原条的出现决定了胚盘的头-尾轴,由于原条位于中线,实际上也决定了胚盘的左-右轴。原条由原结和原沟组成,原结是原条头端膨大部分,原沟是原条中线处的浅沟。原沟就似决口的堤坝,上胚层细胞通过这个决口似洪水涌向下胚层,置换下胚层细胞成为内胚层,在上下胚层之间堆积成为中胚层,而上胚层本身随之更名为外胚层。因此内、中、外三个胚层实际上都起源于上胚层,也可以说原条是中胚层细胞的来源(图2-2)。

从原凹向头端增生迁移的中胚层细胞,在内、外胚层之间形成脊索突。脊索突就如洪水的头峰带领着中胚层细胞在内、外胚层之间铺展,只是在口咽膜和泄殖腔膜两个地方没有覆盖,因此在这两个地方内、外胚层直接相贴(图2-3)。

原肠胚外胚层发育成神经系统、感觉器官、表皮及其附属结构;内胚层发育成肝脏、胰腺以及呼吸道、消化道的上皮。中胚层从中轴向外侧分别分化为轴旁中胚层(paraxial meso-derm)、间介中胚层(intermediate mesoderm)和侧中胚层(lateral plate mesoderm)。轴旁中胚层呈节段性增生,形成体节,体节将分化为皮肤的真皮、大部分中轴骨骼(如脊柱、肋骨)及骨骼肌。间介中胚层衍化为泌尿和生殖系统的器官(图2-4)。

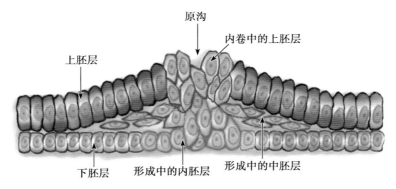

图 2-2　上胚层细胞经过原沟形成三胚层

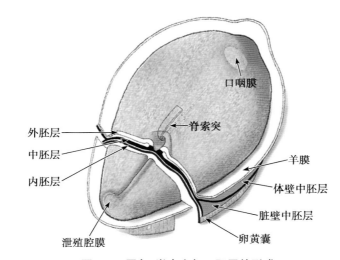

图 2-3　原条、脊索突与三胚层的形成

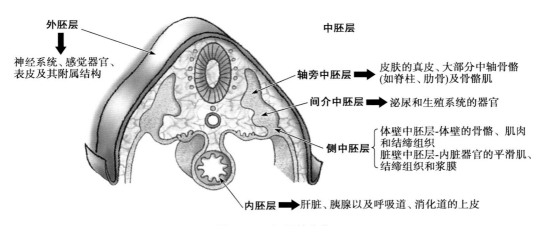

图 2-4　三胚层的分化

侧中胚层最初时为实体组织,与覆盖于卵黄囊、羊膜囊的胚外中胚层相连,以后侧中胚层出现小的腔隙并逐渐融合扩大,侧中胚层逐步分为脏壁中胚层(splanchnic mesoderm)和体壁中胚层(somatic mesoderm)两部分(图2-5),与外胚层邻近并覆盖羊膜囊的是体壁中胚层,将分化为体壁(包括肢体)的浆膜、骨骼、肌肉、血管和结缔组织;与内胚层邻近并覆盖卵黄囊的是脏壁中胚层,覆盖于原始消化管外面,将分化为消化和呼吸系统的浆膜、肌组织、血管和结缔组织等。脏壁中胚层和体壁中胚层之间形成的腔隙称为胚内体腔,以后分化为心包腔、胸膜腔和腹膜腔。脏壁中胚层和体壁中胚层细胞以后形成浆膜,覆盖于体壁的称为壁腹膜,覆盖于消化道的称为脏腹膜。

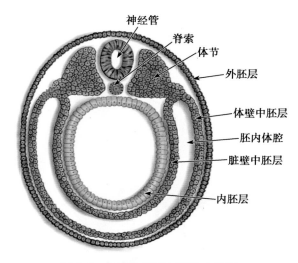

图2-5　体壁中胚层与脏壁中胚层

(张光永)

第二节　胚体壁的形成

三胚层胚盘起始为盘状,第4周时,胚盘形态发生重大变化,通过卷折(folding)或称为弯曲(flexion),胚胎由盘状变为管状,腹前侧壁逐步形成。卷折的原因主要是胚盘各部分生长速度不一致,尤其是背部神经管和体节这些中轴器官生长速度过快,远超过腹部和周边部的生长速度,三胚层胚盘的周边向腹侧卷折形成了头褶、尾褶和两个侧褶。体壁中胚层和其被覆的外胚层形成侧褶,向腹侧生长,并在中线汇合,封闭体壁。同时脏壁中胚层和其覆盖的内胚层也向腹侧中线汇合形成原肠(primitive gut),从而形成了"筒中筒"的形态。Duhamel[1]形象地把这个过程比喻为"关闭两个钱包",并具体描述了闭合过程,头褶、尾褶和两个侧褶的进行是一个环状的过程,从四个方向封闭体壁。头褶中的脏壁中胚层封闭前肠,体壁中胚层封闭胸壁和上腹壁;尾褶中的脏壁中胚层封闭后肠,体壁中胚层封闭下腹壁;侧褶中的脏壁中胚层封闭中肠,体壁中胚层封闭侧腹壁(图2-6)。

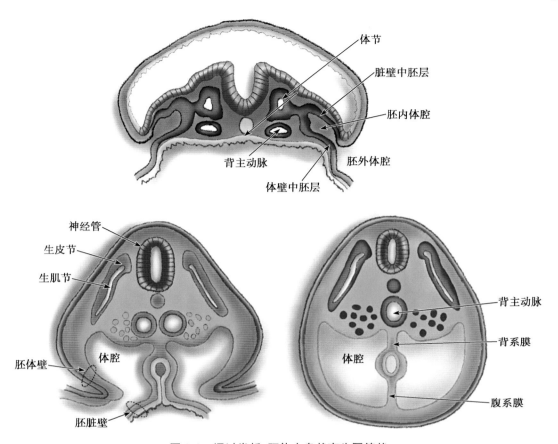

图 2-6　通过卷折,胚体由盘状变为圆筒状

（张光永）

第三节　体壁肌肉的发育

　　第 4 周末,此时的胚体壁薄而透明,仅由外胚层和体壁中胚层组成,并没有肌肉、血管和神经,甚至胚体壁的外胚层也不能称为皮肤,而仅仅是一层上皮。轴旁中胚层分化为体节,位于神经管两侧,体节分为三部分:生骨节(sclerotome)、生皮节(dermatome)和生肌节(myotome)(图 2-7)。生骨节细胞向脊索周围迁移,形成除颅骨和舌骨以外的骨骼。生皮节与体壁中胚层一起形成真皮、浅筋膜和皮下脂肪。生肌节形成肌肉和除面部、头颈部以外的深筋膜。Vieira[2]认为所有的结缔组织、肌肉、骨骼和运动筋膜(肌筋膜和深筋膜)都来源于轴旁中胚层,更确切地说来源于体节。

　　体壁的肌肉来自生肌节,生肌节分为背侧和腹侧两部分,背侧生肌节主要形成背侧肌肉,包括竖脊肌,由脊神经的背侧支支配;腹侧生肌节沿着体腔的体壁中胚层向腹外侧延伸形成腹壁侧方和腹侧的肌肉,包括腹外斜肌、腹内斜肌和腹横肌(图 2-8)。腹侧生肌节的末端融合后形成纵行的腹直肌,但有文献认为腹直肌是最早形成的[3]。腹侧生肌节形成的肌肉由脊神经的腹侧支支配。第 20 周,左右两侧的体壁肌肉在中线融合,这个融合首先发生

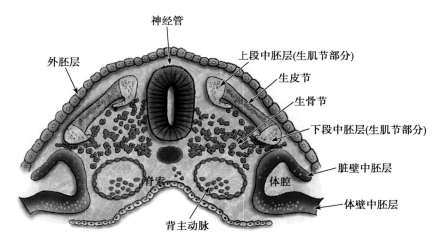

图 2-7 体节的组成

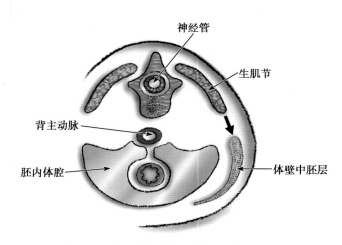

图 2-8 生肌节细胞沿胚体壁向腹侧延伸

在胸壁和耻骨下方,向脐部延伸,融合处就是白线(linea alba)。

应注意脐上和脐下的解剖在成人并不一致,最典型的例子是腹直肌鞘的后层在脐以下缺失,Camper 筋膜和 Scarpa 筋膜之间的间隙在脐下也更加明显,这说明脐上部和脐下部的发育是不同的。

脐上部的肌肉来源是体节,而肌肉和腱膜的来源是体壁中胚层。O'Rahilly 和 Müller 在 *Human embryology and teratology*(第 2 版)中认为肌肉的原基被体壁中胚层穿破,因此腹壁的肌肉内、外两面都被覆有封套筋膜。

脐下部包括膀胱的肌肉来自泄殖腔附近的尾状突的中胚层细胞。Wyburn[4]认为这些来自原条末端的中胚层细胞只有侧中胚层,而将其称为"第二中胚层"(secondary mesoderm)。泄殖腔膜与尿囊膜的延伸部分称为脐下膜(infraumbilical membrane),"第二中胚层"越过泄殖腔膜的末端,分布至脐下膜区域外胚层和内胚层之间,并将两者分开(图 2-9)。由于体腔并不延伸至胚胎的尾端,因此在下腹壁侧中胚层并不分为脏中胚层和壁中胚层,这两层结合在一起在脐下部与对侧汇合,把泄殖腔、尿囊与脐下部的外胚层分开,参与形成脐下部和膀胱的肌肉。

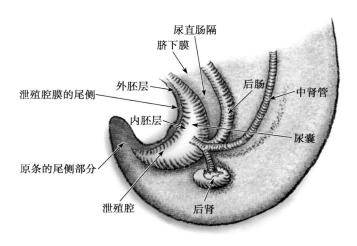

图 2-9 "第二中胚层"进入脐下膜

（李航宇）

第四节　脐环的闭合

　　头褶、尾褶和两个侧褶汇合的顶点就是脐环,由于卷折胚盘突入羊膜腔,两侧羊膜-外胚层连接部之间称为原始脐环(primitive umbilical ring)。这时胚内体腔与胚外体腔还是相通的(图 2-10)。第 5 周,原始脐环由胚外中胚层形成了管状鞘包围体蒂、卵黄管和血管及部分尿囊,这个管状鞘称为原始脐带(primitive umbilical cord)(图 2-11)。原始脐索逐步延长,其中的胚外中胚层变为胶装基质称为"Wharton 果冻"(Wharton's jelly)。卵黄囊和卵黄管逐步退化,卵黄静脉和右脐静脉合并形成门静脉和肝静脉。这时的脐索内只有两根脐动脉和一根脐静脉和尿囊的残余部分而被称为最终的脐带(definitive umbilical cord)。

　　尿囊的残余部分(脐尿管)闭锁形成脐正中皱襞,从脐至膀胱尖止。脐动脉远端闭锁后形成脐内侧皱襞(脐动脉索),从脐至膀胱两侧。脐静脉闭锁形成肝圆韧带,从脐起始止于肝下面的肝圆韧带裂。脐正中皱襞、脐内侧皱襞从下方,肝圆韧带从上方加固脐环,腹壁肌肉的发育进一步缩小了脐环,来源于腹横筋膜的 Richet 筋膜则直接从内侧封闭了脐环(图 2-12)。

　　脐环的闭合可以看作是体壁完整形成过程中的最后一个环节。这一概念对于外科医生进行脐疝修补术至关重要。在脐疝的治疗中,无论采用哪种方法,都应该尽可能避免对脐环

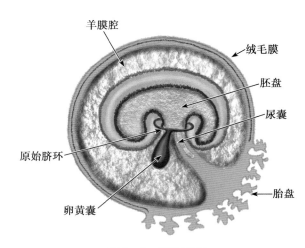

图 2-10 原始脐环

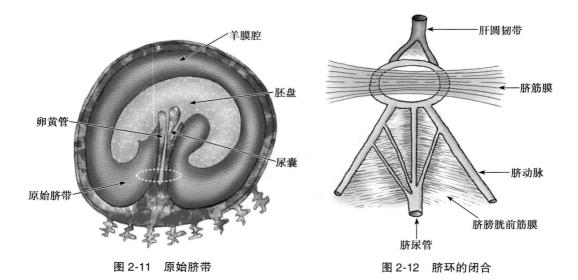

图 2-11 原始脐带　　　　　图 2-12 脐环的闭合

的过度分离。有一些脐疝经过手术后,反而引起更大缺损的脐部切口疝,正是因为破坏了脐环结构的完整性。体壁缺乏了重要的支撑点,最终引起脐环处的腹壁松弛膨出。脐疝修补术后有一定比例的切口感染率,也是因为损伤了闭锁的脐尿管而没有进行结扎,最终导致感染。

（李航宇）

第五节　腹横筋膜

　　体壁的闭合意味着腹膜前间隙的形成,本节开始主要论述腹膜前间隙的筋膜,首先论述腹膜前间隙最外侧的筋膜-腹横筋膜。

　　1804 年,Cooper 等在"腹壁疝的解剖和外科治疗"一文中,首次提出腹横筋膜(transversalis fascia)的概念[5],将其描述为"自腹股沟韧带向上走行,穿入腹壁肌层组织的深面,在腹股沟区形成类似于腱膜组织的增厚筋膜"。但其后对腹横筋膜的解剖描述存在很多争议,主要是以下几个方面。

一、腹横筋膜的范围

　　腹横筋膜最初是作为腹壁筋膜的一部分,覆盖于腹壁血管、腹壁肌层及其腱膜的表面,把肌层组织和腹膜外脂肪分开。1921 年,Braus 等把位于腹横肌和腹膜之间的所有组织统称为腹横筋膜,以后 Lampe 等又把腹横筋膜的范围拓展到覆盖整个腹壁肌肉表面的筋膜组织,这个概念被现代外科广为接受。事实上,腹横筋膜有广义和狭义之分。从狭义的命名来看,顾名思义,指覆盖于腹横肌深面的筋膜,而从广义的腹壁筋膜分层理论来看,腹横筋膜属于壁筋膜的组成部分,其与整个盆、腹腔深筋膜相延续,后方与胸腰筋膜延续,下方与髂筋膜、盆筋膜延续,上方与膈肌下方的筋膜延续。腹横筋膜在不同的区域有不同的称谓,在前腹壁中,腹横筋膜将广义的腹膜外间隙(extraperitoneal space)分为肌后间隙(retromuscular space)和腹膜前间隙(preperitoneal space),这在疝外科手术中具有重要的临床意义。Richet 筋膜、腹直肌筋膜等都可认为是腹横筋膜的一部分。

二、腹横筋膜的分层

（一）腹横筋膜双层结构观点

关于腹横筋膜分层有较大的争议。最早于 1807 年，Cooper 等把腹横筋膜定义为深、浅的双层结构，这一观点得到了包括 Read、Mirilas 等著名学者的认可[6-7]。

1. **腹横筋膜浅层**　腹横筋膜浅层较为致密，其与腹股沟韧带深面相连接。这一说法与现代疝外科中"髂耻束"和直疝"假疝囊"的概念非常吻合。髂耻束由 Hesselbach 等于 1806 年提出，最初称为 Thomson 韧带，为腹股沟韧带深面最重要的纤维。具体描述为腹横筋膜下缘的一束腱膜，含腹横肌较强的纤维，其构成股鞘前面部分重要结构，即 Thomson 韧带。髂耻束和腹股沟韧带的深部纤维相融合，在后入路的腹腔镜腹股沟疝修补术（laparoscopic inguinal hernia repair）中，临床意义等同于前入路的开放修补术。

2. **腹横筋膜深层**　腹横筋膜深层为一层膜性结构，浅、深两层之间有腹壁下动脉走行，但该观点只适用于腹股沟区域。因为腹壁下动脉起源于髂外动脉，其穿过各层筋膜组织，最后进入腹直肌，因此在不同的区域位于不同的平面。

（二）腹横筋膜单层结构观点

腹横筋膜双层结构的观点受到了包括 McVay、Condon、Anson 等学者的质疑，他们坚持认为腹横筋膜是单层结构。正如 Bendavid 等[8]所言："腹横筋膜是腹股沟区最模糊的解剖结构"。从不同的角度出发，对腹横筋膜会有不同的理解。

1975 年，Fowler 等[9]提出：原先认为的腹横筋膜深层其实应该称为腹膜前筋膜（preperitoneal fascia）。1992 年，Read 等[6]认为腹横筋膜双层结构的观点应该被否定，原因是这个观点混淆了腹横筋膜和腹膜前筋膜的概念。

事实上，1807 年 Cooper 等提出的腹横筋膜浅、深两层，无论从血供源性、还是组织胚胎起源来看都是不一样的。浅层紧贴血管和肌层组织的深面，属于血管筋膜，胚胎发育来自间充质外层的分化，为不含脂肪细胞的筋膜组织。而深层覆盖于腹膜外器官的表面，属于迁移筋膜，胚胎发育来自间充质中层的分化，含有脂肪细胞，最终形成腹膜外脂肪，将其称为腹膜前筋膜更为合理。2012 年，Mirilas 等[10]提出腹横筋膜双层结构的观点已经过时。

由此可见，如果依据腹横筋膜单层观点的理论，那么早期报道的腹横筋膜浅层即为真正的腹横筋膜，腹横筋膜深层即为腹膜前筋膜。本文中笔者采纳的是这一观点。

尽管如此，腹横筋膜仍被认为是腹膜前间隙中最原始的解剖结构，很多腹膜前间隙的组织结构，都可以认为是腹横筋膜的衍生物，如髂耻束、腹膜前筋膜、精索内筋膜、脐膀胱前筋膜、耻骨疏韧带、股鞘等[11]。

（唐健雄）

第六节　腹膜前筋膜

广义的腹膜前间隙是指腹横筋膜和腹膜之间的间隙，实际上在这两层之间还存在一些膜性结构，其中有一层最具有临床意义的解剖结构，这层结构在早期文献中被称为腹横筋膜深层。1945 年,Lytle 等[12]在《英国外科学杂志》中首次提出"腹膜前筋膜"的概念。将原来的腹横筋膜浅层视为真正的腹横筋膜,其构成腹股沟管的内环口;将腹横筋膜深层称为腹膜前筋膜,其构成腹股沟管的"第二内环口"。

一、腹膜前筋膜和腹膜外筋膜

1967 年,Read 等将位于腹膜外间隙的膜性结构统称为腹膜外筋膜(extraperitoneal fascia)[5]。从 Lytle 和 Read 等的描述来看,两者指的是腹股沟区的同一筋膜,似乎只是译名的差异。而从现代外科学来看,腹膜前筋膜和腹膜外筋膜的名称都被接受。腹膜外筋膜是一个更广义的名称,泛指腹横筋膜和腹膜之间的所有筋膜组织。

进一步细化,位于前腹壁的腹膜外筋膜可称为腹膜前筋膜,其包绕膀胱、生殖血管、输精管等器官。狭义的腹膜外筋膜特指包绕肾脏等脏器的侧腹壁筋膜。位于后腹壁直肠区域的腹膜外筋膜称为腹膜后筋膜(retroperitoneal fascia),日本学者则偏爱使用腹膜下筋膜(subperitoneal fascia)的术语。前腹壁的腹膜前筋膜也可进一步细分为包绕膀胱的脐膀胱前筋膜、脐膀胱筋膜和膀胱腹下筋膜,以及包绕生殖血管和输精管,并一起进入腹股沟管的精索内筋膜或精索鞘等。

如果采纳筋膜"圆筒壁"理论和筋膜"多层次"理论(见第四章),那么这些名称各异的腹膜外筋膜可以看作是互相连续,并具有相同性质和功能的腹壁筋膜结构,只是根据不同的需求和出发点赋予了不同的命名。在前腹壁的腹股沟疝手术中,腹膜前筋膜是一个重要的解剖结构。

二、腹膜前筋膜和第二内环口

1936 年,Henry 等[13]首次关注到腹股沟疝的真性疝囊颈位于内环口的深面。1945 年,Lytle 等[12]首次描述了腹股沟疝具有两个不同的内环口。

1. 中央内环口(middle inguinal ring) 即为传统解剖的腹股沟管内环口,由腹横筋膜构成,其内侧含腹横肌纤维,外下侧含股深弓(deep femoral arch)成分。股深弓的主要成分是腹横筋膜和腹股沟韧带,可能是髂耻束的另一种译名。

2. 内侧内环口 即为第二内环口(secondary internal inguinal ring),由腹膜前筋膜构成。1975 年,Fowler 等[9]认为尽管腹横筋膜和腹膜前筋膜非常相似,但确实不同,并采用不同的解剖术语来命名前腹壁筋膜,腹横筋膜构成真正的内环口,而腹膜前筋膜、即原来认为的腹横筋膜深层则构成第二内环口(图 2-13)。

1992 年,Read 等[6]对 Cooper、Lytle 和 Fowler 等的文献进行综合分析后,对腹横筋膜双层结构及第二内环口的观点进行了综述和评价,认为腹横筋膜深层与腹膜前筋膜的称呼容

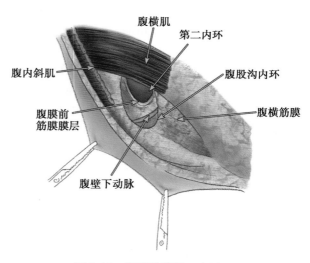

图 2-13 腹股沟管第二内环口

(图中标注:腹横肌、第二内环、腹内斜肌、腹股沟内环、腹膜前筋膜膜层、腹横筋膜、腹壁下动脉)

易混淆,但在腹壁下动脉的深面,确实存在一层深层筋膜组织,构成第二内环口,并附着于耻骨支。同年,Yeager 等[14]也发表了关于第二内环口的报道,认为第二内环口是由提睾肌及其筋膜形成,腹股沟疝修补应显露腹膜前筋膜,也就是 Cooper 所指的腹横筋膜深层所构成的第二内环口,以确保高位结扎疝囊。1996 年,Redman 等[15]认可了腹膜前筋膜和第二内环口的观点,并进一步把下腹壁的筋膜分为内、中、外三层。

由此可见,大多数观点认为内环口由腹横筋膜构成,而第二内环口由腹膜前筋膜构成。Henry 等[13]认为因为存在两个内环口,所以有"真疝囊颈"和"假疝囊颈"之分。第二内环口位于内环口的深面,体表位置约在髂前上棘和耻骨结节连线中点上方一横指左右。要做到真正的疝囊高位结扎,必须在手术中辨别第二内环口的位置,进行"真疝囊颈"的结扎。该概念与腹股沟疝开放腹膜前修补术中的"颈肩"技术密切相关。疝囊对应"颈部",腹横筋膜对应"肩部",所谓颈肩技术就是在颈肩交界的疝环处切开腹横筋膜,从而进入下方的腹膜前间隙。

三、腹膜前筋膜的分层

与腹横筋膜演变的认知刚好相反,越来越多的观点认为,腹膜前筋膜至少应为双层结构。

(一) 腹膜前筋膜的膜层(浅层)和细隙层(深层)

对腹膜前筋膜作出详细描述的是欧洲学者 Fowler 等[9],其在"腹股沟区腹膜前筋膜和第二内环口的应用解剖"一文中,将腹膜前筋膜分为两层,即膜层(membranous layer)和其深面的细隙层(areolar layer),两层之间有一定量的腹膜前(外)脂肪。日本学者 Sato 等[16]则将腹膜前筋膜分为浅层和深层。从文献来看,两者的观点基本一致(图 2-14)。Asakage 等[17]认为 Sato 等描述的浅层即为 Fowler 等所说的膜层,而深层即为细隙层。

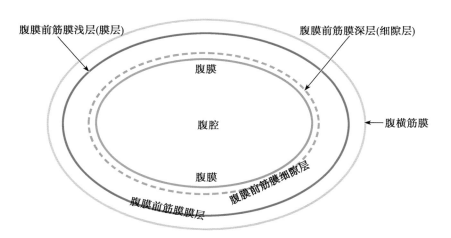

图 2-14　腹膜前筋膜膜层(浅层)和细隙层(深层)示意图

也有学者将腹膜前筋膜分为前层和后层,这样的称呼并不十分精确。因为腹壁筋膜是连续的,位于前腹壁的前层,延伸至后腹壁则变为了后层(图 2-14)。因此应该以体表和腹腔为参照,以"浅层(靠近体表)"和"深层(靠近腹腔)"表述更为合理,这样的名称对于前、后腹壁是一致的,不会混淆。本章中所有浅、深的含义与此相同。

腹膜前筋膜双层结构观点也得了到泌尿外科医师的认可。1996 年,Redman 等[15] 在《泌尿外科杂志》上发表文献,提出腹股沟区增厚的腹膜前筋膜可用双层结构来表述。在普外科医生进行腹腔镜腹股沟疝修补手术时,腹膜前筋膜浅(膜层)、深(细隙层)双层结构也能被观察到(图 2-15),只是膜层更具有临床指导意义。

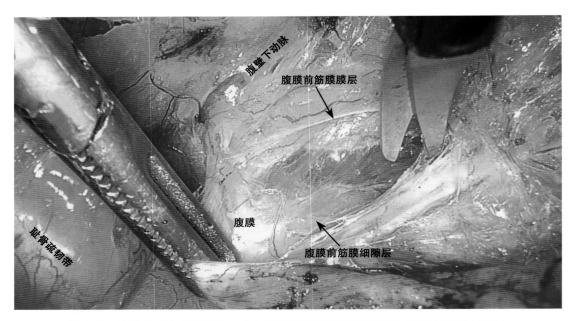

图 2-15　腹股沟疝全腹膜外修补术中显示的腹膜前筋膜膜层(浅层)和细隙层(深层)

(二)　腹膜前筋膜膜层的重要性

腹膜前筋膜膜层在腹股沟区明显增厚,容易辨认,因而常被误认为是腹横筋膜。1999年,Memon 等[18] 将腹膜前筋膜膜层描述为"嵌在腹膜前脂肪中的一片刀刃,有时可看作是腹横筋膜深层",这也是腹横筋膜和腹膜前筋膜混淆的主要出处。

腹膜前筋膜膜层在腹股沟区呈现为环状结构,包围输精管和生殖血管形成第二内环口,这个环状的膜层结构在下内侧明显增厚,这是因为在这个部位,精索的走行从上、外方向突然改变为下、内方向,该概念在开放腹膜前手术中具有临床意义。腹膜前筋膜膜层被输精管和生殖血管带入腹股沟管后,与腹横筋膜纤维互相交织,共同形成精索内筋膜。在分离斜疝疝囊时需要打开精索内筋膜。在腹壁其他部位,腹横筋膜和腹膜前筋膜膜层有明显的分界。

事实上,如果从解剖学或组织胚胎学角度出发,腹膜前筋膜可以分为很多层,但对于腹腔镜腹股沟疝修补术而言,腹膜前筋膜膜层才是至关重要的解剖结构。从临床角度出发,膜层比细隙层重要得多。2002 年,Lange 等[19] 在腹股沟疝全腹膜外修补术(totally extraperitoneal,TEP)中,以图示把腹膜腹侧的透明筋膜单独标注为腹膜前筋膜,而把细隙层标注为腹膜前脂肪。2017 年,Ansari 等[20] 对 TEP 的膜解剖结构进行了综述报道,发现 17% 的腹膜前筋膜可以分为两层,而膜层和细隙层的性质和功能是不一样的,建议把腹膜前筋膜膜层作为一个独立的层次。

　　第二内环口由腹膜前筋膜构成得到大多数观点的认可。但部分文献报道依然有一定的出入,主要表现在以腹横筋膜、腹横筋膜深层、腹膜前筋膜浅层、腹膜前筋膜膜层等来描述第二内环口的解剖位置。通过对上述腹横筋膜和腹膜前筋膜演变的认识,可以理解这些文献所说的其实是同一结构,只是用了不同的名称而已。在绝大多数报道中,腹横筋膜深层、腹膜前筋膜膜层、腹膜前筋膜前层、腹膜前筋膜浅层、腹膜外筋膜膜层等指的都是同一个层次。鉴于腹膜前筋膜膜层被认可的广泛性,可以用腹膜前筋膜膜层,或直接以腹膜前筋膜来称呼。

（三）腹膜前筋膜和腹壁下血管

　　在腹横筋膜和腹膜前筋膜(膜层)之间存在着一个非常疏松的平面。Bassini 等认为两者之间的间隙是一个无血管、信封式的密闭空间,也就是 Stoppa 置放巨大补片加强内脏囊的区域[21]。该疏松平面延伸至腹股沟区,内有腹壁下血管经过。腹壁下血管垂直于腹股沟管走行,在内环口附近发出精索外血管和提睾肌血管,并伴随有生殖股神经。这些神经血管束在提睾肌筋膜内沿腹股沟管长轴走行。了解这些血管神经的解剖层次,对于第二内环口的定位非常重要,比如输精管和生殖血管走行于两个内环口之间。

　　在腹股沟疝手术中,通过辨认腹壁下血管,可以把腹横筋膜和腹膜前筋膜(膜层)分开。采用腹壁下血管来定位这个层面,该观点得到很多学者的认可。但是在 TEP 中,沿后鞘浅面分离,在还未突破腹横筋膜进入腹膜前间隙时,就已经看到了腹壁下血管,似乎腹壁下血管是位于腹横筋膜浅面而并非腹横筋膜和腹膜前筋膜之间。其实腹壁下血管在上升至半环线水平中,已穿过腹横筋膜上行至腹直肌与腹直肌后鞘之间的层面,最后进入腹直肌(图 2-16)。因此腹壁下血管在其走行过程中的层面是变化的,这也是很多文献把腹壁下动脉标注于不同层次的原因。

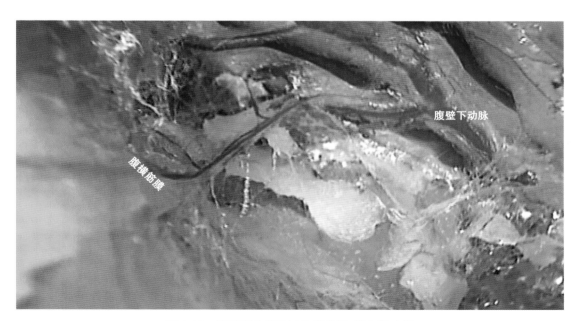

图 2-16　腹壁下血管穿过腹横筋膜,进入腹直肌

（王明刚）

第七节 腹横筋膜和腹膜前筋膜的关系

上述对于腹横筋膜和腹膜前筋膜的描述,只是综合了大多数学者的观点。事实上,对于两者的描述至今仍有分歧和争议。笔者更倾向于采纳腹膜前筋膜而非腹横筋膜深层的观点。腹膜前筋膜是近年来有关腹壁疝外科中经常出现的术语,而且新近的研究已经证实,腹膜前筋膜不仅确切存在,而且是多层次的结构。无论从腹壁筋膜分层、胚胎发育源性,还是从临床角度出发,腹横筋膜和腹膜前筋膜都是既有区别又密切相关的。

依据联邦解剖学命名委员会的 *Terminologia Anatomica*(1998),人体躯干筋膜可以分为外层的壁筋膜、中间层的浆膜外筋膜和内层的脏筋膜。

壁筋膜(parietal fascial)分布于体腔壁,其中胸壁的壁筋膜称为胸内筋膜(endothoracic fascia),而腹壁的壁筋膜定义为腹内筋膜(endoabdominal fascia)。腹内筋膜由两部分组成:腹横筋膜和腹部包被筋膜(investing abdominal fascia)。腹部包被筋膜可以分为三层(图 2-17):浅层包被筋膜(Gallaudet 筋膜)被覆在腹外斜肌外表面;中间层包被筋膜又可分为内、外两层,外层位于腹外斜肌、腹内斜肌之间,内层位于腹横肌与腹内斜肌之间;深层包被筋膜被覆在腹横肌的内表面,也就是解剖学上的腹横筋膜。按此分类,在腹壁包被筋膜中出现了两个"腹横筋膜",Skandalakis[22]认为这两个"腹横筋膜"实际是同一筋膜,腹横筋膜构成了壁筋膜(腹内筋膜)的最内层。腹横筋膜最初因覆盖于腹横肌上而得名,后来腹横筋膜概念范围逐渐扩延,从前腹壁延伸为位于腹、盆腔的连续筋膜。Sakurai[23]对包被筋膜的描述与此不尽一致,他认为每块肌肉都有两层包被筋膜,腹外斜肌的外包被筋膜称为无名筋膜(innominate fascia),腹外斜肌的内层包被筋膜与腹外斜肌的外层包被筋膜融合形成浅壁间筋膜(superficial interparietal fascia),腹内斜肌内筋膜与腹横肌外筋膜融合形成深壁间筋膜(deeper interparietal fascia)。腹横肌内筋膜就是腹横筋膜,浅壁间筋膜与深壁间筋膜汇合形成提睾肌筋膜(cremasteric fasci)(图 2-17)。

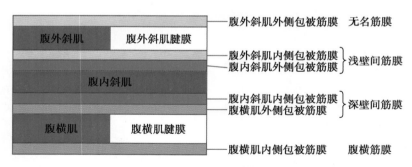

图 2-17 腹壁肌肉被两层包被筋膜所覆盖

浆膜外筋膜的解剖概念实际并不明确,腹壁的浆膜外筋膜与盆腔的浆膜外筋膜也不是同一定义。腹壁的浆膜外筋膜,顾名思义,是指壁腹膜(浆膜)外侧的筋膜,胸壁是没有浆膜外筋膜的,胸壁的壁筋膜(胸内筋膜)与胸膜是致密结合的。但作为腹壁筋膜最内层的腹横筋膜与腹膜却很容易分离,两者之间的结缔组织就是浆膜外筋膜,也就是前述的腹膜外筋膜。腹膜外筋膜最早由 Anson 等于 1960 年报道,又称 Anson 筋膜。腹膜外筋膜是腹膜外器官（如肾上腺、肾脏、膀胱和性腺）发生的位置。随着器官的发育和移位，腹膜外结缔组织被压缩于肌肉表面，形成含脂肪细胞的迁移筋膜。腹膜外筋膜为多层次结构，不同区域有不同的名称。肾脏区域为肾前、肾后筋膜，向侧方移行为泌尿生殖筋膜或 Folscher 筋膜，向前腹壁则移行为腹膜前筋膜。因此，腹膜前筋膜可看作是腹膜外筋膜位于前腹壁的一部分。腹膜前筋膜在膀胱浅面移行为脐膀胱前筋膜[9]，在膀胱侧方和深面移行为脐膀胱筋膜和膀胱腹下筋膜，包绕精索构成精索内筋膜和精索鞘。腹膜前筋膜在腹股沟区通过内环、腹股沟管和阴囊，使腹盆腔筋膜得以连续。

　　从胚胎学角度命名的脏筋膜是广义术语，临床上并无特指结构。近年来，随着对盆底筋膜研究的深入，脏筋膜定义发生改变，已成为专属命名[24]。脏筋膜贴附于腹膜，在结直肠手术中有临床意义，但在 TEP 中脏筋膜可视为等同于腹膜，较少描述。

　　由此可见，腹横筋膜属于壁筋膜，可能来源于血管筋膜。腹膜前筋膜属于腹膜外筋膜，是含有膜层和脂肪细胞的迁移筋膜，两者来源和性质均不相同。Ansari 等[25]进一步证实，腹横筋膜和腹膜前筋膜分属两个完全独立的筋膜体系，不但有着各自的神经血管，而且两者之间存在非常容易分离的无血管平面，是 TEP 的"神圣平面"。近年来随着腹腔镜技术在疝外科中的应用，学界对腹横筋膜和腹膜前筋膜的争论有了更加清晰的认识。笔者通过数千例 TEP 观察，也认同这一观点[26]。根据腹壁筋膜分层原则，深入浅出，以简单易懂的三层筋膜组织来对应 TEP 的手术平面（图 2-18），可以解释 TEP 中很多现象和困惑。

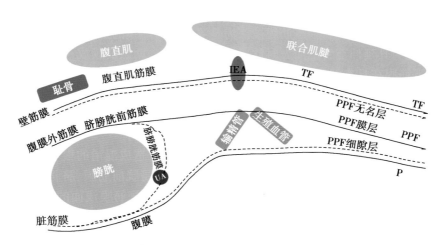

图 2-18　腹壁筋膜分层所对应的腹股沟疝全腹膜外修补术手术平面
IEA. 腹壁下动脉；P. 腹膜；PPF. 腹膜前筋膜；TF. 腹横筋膜。

　　综上所述，尽管有着各种争议，但绝大多数观点已达成共识：即 Lytle 等[12]提出的腹膜前筋膜、Cooper 等提出的腹横筋膜深层和 Fowler 等提出的腹膜前筋膜膜层[9]均为同一解剖结构。在 TEP 手术中，该结构至关重要，其在膀胱浅面移行为较为致密的膜层结构，也有学者称之为脐膀胱前筋膜。这层膜也构成了壁平面和脏平面的分界。

（李健文）

第八节 脐和膀胱区域的筋膜

脐和膀胱区域的筋膜主要有四个:脐膀胱前筋膜(umbilical prevesical fascia)、脐膀胱筋膜(umbilical vesical fascia)、膀胱腹下筋膜(vesicohypogastric fascia)和脐筋膜(umbilical fascia),这些术语在疝外科手术中似乎并不常用,但如果从筋膜连续特性来看,这些筋膜都可视为腹膜前筋膜在膀胱及其周围区域的组成部分,对于手术中膀胱的保护及手术层面的确立非常重要。本节将对涉及脐和膀胱区域的筋膜进行简述。

一、脐和膀胱区域主要筋膜的鉴别

脐膀胱前筋膜主要出现于疝外科解剖文献,而脐膀胱筋膜和膀胱腹下筋膜则更多见于结直肠外科和妇科的文献,但对这些筋膜的解剖学定义一直存在争议。经典解剖认为,脐膀胱前筋膜和脐膀胱筋膜位于膀胱的前方,而膀胱腹下筋膜则位于膀胱的前侧方。对于膀胱前筋膜和脐膀胱筋膜,Hayes 和 Mirilas 有过具体描述,认为两者位于两侧脐内侧韧带之间,脐膀胱筋膜位于脐膀胱前筋膜的深面,脐膀胱前筋膜位于腹横筋膜的深面,脐膀胱筋膜、脐膀胱前筋膜和腹横筋膜在脐内侧韧带和脐部相互融合。但在大多数文献中,在论述脐和膀胱区域的筋膜时,几乎不会同时出现脐膀胱筋膜和脐膀胱前筋膜这两个解剖名词,而且对两者的描述也基本一致:位于膀胱前方的三角形筋膜,顶点在脐,两侧为脐动脉(脐内侧韧带)。这就引发了一个问题:在膀胱和腹横筋膜之间到底存在一层还是两层筋膜?笔者认为,这主要是由于在西方经典解剖中,脐膀胱前筋膜或脐膀胱筋膜被认为是泌尿生殖筋膜的延伸,由于泌尿生殖筋膜是双层结构,因此当其延伸至膀胱前方时就出现了两种观点,两层筋膜或一层筋膜的两叶。

膀胱腹下筋膜在日本解剖文献中经常出现,并有明确定义,膀胱腹下筋膜是连接脐侧皱襞和膀胱侧壁的三角形筋膜,其具体界限为脐动脉、膀胱下血管和膀胱侧壁。但林谋斌等[24]通过尸体解剖研究发现,膀胱腹下筋膜的下界应该在盆筋膜的弓状腱膜,向后方延伸形成髂血管鞘的一部分,并由于脐动脉的关系而固定于髂血管。

解剖文献经常把脐膀胱前筋膜等同于膀胱腹下筋膜。造成混淆的根本原因是没有从筋膜的整体性和延续性来理解。林谋斌等提出一个观点:脐膀胱前筋膜、脐膀胱筋膜和膀胱腹下筋膜实际是同一筋膜的不同部分。脐膀胱前筋膜是脐膀胱筋膜浅面的一层薄的组织,或者称为脐膀胱筋膜的前表面(可以理解为泌尿生殖筋膜的延伸);脐膀胱筋膜则是膀胱腹下筋膜位于膀胱前的三角形部分(位于两侧脐内侧韧带之间),因此这三个筋膜实际上构成了一个整体(图 2-19)。

脐筋膜(umbilical fascia),也称为 Richet 筋膜。传统上认为它是腹横筋膜的增厚部分,但 Fathi[12]认为脐筋膜是脐膀胱筋膜的增厚部分,主要原因在于尸体解剖研究发现在腹横筋膜和脐筋膜之间存在明显的间隙,Auh[13]的影像学发现进一步支持了这个观点:盆腔积液可以呈"臼齿样"聚集在这两层筋膜之间。

二、脐膀胱前筋膜在腹股沟疝手术中的临床意义

(一)脐膀胱前筋膜是疝手术中常见的解剖术语

膀胱腹下筋膜与腹股沟疝手术关系不大,而脐膀胱前筋膜、脐膀胱筋膜近年来在疝外科

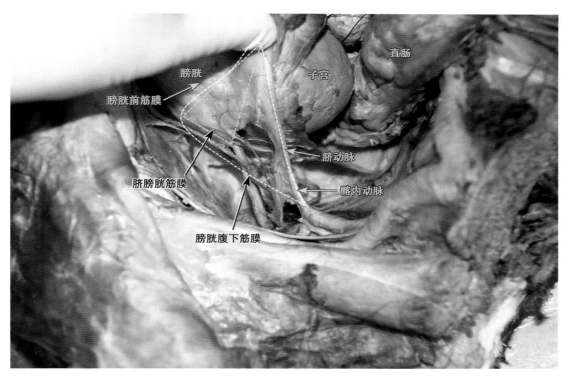

图 2-19 脐膀胱前筋膜位于脐膀胱筋膜前表面,脐膀胱筋膜构成膀胱腹下筋膜近脐部的三角形部分

解剖,尤其是腹腔镜腹股沟疝修补中越来越受到关注。从初衷来看,脐膀胱前筋膜只是影像学名称,而脐膀胱筋膜是更为确切的解剖学术语。但在现代疝外科学中,脐膀胱筋膜的称谓越来越少,而脐膀胱前筋膜的术语应用越来越多。

(二) 脐膀胱前筋膜是腹膜前筋膜在膀胱浅面的延伸

McVay 等认为,腹膜前筋膜膜层在膀胱浅面的延伸即为脐膀胱前筋膜[27],该观点得到大多数学者的认可[20],笔者也愿意采纳这样的观点。TEP 手术中,需要保护覆盖在膀胱浅面的腹膜前筋膜。该层腹膜前筋膜如果名称细化,可称为腹膜前筋膜膜层或脐膀胱前筋膜。

(三) 用"同一层筋膜两叶"的观点认识脐膀胱前筋膜和脐膀胱筋膜

鉴于膀胱区域的筋膜名称较多,且可能是翻译上的偏差,因此在临床上不建议再进一步区分脐膀胱前筋膜和脐膀胱筋膜,就像腹内斜肌和腹横肌一样不加区分而统称为联合肌腱。脐膀胱前筋膜位置更浅,可作为腹股沟疝手术中的临床标识,其意义是更好地保护膀胱。万一损伤了脐膀胱前筋膜,其深面还有脐膀胱筋膜的保护。

(四) 脐膀胱前筋膜不属于腹横筋膜系统

脐筋膜是不是属于腹横筋膜的一部分,尽管有一定的争议,但观察两者之间是否存在明显间隙的思路,可同样用于解释和印证脐膀胱前筋膜或脐膀胱筋膜等结构与腹横筋膜的关系。在腹股沟疝手术中可以发现,膀胱区域的筋膜组织都与腹横筋膜存在明显的界限。尤其是脐膀胱前筋膜,与腹横筋膜不会融合在一起,并且非常容易分离,分离后存在手术操作空间。因此包括脐膀胱前筋膜在内的所有膀胱区域筋膜组织,都一定不是来源于腹横筋膜系统。

(李健文)

第九节 Retzius 间隙和 Bogros 间隙

腹膜前间隙可分为 Retzius 间隙和 Bogros 间隙。两者的概念由来已久,前者与泌尿系统手术有关,后者与腹壁大血管手术有关。在疝外科手术中,这是两个比较模糊的解剖概念。不同的学者有不同的理解,多数观点认为 Retzius 间隙和 Bogros 间隙都位于腹横筋膜浅、深两层之间(如采纳腹横筋膜双层观点),或腹横筋膜和腹膜前筋膜之间(如采纳腹横筋膜单层观点),两者是相通的,并以腹壁下动脉为界[28]。下面先介绍一下对于 Retzius 间隙和 Bogros 间隙经典解剖的看法。

一、经典的 Retzius 间隙

Retzius 间隙即指耻骨膀胱间隙,又称耻骨后间隙(retropubic space)、膀胱前间隙(prevesical space)等。1858 年,瑞典解剖学家 Anders Retzius 描述了一个位于腹直肌深面的腹横筋膜、耻骨与后方膀胱顶之间的间隙,这个间隙从脐延伸至盆底的耻骨前列腺韧带或耻骨膀胱韧带,在腹直肌深面向下很容易到达,后来被称为 Retzius 间隙。而 Ceccaroni 等[29]认为,Retzius 间隙的底部应为 Santorini 静脉丛。

腹股沟疝 TEP 和前列腺腔镜腹膜外手术的入路和层次是基本一致的,但 TEP 只是在腹膜前间隙内,向 Retzius 间隙方向进行分离(图 2-20)。一定不能深过耻骨支的纵轴面,否则

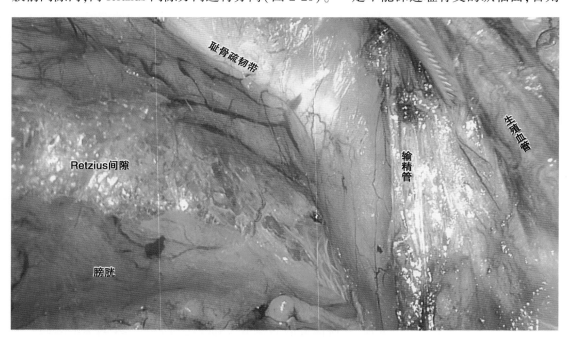

图 2-20 腹股沟疝全腹膜外修补术视野下的 Retzius 间隙

会引起静脉丛的损伤而导致出血。

二、经典的 Bogros 间隙

Bogros 间隙是腹膜前间隙的一部分,又称腹股沟区后间隙(retroinguinal space)、髂窝间隙(iliac space)等。1823 年,法国解剖学家和外科医生 Bogros 在对髂区的解剖研究中,描述了一个三角形的腹股沟区后间隙,腹侧(浅)为腹横筋膜,背侧(深)为壁腹膜,外侧为髂筋膜,最初是为了寻找下肢血管结扎的途径,后来又发现与女性盆腔脓肿扩散有关。该间隙被命名为 Bogros 间隙。

对疝外科而言,Bogros 间隙是腹股沟疝后入路手术,尤其是腹腔镜腹股沟疝修补必须进入和分离的空间。Bendavid 等[30]认为,Bogros 间隙是 Retzius 间隙在侧方的延续。临床上,Bogros 间隙是指腹壁下动脉外侧的间隙(图 2-21),腹股沟疝无论是开放还是腹腔镜腹股沟疝修补,Bogros 间隙都需要向外侧分离至髂前上棘水平,向外下方分离至腰大肌中部水平。

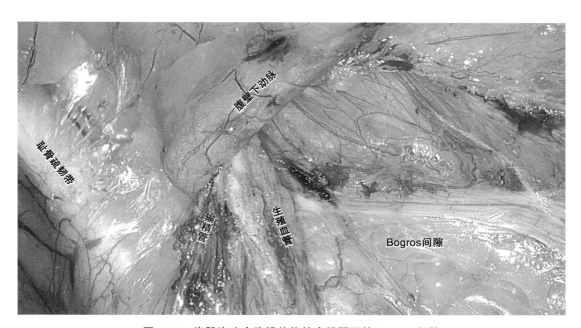

图 2-21　腹股沟疝全腹膜外修补术视野下的 Bogros 间隙

三、多间隙的 Retzius 间隙

在腹股沟疝手术中,Retzius 间隙的分离涉及膀胱的保护,而 Bogros 间隙尽管有精索成分的干扰,但分离斜疝只需紧贴腹膜进行即可。因此,Retzius 间隙受到更多关注和研究。有较多学者对 Retzius 间隙进行分层研究,尽管观点有一定的出入,但共性部分更多,有较高的参考价值。

(一) Hayes 分层

1950 年,Hayes 等提出:Retzius 间隙并非是由两层筋膜构成的单一间隙,而是由多层筋膜组成的多个间隙,具体可分为[31]:

1. **耻骨上间隙**(suprapubic space) 位于腹直肌和壁筋膜之间。

2. **脐膀胱筋膜前间隙**(umbilical vesical prefascial space) 位于壁筋膜和脐膀胱前筋膜之间。

3. **脐膀胱筋膜间间隙**(umbilical vesical interfascial space) 位于脐膀胱前筋膜和脐膀胱筋膜之间。

4. **脐膀胱筋膜后间隙**(umbilical vesical retrofascial space) 位于脐膀胱筋膜与腹膜之间。

从 Hayes 等的报道来看,如果将壁筋膜看作是腹横筋膜,将脐膀胱前筋膜、脐膀胱筋膜等同于腹膜前筋膜的话,则可分为三个间隙:腹直肌和腹横筋膜之间的腹直肌后间隙、腹横筋膜和腹膜前筋膜之间的间隙及腹膜前筋膜和腹膜之间的间隙。这些间隙与后述的平面相呼应,对 TEP 具有很大的指导意义。

（二）Ansari 分层

2017 年,Ansari 等[32]通过中线位镜推法 TEP 手术观察,肯定了 Hayes 等的观点,认为 Retzius 间隙的确存在多个潜在的间隙,具体可分为以下四个间隙(图 2-22):

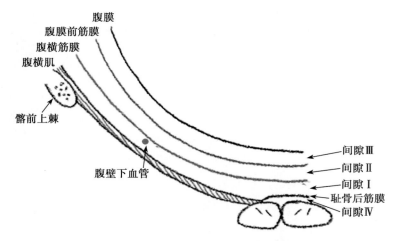

图 2-22 Retzius 间隙由多个间隙组成

1. **间隙Ⅰ** 传统耻骨后间隙(classical retropubic space),位于腹直肌筋膜和腹横筋膜之间。腹直肌筋膜(rectusial fascia)是指腹直肌后筋膜(epimysium)。和传统认知不同,Ansari 等认为传统耻骨后间隙就是 Retzius 间隙。从描述来看,传统耻骨后间隙并未进入腹膜前间隙,但的确是中线位镜推法 TEP 的必经之路。

2. **间隙Ⅱ** 腹膜前耻骨后外科间隙(surgical preperitoneal retropubic space),位于腹横筋膜和腹膜前筋膜之间。该间隙为无血管平面,容易分离,是腹股沟疝开放腹膜前修补术和腹腔镜腹股沟疝修补的理想间隙,故称为"外科"间隙,也被称为是 TEP 的"神圣平面"[25]。

3. **间隙Ⅲ** 腹膜前耻骨后解剖间隙(anatomical preperitoneal retropubic space),位于腹膜前筋膜和腹膜之间。该间隙内有腹膜外器官存在,分离时应谨慎解剖,故称为"解剖"间隙。斜疝疝囊的分离在该间隙内进行。

4. **间隙Ⅳ** 腹膜前耻骨后真解剖间隙(true anatomical preperitoneal retropubic space),位

于腹直肌腱膜和腹直肌筋膜之间。该间隙有腹壁下血管及其分支,应避免损伤。

（三）其他

除了间隙分类以外,Ansari 等在其发表的另一些文献报道中还有一些论点可供参考和讨论：

1. 腹横筋膜始终为单层结构,而腹膜前筋膜约有 17.6%、腹直肌后鞘约有 11.8% 为双层结构,同时腹直肌后鞘也存在完整和不完整两种类型。因此可认为 Retzius 间隙实际上是由 4~7 个间隙组成[32]。

2. 间隙Ⅰ（传统耻骨后间隙）是 Retzius 间隙,而间隙Ⅱ（腹膜前耻骨后外科间隙）是 Bogros 间隙,因而 Ansari 等得出结论：Retzius 间隙和 Bogros 间隙是不相通的,两者之间隔着腹横筋膜。

3. 在 2019 年的报道中,Ansari 等[33]提出腹直肌筋膜的概念,认为腹直肌后间隙被腹直肌筋膜分为两个间隙：浅层的称为真性肌后间隙（true retromuscular space）,深层的称为真性腹直肌后间隙（true posterior rectus canal）,后者是无血管区域,是 TEP 的操作空间。

四、间隙分层及其临床意义讨论

上述间隙分层过于复杂,且存在一定的争议。尤其是 Ansari 等在近期报道了较多篇相关的文献,但手术例数并不多。笔者根据数千例 TEP 的经验,对这些文献进行分析后,提出以下认识和观点：

1. 对于间隙分层,根据筋膜"圆筒壁"和"多层次"理论,Ansari 等和 Hayes 等的分层应该是统一的,可以被接受和借鉴。临床上,腹膜前间隙内的筋膜无须进一步区分,可以用腹膜前筋膜泛指。

2. Ansari 等描述的腹直肌筋膜,即紧贴腹直肌深面的筋膜,可认为是广义概念上腹横筋膜的一部分。临床上为了简化而无须予以区分,可直接以腹横筋膜替代描述。因此间隙Ⅰ（传统耻骨后间隙）和间隙Ⅳ（腹膜前耻骨后真解剖间隙）在临床上也无须区分,可看作是同一间隙,即位于腹直肌和腹横筋膜之间的间隙。

3. 如果将腹直肌筋膜等同于腹横筋膜层次的话,那么 Ansari 等描述的真性肌后间隙就是间隙Ⅰ或间隙Ⅳ,即位于腹直肌和腹横筋膜之间的间隙。而真性腹直肌后间隙就是间隙Ⅱ和间隙Ⅲ,即腹膜前间隙,是 TEP 真正的操作空间。

4. 与 Ansari 等观点不同,如果从临床出发,可将间隙Ⅱ视为 Retzius 间隙,间隙Ⅲ视为 Bogros 间隙,两者之间相隔腹膜前筋膜。事实上,Retzius 间隙和 Bogros 间隙的本意并非用于腹股沟疝手术,其范围过于宽泛,并非腹股沟疝手术必须强调的间隙。

5. 真性肌后间隙（下文简称肌后间隙）的描述对于 TEP 具有指导意义。肌后间隙层次较浅,未进入真正的腹膜前间隙,分离时需注意腹壁下血管及其分支血管的保护。真性腹直肌后间隙应该就是腹膜前间隙,被腹膜前筋膜分为两个间隙：腹横筋膜和腹膜前筋膜之间被称为"外科间隙",是 TEP 在中央区域操作的"神圣平面"；腹膜前筋膜和腹膜之间被称为"解剖间隙",不易分离。在分离斜疝时需仔细解剖,以保护精索成分不受损伤。

（李健文）

第十节　壁平面和脏平面

腹膜前筋膜的重要性在于将腹膜前间隙分成了两个外科平面,这一概念在 TEP 中至关重要。通过上述章节,可以了解腹膜前间隙是由腹横筋膜和腹膜组成的间隙,也可以看作是单层腹横筋膜和多层次腹膜前筋膜所构成的间隙,这样的描述仍不够清晰。为了更好地理解 TEP 的手术层面,可以通过腹壁筋膜的三个层次来论述筋膜平面理论概念。2008 年,Mirilas 等[34]依据 Fowler 等提出的腹膜前筋膜观点,把腹膜前间隙分为"壁平面"和"脏平面"两个外科平面。

一、壁平面

壁平面(parietal plane)位于腹横筋膜和腹膜前筋膜之间(图 2-23、图 2-24),其内有腹壁下血管、精索外血管、提睾肌动脉等结构通过,通过辨认腹壁下动脉的位置,可将腹横筋膜和腹膜前筋膜分离[35]。壁平面是"外科间隙",含有疏松的纤维结缔组织,由腹壁闭合过程中膜与膜挤压而成,充气后呈"拔丝状",是 TEP 在中央区域操作的"神圣平面"[35]。

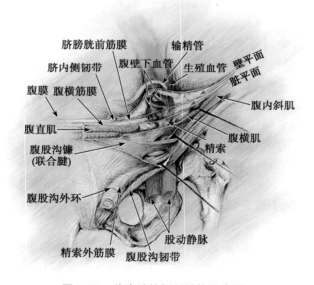

图 2-23　前腹壁的解剖结构示意图

二、脏平面

脏平面(visceral plane)位于腹膜前筋膜和腹膜之间(图 2-23、图 2-24),其内含膀胱、生殖血管、输精管及其滋养动脉、前列腺静脉丛、脐中皱襞、脐内侧皱襞等结构。腹膜前筋膜和腹横筋膜共同附着于脐内侧皱襞,壁、脏平面在此相互依附。在腹股沟区外侧,腹膜前筋膜和腹横筋膜再次分开[35],被少量腹膜前脂肪分开,但膜的连续结构是一致的。脏平面是"解剖间隙",该平面的分离有一定的难度。

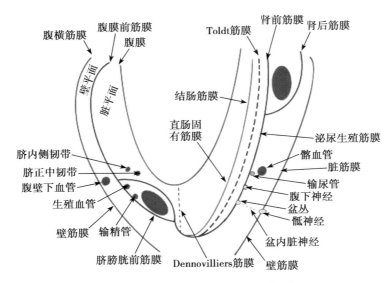

图 2-24　前腹壁的解剖结构示意图（壁、脏平面）

　　壁、脏平面概念在腹股沟疝腹膜前修补术，尤其是 TEP 手术中至关重要。在中央区域分离时一定要在壁平面进行，误入脏平面会引起膀胱的损伤。而在分离斜疝时，因分离的是疝囊（即腹膜），被迫进入脏平面。此时牵涉到"平面转换"概念，也是本章节的核心内容（后述）。从不同角度显示的壁、脏平面示意图见图 2-25、图 2-26。

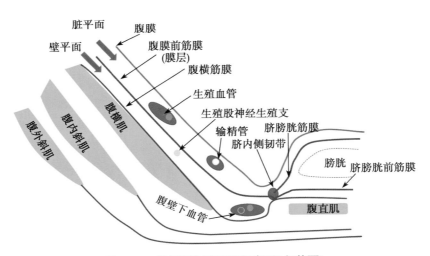

图 2-25　壁平面和脏平面示意图（矢状面）

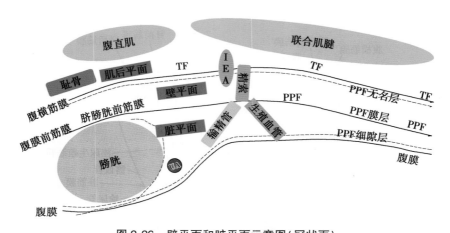

图 2-26 壁平面和脏平面示意图(冠状面)
TF.腹横筋膜;IEA.腹壁下动脉;PPF.腹膜前筋膜;UA.脐动脉。

(李健文)

第十一节 从膜解剖角度探讨 TEP 的操作步骤

腹膜前间隙的解剖结构对于前列腺、腹股沟疝等前腹壁手术具有重要的临床指导意义,在各类腹股沟疝手术中,TEP 又是最能诠释膜解剖理论的术式。因此,本节选择 TEP 作为膜解剖理论的阐述和印证对象。

TEP 由美国的 McKernan 等[36]于 1993 年首先报道。TEP 是利用腔镜器械、通过后入路、在直视下所进行的腹膜前修补术,其特点是直接进入腹膜前间隙,不需要进入腹腔,保护了腹膜的完整性,从技术上讲最为合理。但 TEP 操作空间较小,手术有一定的难度,学习曲线略长。任何腹膜前(外)间隙手术都需要掌握膜解剖知识,TEP 操作时只要精准地走行在筋膜层次、间隙和平面中,就可以获得最佳的疗效。

中线位、镜推法 TEP 不需要使用特殊器械,套管穿刺不经过肌层和后鞘组织,是目前国内 TEP 最常采用的方法之一。镜推法不仅需要掌握腹膜前间隙的解剖,还需要了解腹膜前间隙的入路。

本节通过前几节关于膜解剖的综述,梳理出一些共性的观点,接受和采纳筋膜"筒壁"[16],"多层次"[16],"筋膜间平面"[37],"联合筋膜平面"[38]等概念或理论,并提出"平面转换"概念[39]。

本节以中线位、镜推法 TEP 为例,从临床出发,结合文献和自身经验,来阐述 TEP 的手术操作步骤,探讨前腹壁筋膜层次、间隙、平面在 TEP 中的临床意义。

一、腹膜前间隙的入路

(一) 鞘前入路

通常采用开放的方法。在脐下或脐旁行 1.0cm 左右的小切口,切开腹直肌前鞘,将腹直肌向两侧牵开,显露腹直肌后鞘。置入套管,建立"腹膜外 CO_2 气腹"至 12~15mmHg,利用气体压力自然扩展肌后间隙。然后沿后鞘浅面(体表侧)前行,在弓状线水平向深面(腹腔侧)穿过腹横筋膜等筋膜组织,进入腹膜前间隙(图 2-27)。

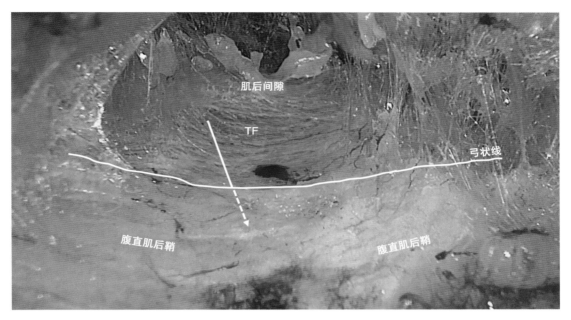

图 2-27 鞘前入路进入肌后间隙
TF. 腹横筋膜。

鞘前入路首先进入的是肌后间隙,位于腹直肌和腹直肌后鞘之间,或腹直肌和腹横筋膜之间,有几点说明:

1. 本节所指的肌后间隙与前文所提到的"耻骨上间隙"[31]"腹膜前耻骨后真解剖间隙"[32]"真性肌后间隙"[33]的概念相似。但这些文献中是以壁筋膜、腹直肌筋膜等为界,而不是腹横筋膜。根据腹壁分层和命名原则,壁筋膜、腹直肌筋膜、腹膜前筋膜无名筋膜(后叙)等结构与腹横筋膜属于同一层次,为了简化,本文不再细分,而统一以腹横筋膜代替。

2. 沿鞘前入路进入肌后间隙时,一开始相当于进入了 Sublay 层次,该层次较为疏松,初学者往往会进行过度的分离。事实上,这并不是补片的置放区域,应避免过度分离。如后鞘影响手术视野,可在弓状线水平酌情切开部分腹直肌后鞘与前腹壁的附着部分。

3. 脐孔是腹直肌前、后鞘的融合部位,因此在切开前鞘时应避开脐孔,以保护后鞘。镜推法建议采用鞘前入路。

(二) 鞘后入路

TEP 开展初期,由于对前、后鞘的融合机制了解不深,在切开腹直肌前鞘的同时,往往也切开了后鞘,因而进入了鞘后间隙。鞘后间隙直接进入了腹膜前间隙,在弓状线下方的层次和鞘前入路是一致的。

采用镜推法分离时,鞘后入路有可能引起腹膜破损漏气,影响手术视野(图 2-28)。近年来,部分单孔 TEP 选择性地切开腹直肌后鞘,在鞘后直接进入腹膜前间隙。单孔手术可在直视下用器械分离操作,腹膜破损的概率明显下降,技术上可行。注意不要过度分离腹直肌后鞘,以免引起戳孔疝的发生(图 2-29)。

(三) 耻骨上穿刺入路

TEP 开展早期,有耻骨上穿刺法进入腹膜前间隙的报道。在耻骨联合上方约 4cm 正中

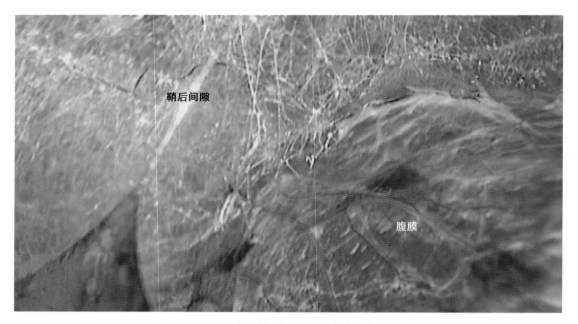

图 2-28 鞘后入路,注意对腹膜的保护

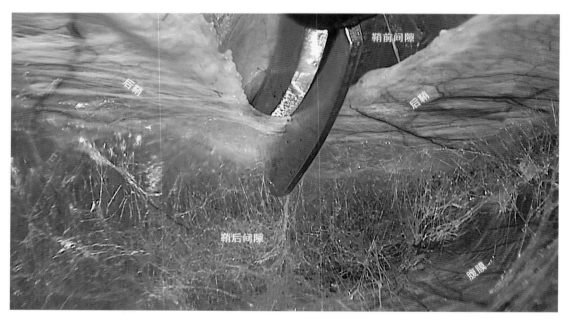

图 2-29 腹直肌后鞘的切开有可能增加戳孔疝的发生率

线处,将气腹针盲穿过腹横筋膜,进入腹膜前间隙,建立腹膜外气腹(图 2-30)。然后再在相应部位置入套管。此时镜推法无须过度分离,腹膜前间隙已自然形成。

耻骨联合上 4cm 处的腹膜较为质韧,不易穿入腹腔,又恰好可以避开膀胱,是理想的穿刺点。但该部位也是补片的置放区域,存在潜在感染的风险。近年来,耻骨上穿刺法在腹股沟疝 TEP 中已很少使用,但在中线位上腹壁疝(脐疝、白线疝、腹直肌分离等)的反向 TEP

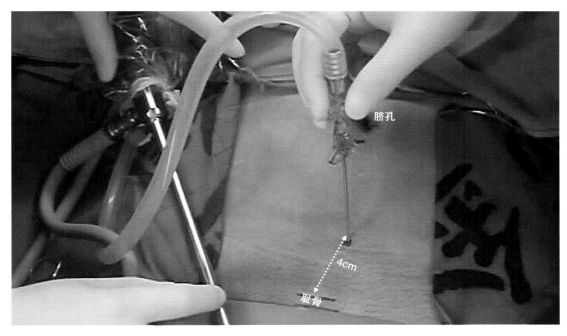

图 2-30　耻骨上穿刺法,建立腹膜外气腹

(r-TEP)、视野扩展 TEP(e-TEP)中,具有一定的参考和借鉴价值。

二、套管的置入和布局

上述的脐下或脐旁小切口,即是第一套管置入的部位。第一套管可选择 10mm～12mm 管径,作为观察孔置放腹腔镜镜头。另两个 5mm 套管作为操作孔置放器械。套管的布局有以下几种方法可供参考:

(一) 中线位

三个套管均置于中线。该方法操作最为简便,是目前国内最常用的方法之一。采用中线位置入操作套管时有一些经验可供参考:

1. 三个套管之间的间距,可按脐孔至耻骨联合连线三等分原则来分,但通常需根据术者经验和患者情况调整,需注意最下方的套管不要过低,以免影响补片的置放。

2. 中线位有时器械会互相干扰,需采用 30°镜头,调整视觉方向进行弥补。根据笔者的经验,扶镜手提供 45°由下往上、由内向外的角度时可获得最佳视野。

3. 操作套管尽可能在直视下穿入,以免损伤腹壁下血管分支或穿破腹膜。有时上方的操作套管距离腹腔镜头过近,直视下穿刺有一定的困难。此时可将腹腔镜镜身置于中线,套管穿刺时以触碰镜身作为引导(图 2-31)。

(二) 中侧位

上方的操作套管置于中线,下方的操作套管置于侧方。该方法器械干扰较小,但需要先对外侧间隙进行一定的分离。外侧的套管可通过手指引导、直接穿刺或反向穿刺等方法置入(图 2-32)。

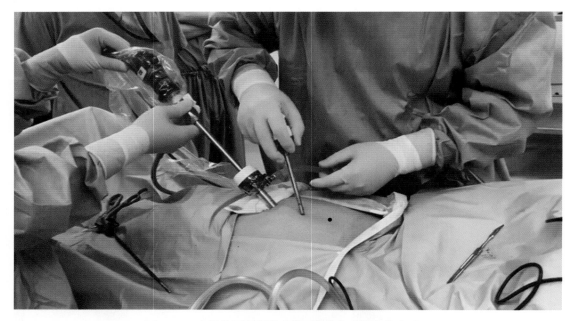

图 2-31　中线位置入操作套管,触碰腹腔镜身作为引导

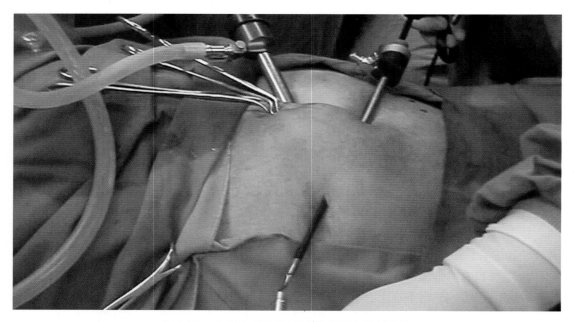

图 2-32　中侧位,直视下反向穿刺置入外侧套管

（三）双侧位

双侧位借鉴经腹腔的腹膜前修补（transabdominal preperitoneal inguinal hernia repair, TAPP）的方法,早期应用较多。两个操作套管均置于侧方（图 2-33）。该方法器械操作角度大,不易干扰,有利于一些缝合打结等复杂的操作。但需要预先对两侧间隙进行一定的分离。也可采用反向穿刺法置入套管。双侧位需注意避开腹壁下血管的位置。

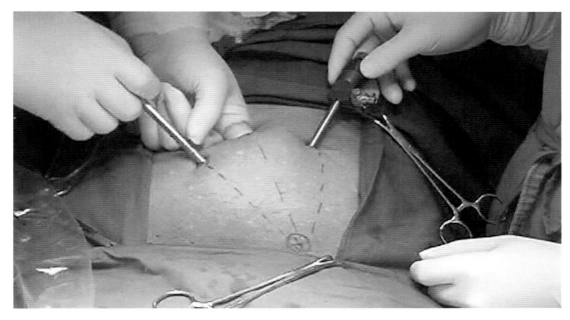

图 2-33 双侧位,手指引导下置入套管

三、肌后间隙的分离

肌后间隙位于腹直肌和腹横筋膜之间。该间隙尚未进入腹膜前间隙,并非 TEP 真正的操作空间,但却是中线位镜推法 TEP 的必经之路。镜推法沿腹直肌后鞘浅面推行,首先进入的是肌后间隙,为了与壁、脏平面相对应,有文献提出"肌后平面"的概念[40]。该平面内有腹壁下血管及其分支血管,应避免过度分离(图 2-34)。

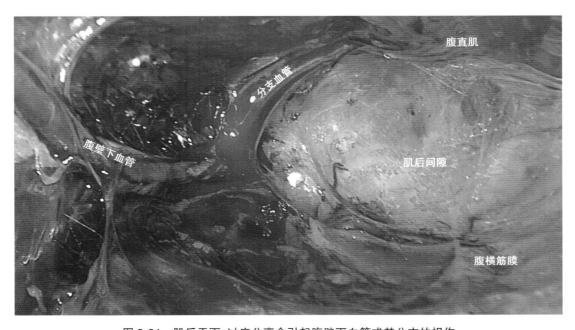

图 2-34 肌后平面,过度分离会引起腹壁下血管或其分支的损伤

尽早向深面突破腹横筋膜等筋膜组织,进入腹膜前间隙。由肌后间隙进入腹膜前间隙的方法有以下几种,可供参考:

(一) 辨认"黄白相间"区域

如采用镜推法,需辨认"黄白相间"区域,以判断是否进入了腹膜前间隙。"黄色"指的是浅面的脂肪层,内有血管分支。"白色"是深面的纤维层,为无血管区域。镜推法应避开"黄色"区域,及时进入其深层的"白色"区域。从"黄"到"白"意味着突破了腹横筋膜等筋膜组织,进入到正确的操作空间即腹膜前间隙(图 2-35)。利用腹腔镜头在白色区域内左右上下推行,逐渐拓展腹膜前间隙。镜推法在直视下辨认颜色,有助于迅速进入正确的层次,简单易行,但需要累积经验。

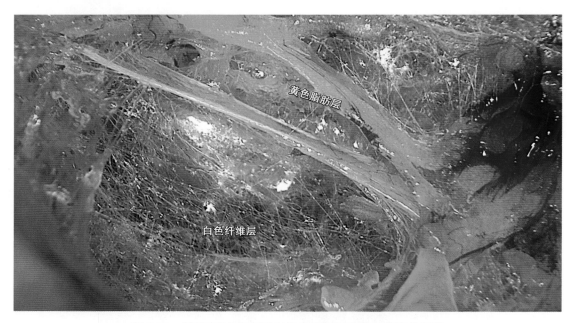

图 2-35 辨认"黄白相间"区域,由肌后间隙进入腹膜前间隙

"黄白相间"概念也令人产生困惑,那就是在上述腹横筋膜章节中,已描述腹横筋膜属于血管筋膜,不含脂肪细胞,那么黄色的脂肪层从何而来呢。事实上,腹横筋膜紧贴于肌层组织的深面,除腹股沟区域外其他部位均非常浅薄,是一个模糊的结构,不易辨认。腹横筋膜本身不含脂肪细胞,但镜推法时一定会经过腹膜前脂肪层,这些脂肪层属于多层次的腹膜前筋膜来源。在腹横筋膜深面分布着一些含脂肪细胞的腹膜前筋膜无名筋膜。腹膜前筋膜无名层确切存在,但变异较大,与恒定的腹横筋膜相比无法定型,故无须再进行分层和命名。腹横筋膜、腹直肌筋膜、腹膜前筋膜无名筋膜等交织在一起,被约定俗成地统称为腹横筋膜。

如图 2-36 所示,真正的腹横筋膜是一层非常纤薄的筋膜,在直疝区域因疝囊反复摩擦,来源于腹膜前筋膜无名层的腹膜前脂肪缺失,可见无色透明的腹横筋膜结构。而在其他部位,腹横筋膜深面都有一层黄色的、含腹膜前脂肪的腹膜前筋膜无名筋膜。当穿过腹横筋膜进入腹膜前间隙后,腹横筋膜构成了 TEP 视野的前方。

(二) 器械分离

及早置入操作器械,沿肌后平面进行分离。然后在直视下,于弓状线水平切开腹横筋膜

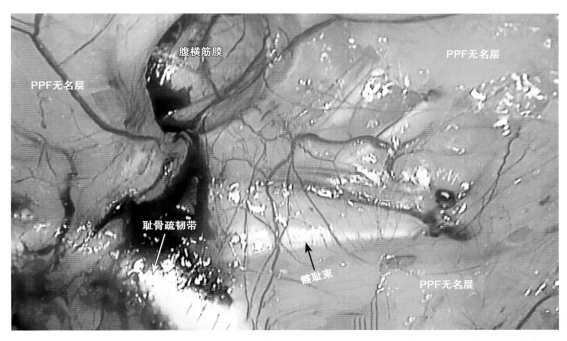

图 2-36　腹横筋膜与其深面的腹膜前筋膜无名筋膜,构成腹股沟疝全腹膜外修补术腹股沟疝全腹膜外修补术视野的前方

PPF. 腹膜前筋膜。

(图 2-37),进入腹膜前间隙(图 2-38)。由于肌后间隙分离范围较少,套管穿刺有一定的困难。可采用上述腹腔镜镜头引导定位的方法帮助穿刺。

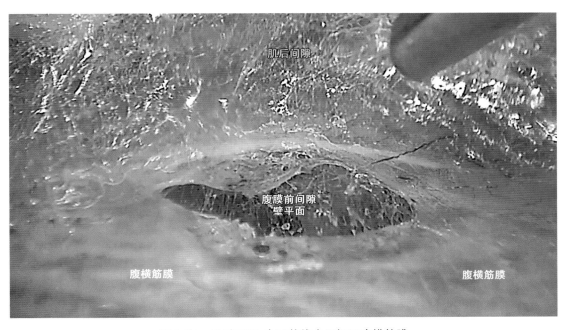

图 2-37　肌后平面,在弓状线水平切开腹横筋膜

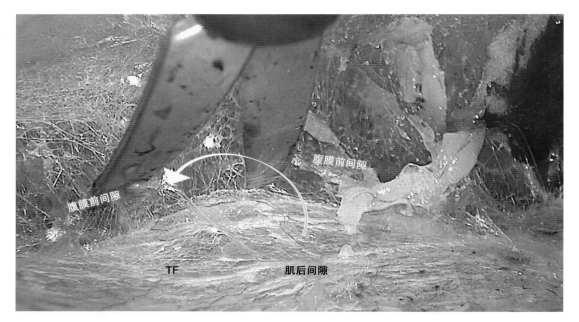

图 2-38　切开腹横筋膜,从肌后间隙进入腹膜前间隙
TF. 腹横筋膜。

（三）单孔技术

利用单孔技术在直视下分离的特点,采用与方法 2 相同的分离步骤,进入腹膜前间隙。或通过鞘后间隙直接进入腹膜前间隙。

（四）其他

1. **球囊分离法**　采用球囊分离器,在球囊逐渐充气扩张并且直视的情况下,拓展腹膜前间隙。该方法在欧美国家应用较多,但费用较贵。球囊分离器有单囊和双囊之分,国内早期有自制简易球囊分离器的报道。

2. **手指分离法**　将手指通过脐下小切口伸入,直接扩展腹膜前间隙。该方法非直视下操作,需要有一定的临床经验。初学者往往会用手指触摸腹直肌在其后方分离,这样的操作层次过浅,有可能引起腹壁下血管的损伤。

四、腹膜前间隙的分离

进入腹膜前间隙的方法不同或套管布局不同,初始层次可能略有差异,但最终需要连通不同的平面,将补片置放在同一个层次。

如果采用中线位镜推法,腹膜前间隙的分离建议按照中央区域、外侧区域、斜疝区域的分离步骤进行[40]。在不同的区域分离涉及壁平面、脏平面以及"平面转换"概念。

（一）中央区域

进入腹膜前间隙后,首先要对中央区域(median area)进行分离,分离必须在壁平面进行。

1. **手术范围的标识**　中央区域指的是脐膀胱区域(umbilical vesical area)。膀胱中段和脐动脉最初嵌入于前腹壁中,除浅面外均被腹膜覆盖,两侧的腹膜形成盲端。脐动脉闭锁后位于盲端处,形成脐内侧皱襞。因此,中央区域可以两侧闭锁的脐动脉为界。膀胱位于其中,并被腹膜前筋膜(或称腹膜前筋膜膜层、脐膀胱前筋膜等)覆盖而保护。

　　从手术视野来看,可将上方两侧的腹壁下动脉(脐外侧皱襞)和下方两侧闭锁的脐动脉(脐内侧皱襞)作为该中央区域的临床标志(图 2-39)。如图 2-39 所示,膀胱和闭锁的脐动脉均位于脏平面,被腹膜前筋膜所覆盖。因此手术中不应看到裸化的闭锁脐动脉,而只是透过腹膜前筋膜看到其结构。

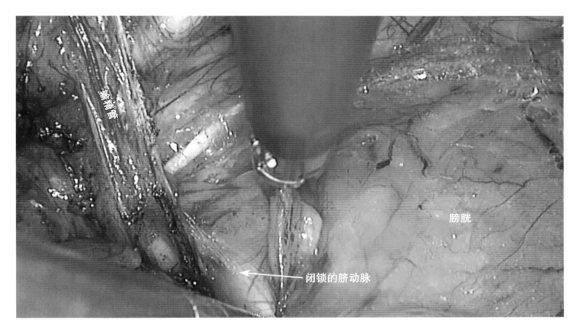

图 2-39　中央区域(脐膀胱区域)

　　2. **分离平面**　中央区域的分离必须在壁平面进行,以保护膀胱等结构不受损伤。壁平面是 TEP 在中央区域分离时的"神圣平面"[40]。该平面为疏松的无血管区域,呈"拔丝状"。利用腹腔镜头或分离器械,沿腹膜前筋膜浅面向 Reztius 间隙方向分离,逐渐拓展腹膜前间隙(图 2-40)。腹膜前筋膜附着于耻骨联合,沿其前行可自然显露耻骨结节和耻骨梳韧带(图 2-41)。这是重要的解剖标志,有助于判断层次的深浅和视野的定位。

　　中央区域的壁平面分离后,视野的前方依次为腹膜前脂肪(腹膜前筋膜无名层)、腹横筋膜和腹直肌,视野的后下方依次是腹膜前筋膜、膀胱前脂肪、膀胱固有筋膜和膀胱。通常情况下,腹横筋膜和腹膜前筋膜被约定俗成地作为 TEP 视野前后方的标识,也构成了壁平面的分界,但需注意以下几个方面:

　　(1) 任何中央区域内的组织疝出,都应该考虑到膀胱的因素。在回纳时切忌横断,尽可能保护腹膜前筋膜的完整性,以免损伤膀胱及其周围组织。

　　(2) 中央区域被覆有腹膜前筋膜,无论疝入直疝区域还是斜疝区域,回纳时都相对容易,可以看作是腹膜前筋膜和腹横筋膜的分离(后叙)。

　　(3) 一旦误入脏平面,充气后也会形成间隙,但组织相对致密,没有"拔丝状"感觉。有

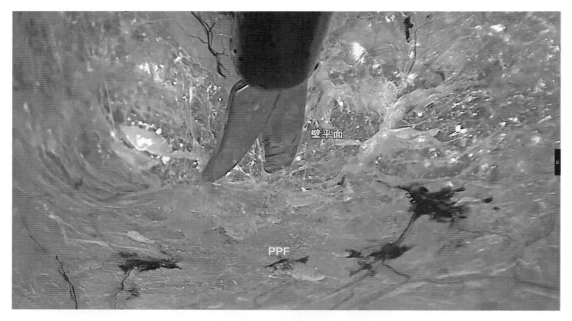

图 2-40　沿腹膜前筋膜浅面分离腹膜前间隙的壁平面
PPF. 腹膜前筋膜。

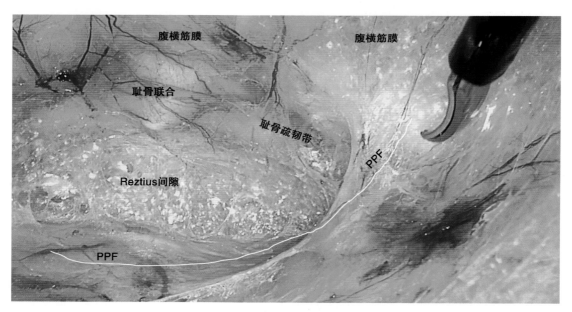

图 2-41　腹膜前筋膜附着于耻骨联合
PPF. 腹膜前筋膜。

可能损伤膀胱前脂肪或膀胱浅静脉,引起渗血,甚至损伤膀胱。如果沿脏平面进入 Reztius 间隙,则会损伤耻骨后静脉丛、前列腺筋膜等结构,引起大出血等严重并发症。

　　3. **血管保护**　分离中央区域时,有一些重要的血管结构需要辨认和保护。

　　(1) 耻骨后静脉丛:在耻骨膀胱间隙向前列腺方向走行的深部,分布着一些纵行走向的耻骨后静脉丛,向会阴方向汇集成阴茎背侧静脉复合体(dorsal vein complex),此处是泌尿科手术的区域,血管名称也多来自泌尿系统的文献报道。TEP 分离时,一定不能超过耻骨支的纵轴面,一旦损伤止血困难。

(2)"死亡冠"(corona mortis):死亡冠有动脉、静脉和动静脉之分,是指连接与髂外和髂内系统的变异粗大的闭孔血管吻合支,其上方与腹壁下血管或髂血管相连,下方与闭孔血管相连,损伤后闭孔端缩回闭孔,不易止血。静脉损伤如未及时发现,术后引起大血肿。动脉损伤因两端都是动脉血供,如果仅一端止血,术后大出血有死亡的报道,故称为"死亡冠",因其环状跨过耻骨梳韧带,又称"死亡环"(circle of death)(图 2-42)。

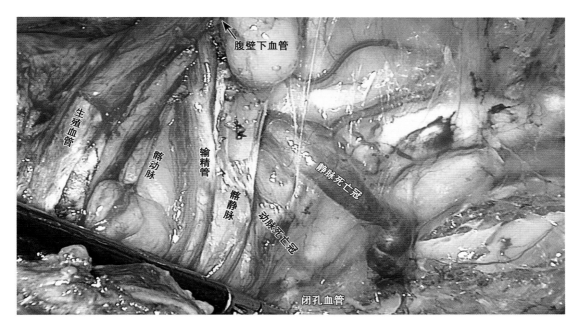

图 2-42 死亡冠

(3)闭孔血管:闭孔血管位于闭孔内(图 2-43)。闭孔并不在 TEP 修补区域内,但闭孔内的腹膜前脂肪会影响补片下方的置放。需要注意闭孔疝和闭孔内正常脂肪组织的区分。闭孔疝通常是肠管疝入后的急诊诊断。疝手术时不要过度分离闭孔内脂肪组织,一是有可能损伤闭孔血管,二是反而会增加闭孔疝的发生率。

(4)其他:除了重要血管,一些分布在耻骨支上的小血管也要注意保护。这些小血管都有浅薄的膜结构保护,损伤后会在膜的浅面渗血,是术后血肿的原因,同样需要止血而不能忽略。

在中央区域分离时,需要完成直疝和股疝的探查和处理,在"疝囊的分离"中详细描述。

(二)外侧区域

1. **手术范围的标识** 外侧区域(lateral aera)临床标识位于腹壁下动脉和生殖血管的外侧,至髂前上棘,又称髂窝间隙(ilic area),属于 Bogros 间隙的一部分。

2. **分离平面** 中央区域分离后,斜疝的内侧缘自然显露,紧接着就应该进入外侧间隙,以显露斜疝的外侧缘。外侧区域没有膀胱和精索成分的干扰,为腹壁的正常解剖结构,分离在壁平面或脏平面进行均可。

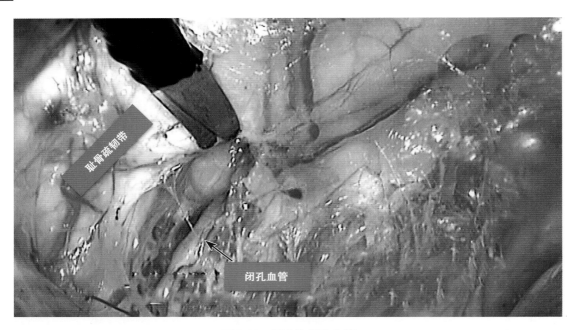

图 2-43 闭孔和闭孔血管

　　采用中间入路向外侧分离时,通常需要在腹壁下血管外侧切开腹膜前筋膜(图 2-44),此时腹膜前筋膜被推向浅面,更容易进入脏平面。脏平面可以更好地保护神经等结构,但腹膜容易破损。如果采用外侧入路向中间分离时,更容易进入壁平面。但在分离斜疝疝囊时,需要切开腹膜前筋膜,转入脏平面操作。

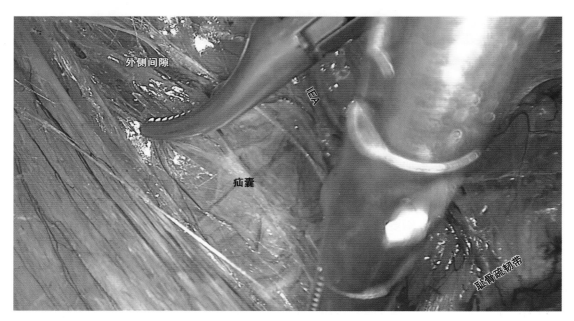

图 2-44 在腹壁下动脉外侧切开腹膜前筋膜,进入外侧间隙

IEA. 腹壁下动脉。

分离外侧间隙时,如果腹直肌后鞘影响手术视野,可在弓状线水平切开部分后鞘与前腹壁的附着点(图2-45)。

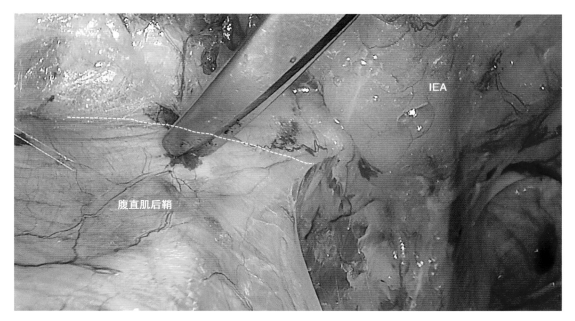

图2-45　弓状线水平切开腹直肌后鞘与腹壁的附着点

IEA.腹壁下动脉。

（三）斜疝区域

1. 手术范围的标识　斜疝区域(indirect hernia aera)指的就是分离斜疝疝囊的区域。包括内环口和需要壁化的髂血管区域。临床标识为内环和Doom三角区(输精管和生殖血管之间)。之所以划分该区域,是因为斜疝疝囊的分离是TEP中最关键,也是最艰难的操作步骤,原因是在脏平面进行分离。

2. 分离平面　斜疝疝囊的分离必须在脏平面进行,原因如下:

（1）斜疝疝囊的分离即为腹膜的分离。腹膜是腹壁最深的层次,只能在脏平面进行。

（2）斜疝的分离是腹膜和精索成分(输精管和生殖血管)的分离,两者之间没有腹膜前筋膜分隔,分离有一定的难度。

（3）腹膜前筋膜位于精索成分的浅面,除非将精索断离,否则不可能进入壁平面操作。斜疝疝囊的分离比直疝复杂的多,正是因为两者是在不同的平面操作。壁平面是TEP在中央区域的神圣平面,但在分离斜疝时,由于精索的特殊性,被迫转入脏平面进行。

3. 精索脂肪瘤　分离疝囊时,精索脂肪瘤应予以切除并做病理诊断。但需注意,国内患者精索脂肪瘤的发生率并不高。有时往往将位于壁平面的腹膜前脂肪,误认为是位于脏平面的精索脂肪瘤而予以分离。腹膜前脂肪层需要保护,否则分离层次过浅,容易损伤精索血管及其分支。

真正的精索脂肪瘤位于精索成分的深面,被腹横筋膜和腹膜前筋膜所构成的精索内筋膜包绕,包膜完整,并沿精索方向滑入腹股沟管(图2-46)。精索脂肪瘤是否是腹股沟疝的过度诊断有一定的争议,但临床上因精索脂肪瘤疝出而引起临床症状的病例并不少见。精索脂肪瘤与腹膜相连,有可能引起类似于"腹膜外滑疝"的可能,因此较大的精索脂肪瘤应予以切除。而腹膜前脂肪位于精索成分的浅面,在切除精索脂肪瘤时应确定界限,避免损伤腹壁脂肪层(图 2-47)。

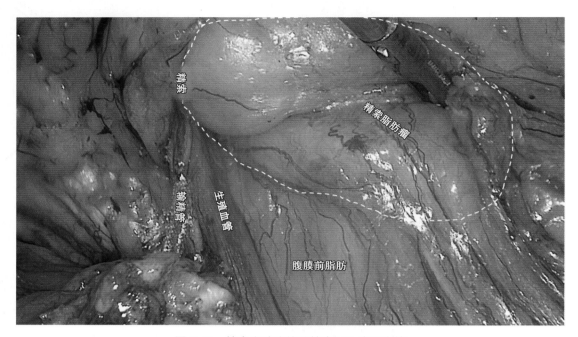

图 2-46 精索脂肪瘤伴随精索进入腹股沟管

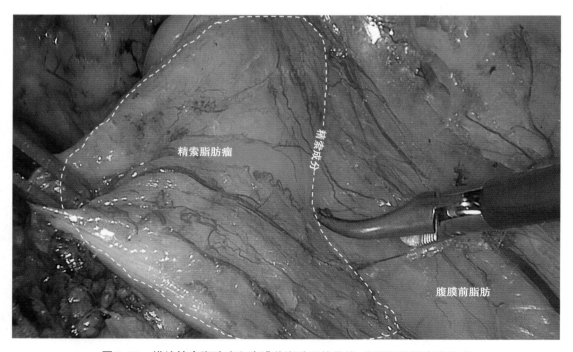

图 2-47 辨认精索脂肪瘤和腹膜前脂肪层的界线,完整切除精索脂肪瘤

五、手术平面的转换

从上述腹膜前间隙的分区来看,在中央区域向斜疝区域过度时,应完成平面转换。"平面转换"是本节的核心内容。

(一) 平面转换的操作

采用中线位 TEP 时,经过肌后平面,首先进入的是腹膜前间隙的壁平面,此时必须在腹膜前筋膜的浅面操作。无论是中央区域的拓展,还是直疝或股疝疝囊的回纳,都只是腹膜前筋膜的分离而不涉及腹膜。但在转向斜疝区域进行疝囊回纳时,分离的是腹膜而不是腹膜前筋膜,因此必须切开腹膜前筋膜,转入脏平面操作(图 2-48)。

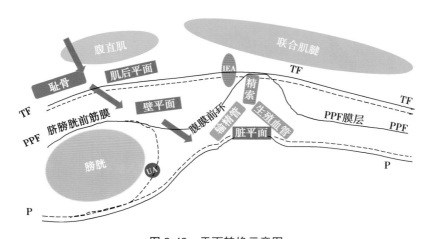

图 2-48　平面转换示意图
IEA.腹壁下动脉;P.腹膜;PPF.腹膜前筋膜;TF.腹横筋膜;UA.脐动脉。

TEP 手术需在腹壁下动脉外侧切开腹膜前筋膜(图 2-49),腹膜前筋膜切开后初始呈"U"形(图 2-50),这在持腹横筋膜双层结构观点的文献中,上方的腹膜前筋膜边缘往往被标注为腹横筋膜深层。腹膜前筋膜打开后,才能清晰地显露位于脏平面的斜疝疝囊。

(二) 平面转换的意义

"平面转换"概念的提出对于腹腔镜腹股沟疝修补,尤其是 TEP 有重要的指导作用,其临床意义在于:

1. 理解疝囊回纳的原理　直疝/股疝和斜疝的分离平面不同,因此疝囊回纳的原理也是不一样的。直疝/股疝疝囊的回纳是腹膜前筋膜和腹横筋膜的分离,操作简单易行。而斜疝疝囊的回纳是腹膜与精索成分的分离,操作较为困难(后叙)。

2. 诠释腹膜前环的定义　临床上,部分病史较长、疝囊较大的斜疝患者,中央区域的膀胱周围组织也会沿着输精管向腹股沟管疝出,久而久之,在输精管内侧就形成了粘连致密的束带,被称为"腹膜前环"。腹膜前环影响输精管的壁化,以往有文献报道腹膜前环是增厚的腹横筋膜。而如果根据"平面转换"概念,腹膜前环应该是增厚的腹膜前筋膜。

在中央区域的壁平面向斜疝区域的脏平面转换过程中,必须切开腹膜前筋膜,才能联通

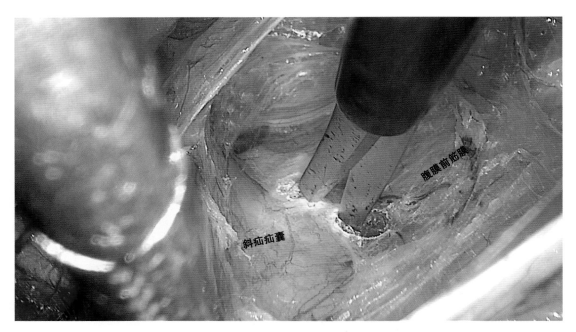

图 2-49 平面转换,切开腹膜前筋膜,进入脏平面

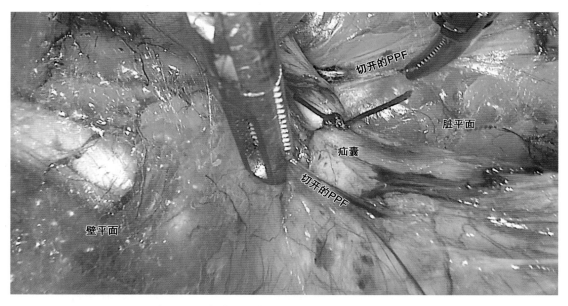

图 2-50 切开后的腹膜前筋膜呈"U"形,可见位于脏平面的斜疝疝囊

PPF. 腹膜前筋膜。

两个平面(图 2-51),以展平补片,这一步骤在腹腔镜腹股沟疝修补中有着重要的临床意义。病史较长的患者,腹膜前筋膜长期摩擦,粘连增厚,即形成所谓的腹膜前环。分离腹膜前环,将内侧的输精管壁化至闭锁的脐动脉水平(图 2-52),操作等同于外侧的生殖血管壁化,都极为重要[41]。

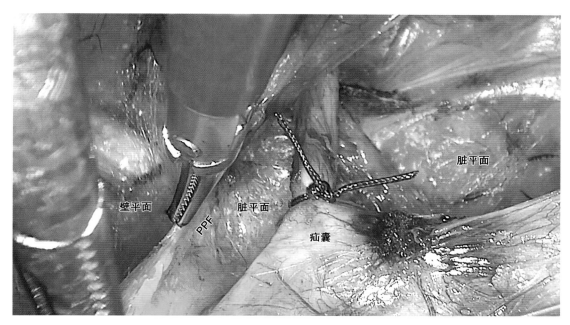

图 2-51　切开腹膜前筋膜,连通壁平面和脏平面
PPF. 腹膜前筋膜。

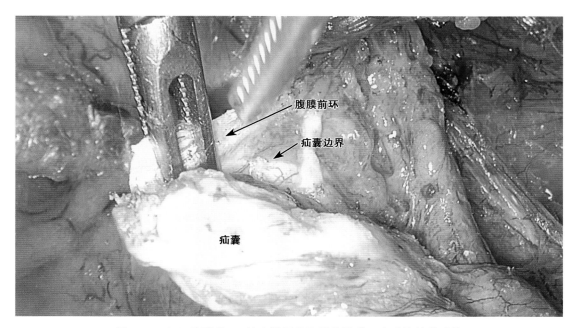

图 2-52　切开腹膜前环(粘连增厚的腹膜前筋膜),完成输精管壁化

　　腹膜前筋膜切开后,可以清晰地显露两层不同脂肪之间的间隙,浅层为腹膜前脂肪,深层为膀胱前脂肪(图 2-53),过浅过深都会引起不必要的渗血。

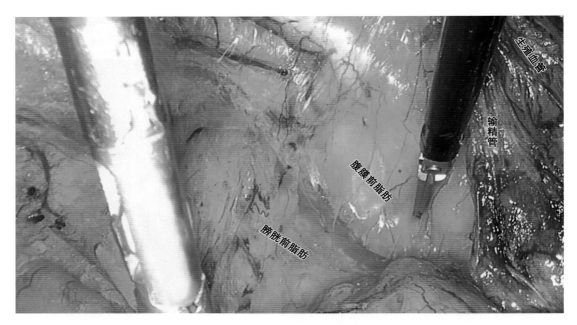

图 2-53　输精管壁化后,显露两层脂肪层之间的间隙

　　3. 有助于补片的展平　平面转换的另一个重要意义在于补片的展平。如果壁平面和脏平面未连通,补片内下方容易发生卷曲。该概念与精索成分的壁化不同,壁化指的是腹膜,而平面转换指的是腹膜前筋膜。尤其是输精管内侧的腹膜前筋膜,应进行足够的分离,补片必须插入两层不同脂肪层之间的间隙,才能保证补片下方不会卷曲(图 2-54)。

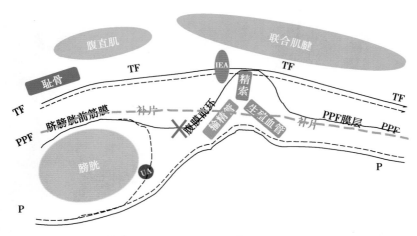

图 2-54　补片展平示意图(切开腹膜前筋膜,连通壁脏平面)
IEA.腹壁下动脉;P.腹膜;PPF.腹膜前筋膜;TF.腹横筋膜;UA.脐动脉。

六、疝囊的分离

从膜解剖理论来看,直疝/股疝与斜疝的分离平面不同,难度也不一样。

（一）直疝的分离

直疝的探查和处理应该在分离中央区域时完成。如果从 TAPP 视野来看,临床上直疝有两种外观,一种位于脐内侧皱襞外侧,与膀胱关系不大;另一种位于脐内侧皱襞内侧,通常有膀胱或膀胱周围组织疝入。无论哪种直疝,疝囊内面均有腹膜前筋膜覆盖,分离时较为容易。

直疝的分离可看作是腹横筋膜和腹膜前筋膜的分离,可以完美诠释壁平面的概念(图 2-55)。腹横筋膜和腹膜前筋膜是两层不同性质的筋膜,存在明显的层次界限,非常容易分离。膀胱位于前腹壁内,但不会与前腹壁发生粘连,正是因为有腹膜前筋膜的保护。

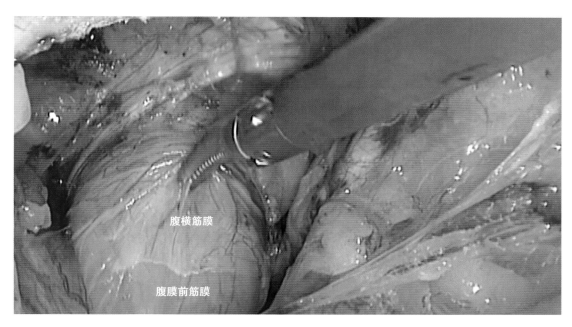

腹横筋膜

腹膜前筋膜

图 2-55　直疝的分离(腹横筋膜和腹膜前筋膜的分离)

分离直疝时需注意:

1. 确保腹膜前筋膜的完整性,以免损伤膀胱及其周围组织。建议采用钝性方法,将疝囊浅面的腹膜前筋膜与构成"假疝囊"的腹横筋膜反向牵拉,即可将直疝疝囊回纳。

2. 非特殊情况下,不要横断疝囊,以免损伤膀胱及其周围组织。

3. 腹横筋膜在直疝区域明显增厚,称为"假疝囊"。假疝囊除腹横筋膜外还有腱膜成分,质地较韧,易形成空腔。较大较深的直疝缺损,应尽可能缩小空腔,而不是关闭缺损。可将松弛的腹横筋膜(假疝囊)反向牵拉后与耻骨梳韧带、陷窝韧带或腹直肌钉合或缝合固定(图 2-56),也可采用圈套器将"假疝囊"套扎,目的是降低术后血肿的发生率。如果直接关闭直疝缺损而没有缩小空腔的话,血肿的发生率反而更高。在固定"假疝囊"时,应注意不要过度牵拉以免损伤精索(图 2-57)。

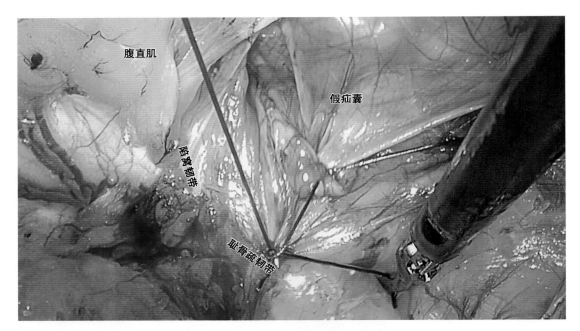

图 2-56 直疝假疝囊与耻骨疏韧带缝合,缩小空腔

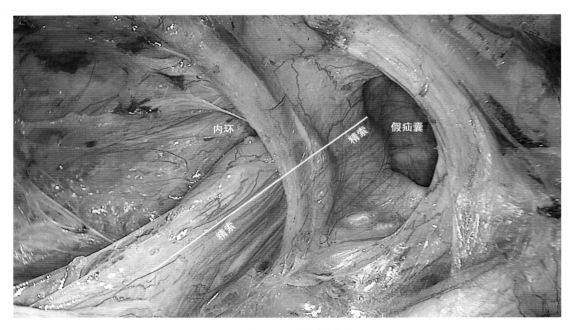

图 2-57 直疝假疝囊与精索的关系

（二）股疝的分离

股疝的探查和处理也应该在分离中央区域时完成,原则与直疝相同,也是腹横筋膜和腹膜前筋膜的分离过程（图 2-58）。股环较为狭小,腹膜前脂肪往往嵌入股环中,强行回纳疝囊会损伤腹膜前筋膜,引起渗血。可松解部分髂耻束,有助于疝囊的回纳（图 2-59）。髂耻束是

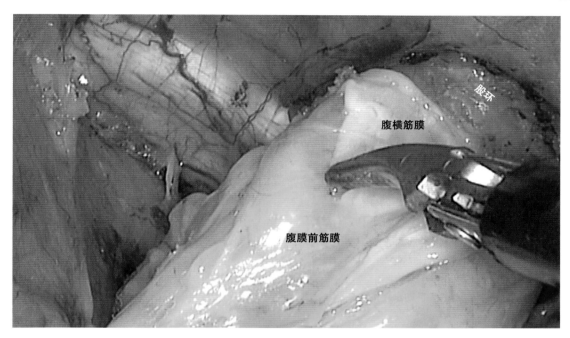

图 2-58 股疝的分离(腹横筋膜和腹膜前筋膜的分离)

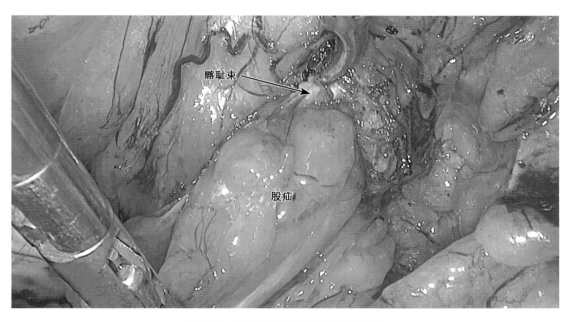

图 2-59 股疝的分离,松解部分髂耻束

后入路视野下特有的解剖结构,临床意义等同于腹股沟韧带。髂耻束将内侧的缺损分隔成上方的直疝和下方的股疝。

(三) 斜疝的分离

中央区域和外侧区域分离后,斜疝区域自然显露,此时再进行斜疝的分离就比较从容。

1. 精索成分的壁化 将斜疝疝囊从腹股沟管内回纳至内环口,并继续与其浅面的精索成分分离至内环口下方约6cm,这种超高位游离疝囊的方法称为精索成分的"壁化"(parietalization)[41]。这是TEP中非常重要,也是最为困难的手术步骤,原因正是"壁化"需要在脏平面进行。

2. 分离平面 临床上,斜疝也有两种不同的类型,其分离平面不同。

(1)绝大多数的斜疝均是腹膜沿着精索成分疝入腹股沟管,因此疝囊的分离即为腹膜和精索成分的分离,两者之间除了一些脏筋膜外,没有腹膜前筋膜分隔,分离难度远比直疝复杂,且只能在脏平面进行。

换角度来看,腹膜前筋膜位于精索成分的浅面,除非将精索断离,否则不可能进入壁平面操作。直疝的分离比斜疝简单,原因是前者在壁平面分离,而后者在脏平面操作。脏平面并不是TEP的神圣平面,但由于精索结构的特殊性,在分离斜疝疝囊时被迫转入脏平面。

(2)还有一种非常少见的斜疝类型,即脐膀胱区域内的组织疝入腹股沟管。由于该区域被覆有腹膜前筋膜,因此在组织疝出时与精索成分之间有腹膜前筋膜分隔,回纳与直疝相似,在壁平面进行,即腹横筋膜和腹膜前筋膜的分离,操作相对容易(图2-60)。但对于此类斜疝,一定不能横断疝囊,否则会增加膀胱损伤或远期补片侵蚀膀胱的发生率。

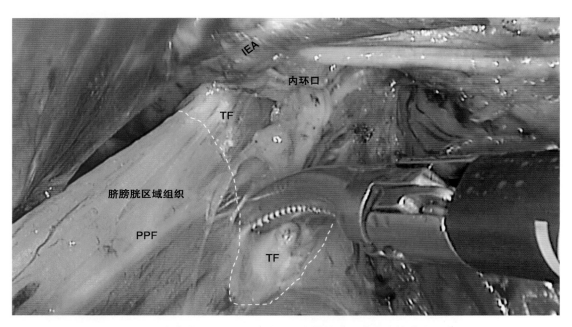

图2-60 脐膀胱区域组织疝入斜疝(腹横筋膜和腹膜前筋膜的分离)
IEA.腹壁下动脉;PPF.腹膜前筋膜;TF.腹横筋膜。

3. 疝囊的分离或横断 上述已经讲到,精索成分将腹膜前筋膜顶入腹股沟管,斜疝疝囊与精索成分之间没有膜性分隔,因此疝囊与精索成分粘连在一起,较难辨认(图2-61)。需仔细辨认两者的界限,打开精索内筋膜或精索鞘,以显露生殖血管(图2-62)和输精管(图2-63)。无论是完整剥离还是横断疝囊,都建议先从侧方分离,再逐渐寻找疝囊的顶端。

TEP中,可根据自身的经验,决定剥离或横断疝囊。简单的疝囊建议完整分离,TEP的精髓是保持腹膜的完整性,建议合理选择病例,尽可能避免腹膜的破损。

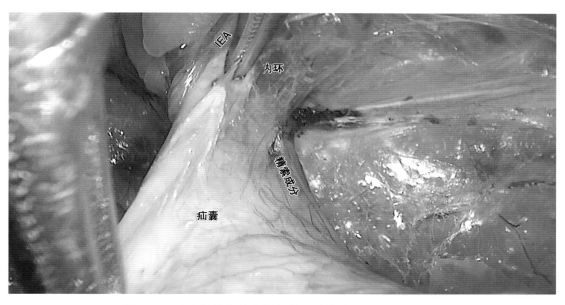

图 2-61 疝囊与精索成分粘连,缺乏膜性分隔,界线不易辨认
IEA. 腹壁下动脉。

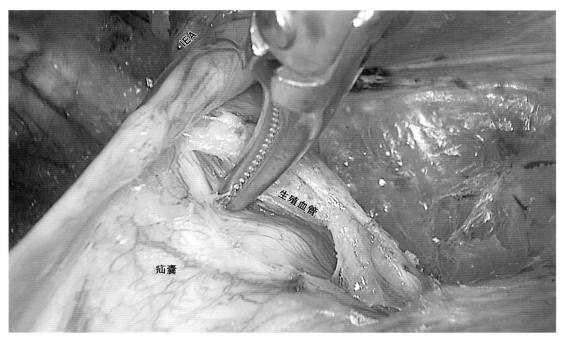

图 2-62 打开精索鞘,显露生殖血管
IEA. 腹壁下动脉。

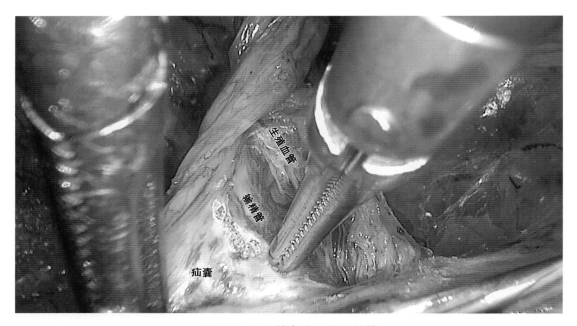

图 2-63 打开精索鞘,显露输精管

较大的疝囊强行分离有可能增加血肿的发生率,可予以横断。远端旷置,近端"壁化"。如决定横断疝囊,建议先在疝囊和精索成分之间分离"开窗",穿过缝线结扎后再横断疝囊(图 2-64),可方便手术操作。

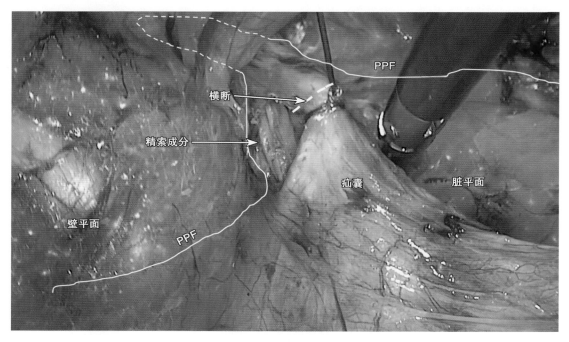

图 2-64 分离"开窗"斜疝疝囊,结扎后横断
PPF. 腹膜前筋膜。

七、腹膜前间隙的分离范围

经过上述几个操作步骤后,整个肌耻骨孔已完全显露。TEP 的分离范围大致为:内侧超过中线,外侧至髂前上棘的体表投影,内下方至耻骨梳韧带下方约 2cm,外下方需精索成分壁化 6cm 左右(腰大肌中部水平)[41]。腹膜前间隙的解剖结构和范围见图 2-65。

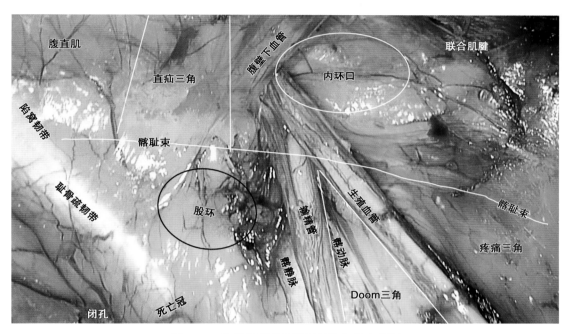

图 2-65 腹膜前间隙的解剖结构和分离范围

八、补片的覆盖

壁、脏平面的连通是补片覆盖展平的首要条件。

(一)补片覆盖的范围

1. **内侧** 补片内侧需达到或越过中线,如为双侧疝,两侧的补片建议略有重叠,以降低直疝复发的可能性(图 2-66)。

2. **下方** 补片内下方应置于耻骨梳韧带下方 2cm 左右。腹膜前环部位的腹膜前筋膜应予以切开,使壁、脏平面连通,输精管充分壁化。补片插入膀胱和前腹壁的间隙内(两层脂肪间),以防止补片内下方的卷曲(图 2-67)。

补片外下方要距离壁化后的腹膜至少 0.5cm,以免引起斜疝的复发。采用中线位时,如腹膜破损漏气会影响外侧间隙的显露,需注意补片外侧的展平,以免引起补片外侧的卷曲(图 2-68)。

3. **上方** 补片上方应覆盖联合肌腱至少 2cm。

中线位 TEP 时,外侧视野容易被腹膜遮挡,建议先置放补片外侧,然后是补片上方,最后是补片的下方。根据笔者经验,这样的置放顺序操作最为方便,不易出错。

总之,置放补片前必须充分游离腹膜前间隙,尤其是增厚的腹膜前环和部分腹膜前筋膜

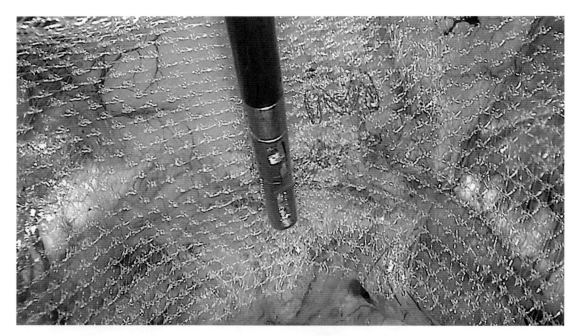

图 2-66 双侧疝,补片略有重叠

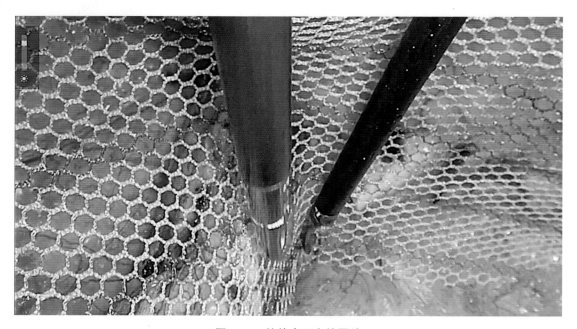

图 2-67 补片内下方的置放

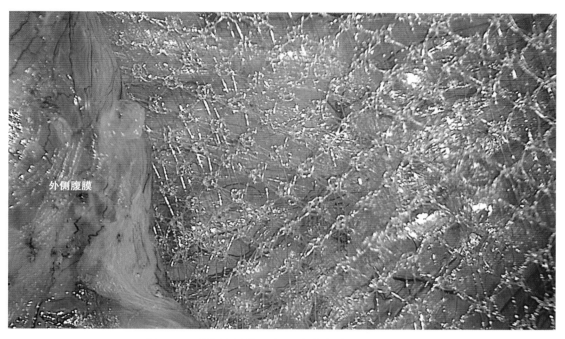

外侧腹膜

图 2-68　补片外侧的置放,需注意腹膜对视野的影响

应予以切开,使壁、脏平面相通,才能展平补片。补片必须置放于正确的膜、间隙、平面之间,才能完全融入前腹壁中。缺乏膜的保护,则有可能存在潜在的远期并发症如感染、侵蚀等风险。

（二）补片覆盖的方式

男性患者,精索成分可以壁化,不建议补片剪口绕过精索。女性患者,子宫圆韧带与腹膜粘连致密,可以看作是腹膜间位器官,壁化困难。为了简化操作,无特殊情况可以横断。TEP 中,可将子宫圆韧带连同疝囊一起,先与髂血管分离"开窗"(图 2-69),再缝线结扎,予以横断(图 2-70)。

如果需要保留子宫圆韧带,有两种方法可供借鉴:

1. **内环口成形术(Keyhole)**　内环口成形术的原理等同于腹横筋膜后的李金斯坦修补术,有其应用的合理性。将疝囊回纳至内环口即可,并不需要完全壁化,然后将补片剪口绕过子宫圆韧带,最后再缝合关闭开口(图 2-71)。

2. **腹膜切开再缝合**　腹膜切开再缝合是在子宫圆韧带两侧主动切开腹膜,将补片平铺在子宫圆韧带上,然后再缝合切开的腹膜。如在 TAPP 中采用该方法,加上上方横行切开的腹膜,形成"T"形,可称为"T"形切开(T-dissection)(图 2-72)。需要指出的是,上述两种保留子宫圆韧带的方法均需要缝合技术,初学者采用 TAPP 较为方便,经验丰富者可选择 TEP。

（三）补片的固定

补片如需固定,可采用缝合或黏合等方法。TEP 中,补片被置于密闭的空间,犹如在打开的书本里面夹入一张纸片,然后再把书本合上,只要纸片没有卷曲,就不会移位(图 2-73 ~图 2-75),因此补片固定的指征比 TAPP 更为严谨,除直径>3cm 的直疝以外,应尽可能避免穿透性的固定方法(缝线、可吸收或不可吸收钉枪等)。

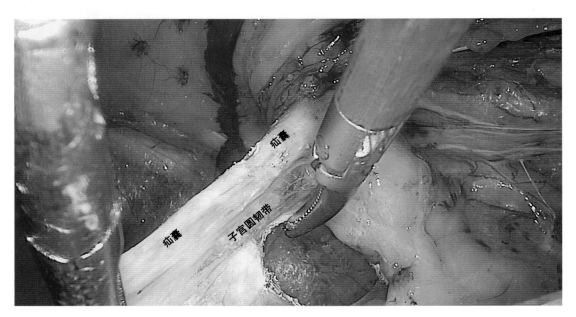

图 2-69　子宫圆韧带和疝囊粘连,不易分离

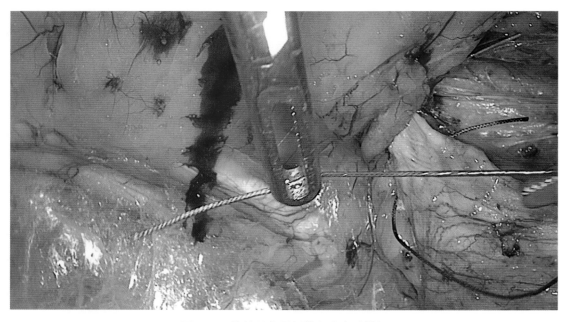

图 2-70　结扎子宫圆韧带和疝囊后横断

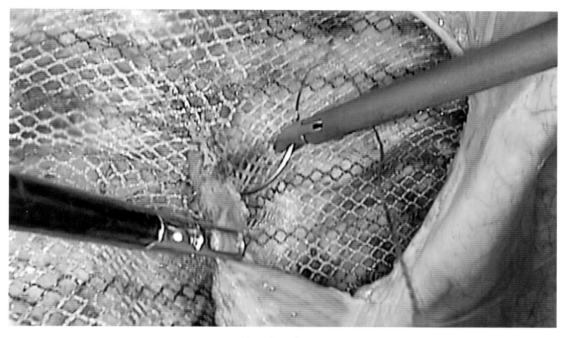

图 2-71　女性补片平铺 (内环口成形术)

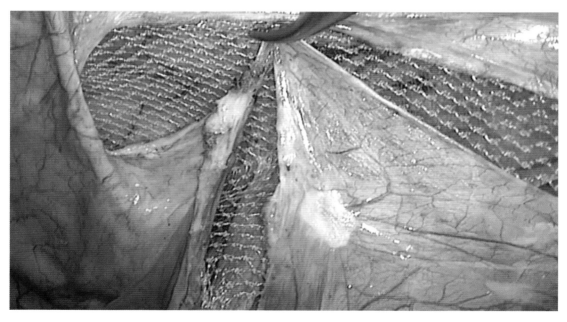

图 2-72　女性补片平铺 (腹膜切开再缝合)

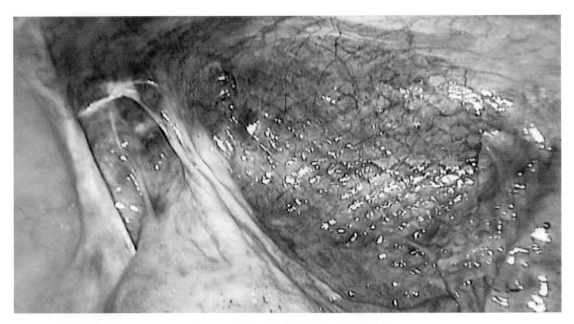

图 2-73 全腹膜外修补术术后即时探查

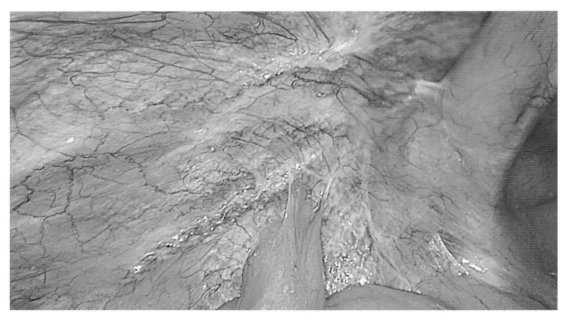

图 2-74 术后 3 年探查 (部分可吸收补片)

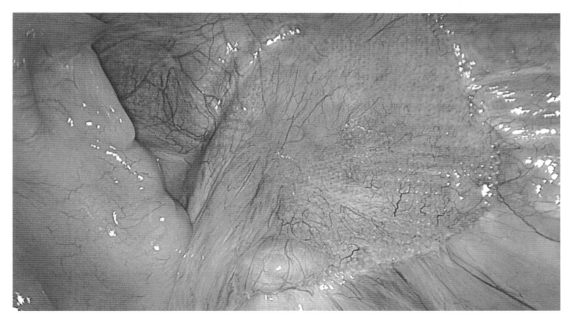

图 2-75　术后 2.5 年探查(3D 补片)

九、气体的释放

在直视下缓慢释放气体。用器械压住补片的下缘,将腹膜外 CO_2 气体缓缓释放,保证补片下方不会发生卷曲。阴囊的气体同样需要释放,但不要过度挤压而引起补片的移位。腹腔内如有气体,可置入气腹针或 5mm 套管释放。

(李健文)

参 考 文 献

[1] DUHAMEL B. Embryology of Exomphalos and Allied Malformations. Arch Dis Child, 1963, 38 (198):
142-147.

[2] VIEIRA L. Embryology of the Fascial System. Cureus, 2020, 12(8):e10134.

[3] SKANDALAKIS J E, COLBORN G L, SKANDALAKIS L J. The embryology of the inguinofemoral area:an
overview. Hernia, 1997, 1(1):45-54.

[4] WYBURN G M. The Development of the Infra-Umbilical Portion of the Abdominal Wall, with Remarks on the
Aetiology of Ectopia Vesicae. J Anat, 1937, 71(Pt 2):201-231.

[5] READ R C. Crucial steps in the evolution of the preperitoneal approaches to the groin:an historical review.
Hernia, 2011, 15(1):1-5.

[6] READ R C. Cooper's posterior lamina of transversalis fascia. Surg Gynecol Obstet, 1992, 174(5):426-434.

[7] MIRILAS P, COLBORN G L, MCCLUSKY D A, 3RD, et al. The history of anatomy and surgery of the preper-
itoneal space. Arch Surg, 2005, 140(1):90-94.

[8] BENDAVID R, HOWARTH D. Transversalis fascia rediscovered. Surg Clin North Am, 2000, 80(1):25-33.

[9] FOWLER R. The applied surgical anatomy of the peritoneal fascia of the groin and the"secondary"internal in-

guinal ring. Aust N Z J Surg,1975,45(1):8-14.

[10] MIRILAS P. "Intertransversalis" approach for laparoscopic urology:surgical anatomy concerns. Arch Surg, 2012,147(10):980.

[11] SAKURAI S. Surgical anatomy of groin and groin hernia//Chowbey P,Lomanto D. Techniques of abdominal wall hernia repair. New Delhi:Springer,2020:11-48.

[12] FATHI A H,SOLTANIAN H,SABER A A. Surgical anatomy and morphologic variations of umbilical structures. Am Surg,2012,78(5):540-544.

[13] AUH Y H,RUBENSTEIN W A,SCHNEIDER M,et al. Extraperitoneal paravesical spaces:CT delineation with US correlation. Radiology,1986,159(2):319-328.

[14] YEAGER V L. Intermediate inguinal ring. Clin Anat,1992,5(4):289-295.

[15] REDMAN J F. The secondary internal ring:applications to surgery of the inguinal canal. J Urol,1996,155 (1):170-173.

[16] SATO T,HASHIMOTO M. Morphological analysis of the fascial lamination of the trunk. Bull Tokyo Med Dent Univ,1984,31(1):21-32.

[17] ASAKAGE N. Paradigm shift regarding the transversalis fascia,preperitoneal space,and Retzius' space. Hernia,2018,22(3):499-506.

[18] MEMON M A,QUINN T H,CAHILL D R. Transversalis fascia:historical aspects and its place in contemporary inguinal herniorrhaphy. J Laparoendosc Adv Surg Tech A,1999,9(3):267-272.

[19] LANGE J F,ROOIJENS P P,KOPPERT S,et al. The preperitoneal tissue dilemma in totally extraperitoneal (TEP)laparoscopic hernia repair:an anatomo-surgical study. Surg Endosc,2002,16(6):927-930.

[20] ANSARI M M. Transversalis Fascia and Preperitoneal Fascia:A Laparoscopic Study of Live Surgical Anatomy during TEPP Hernioplasty-Final Report and Literature Review. Ann Int Med Dent Res,2017,3(6):19-32.

[21] MATTIOLI F,PUGLISI M,PRIORA F,et al. Treatment of inguinal hernia:a prospective study comparing Bassini's procedure,the inguinal pre-peritoneal prosthesis and the Lichtenstein technique. Chir Ital,2002,54 (3):317-321.

[22] SKANDALAKIS P N,ZORAS O,SKANDALAKIS J E,et al. Transversalis,endoabdominal,endothoracic fascia:who's who?. Am Surg,2006,72(1):16-18.

[23] SAKURAI S. Surgical Anatomy of Groin and Groin Hernia. Techniques of Abdominal Wall Hernia Repair,2020.

[24] 刘海龙,常毅,林谋斌. 科学解读膜解剖理论,规范应用膜解剖名词. 中华胃肠外科杂志,2020,23(7): 634-642.

[25] ANSARI M M. Surgical preperitoneal space:holy plane of dissection between transversalis fascia and preperitoneal fascia for TEPP inguinal hernioplasty. MOJ Surg,2018,6(1):26-33.

[26] 李健文,乐飞. 前腹壁膜解剖在腹腔镜全腹膜外腹股沟疝修补术中临床意义的探讨. 中华消化外科杂志,2019,18(11):4.

[27] MCVAY C B,ANSON B J,BIOLOGY E. Aponeurotic and fascial continuities in the abdomen,pelvis and thigh. Anat Rec,2010,76(2):213-231.

[28] MIRILAS,PETROS. The History of Anatomy and Surgery of the Preperitoneal Space. Archives of Surgery, 2005,140(1):90-94.

[29] CECCARONI M,ROVIGLIONE G,MAUTONE D,et al. Anatomical landmarks in deep endometriosis surgery// Gomes-da-Silveira G,da Silveira G,Pessini S. Minimally invasive gynecology. Cham:Springer,2018:45-78.

[30] BENDAVID R,HOWARTH D. Transversalis fascia rediscovered. Surgical Clinics of North America,2000,80 (1):25-33.

［31］ HAYES M A. Abdominopelvic fasciae. Am J Anat,1950,87(1):119-161.

［32］ ANSARI M M. Retzius Space:Not A Single Anatomical Entity:New Insights,Simplified & Illustrated in A Laparoscopic Study during TEPP Hernioplasty for Inguinal Hernia. Ann Med Health Sci Res,2017,3(5):25-31.

［33］ ANSARI M M. Posterior rectus canal:not a single anatomical entity & morphology:a laparoscopic study during TEP hernioplasty. Turk J Surg 2019,35(4):299-307.

［34］ MIRILAS P,MENTESSIDOU A,SKANDALAKIS J E. Secondary internal inguinal ring and associated surgical planes:surgical anatomy,embryology,applications. J Am Coll Surg,2008,206(3):561-570.

［35］ ANSARI M M. Surgical preperitoneal space:holy plane of dissection between transversalis fascia and preperitoneal fascia for TEPP inguinal hernioplasty. MOJ Surg,2018,6(1):26-33.

［36］ MCKERNAN J B,LAWS H L. Laparoscopic repair of inguinal hernias using a totally extraperitoneal prosthetic approach. Surg Endosc,1993,7(1):26-28.

［37］ MOLMENTI E P,BALFE D M,KANTERMAN R Y,et al. Anatomy of the retroperitoneum:observations of the distribution of pathologic fluid collections. Radiology,1996,200(1):95-103.

［38］ ISHIKAWA K,NAKAO S,NAKAMURO M,et al. The retroperitoneal interfascial planes:current overview and future perspectives. Acute Med Surg,2016,3(3):219-229.

［39］ 李健文,乐飞.膜解剖平面在腹腔镜全腹膜外修补术中临床意义.中国实用外科杂志,2021,41(4):5.

［40］ 李健文,乐飞.膜解剖理论在全腹膜外腹股沟疝修补术中的应用.中华胃肠外科杂志,2021,24(7):604-610.

［41］ 李健文,王明刚,唐健雄,等.腹股沟疝腹腔镜手术规范化操作指南.中国实用外科杂志,2013,33(07):566-570.

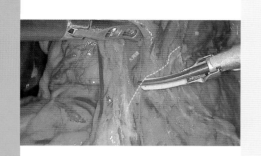

第三章

胃外科膜解剖

第一节　胃外科膜解剖及手术发展概述

全直肠系膜切除术(TME)和完整结肠系膜切除术(CME)的出现推动了膜解剖的发展,而胃系膜解剖的复杂性使得 TME 和 CME 的理论和术式无法简单地复制到胃癌手术中,因此胃的"膜解剖"的发展明显滞后于结直肠。日本外科医师篠原尚等于 1994 年即著书论述"从膜的解剖解读术式要点",从胚胎学角度对腹腔脏器系膜及腹膜进行系统化阐述,以手术图画详细介绍腹膜、腹膜下筋膜、融合筋膜的解剖分离,指出腹腔脏器手术的精准筋膜层面,利用膜解剖的理念解读了传统的胃癌手术,揭开了胃的"膜解剖"的序幕。受到 TME、CME 的启发,学者发现与结直肠胚胎起源相同、胚胎演变相似的胃也存在系膜结构,积极探索全/完整胃系膜切除术以期降低胃癌 D2 根治术后居高不下的局部复发率。胃系膜来源于前肠的腹侧系膜和背侧系膜,胚胎发育过程中胃腹侧系膜发育出肝脏,肝脏作为人体最大的实质性脏器,占据了右上腹和部分左上腹,受肝脏挤压和十二指肠的固定,胃腹侧系膜(小网膜)显得薄弱而功能弱化。而胃的背侧系膜的发育与胰腺、脾脏及胃的发育和旋转密切相关,并且包被前肠供血动脉,即腹腔动脉干及其分支和伴行的静脉、淋巴结、神经和脂肪结缔组织。胃背侧系膜形成小网膜囊、胰腺被膜及横结肠系膜前叶,部分继续越过横结肠向下延续为大网膜。上述结构特点决定了胃癌根治术中主要面对的是胃的背侧系膜的处理。

基于胃系膜和系膜间隙的外科手术研究方面,不少学者都做了大量具体而深入的工作,极大推动了本领域的进步。但不同于相对成熟的结直肠膜解剖,现阶段胃的膜解剖概念仍然具有抽象化、难理解、易混淆等问题,尚未形成广为接受的理论体系,正处于"百家争鸣"的时代,有 D2+CME、全胃系膜切除(en bloc mesogastric excision,EME)、胃肠系膜切除(gastric mesenteric excision,GME)、系统性胃系膜切除(systematic mesogastric excision,SME)等多种手术范式。但是胃癌"膜解剖"的理念已逐渐走入胃癌外科领域,尤其是腹腔镜技术的发展和可视化的特点,为胃癌的膜解剖提供了更多的实用工具和实践技术。因此,胃癌膜解剖研究需要更多的学者参与进来,从胚胎发育、基础解剖、临床实践等多维度对胃膜解剖理论体系进行完善,使其更加规范和科学,最终形成标准化的理论用于指导临床手术。本书中,我们也将结合系膜胚胎发育特点和复杂性,分区域化阐述胃的系膜及基于胃系膜完整切除理念的腹腔镜胃癌淋巴结清扫术,为胃癌外科医师提供参考和借鉴。

(郑朝辉　黄昌明)

第二节　基于膜解剖的腹腔镜胃癌幽门
下区域淋巴结清扫

在现代胃癌外科手术中,淋巴结清扫术不仅要求对淋巴结进行手术切除,还要求对此处的系膜及脂肪淋巴组织进行完整的整块切除。因此,根据胚胎系膜发育规律,深入理解幽门下区域的解剖层面及层次,对于幽门下区域淋巴结的彻底清扫具有重要意义。胃之所以呈现出左上至右下的方位,是因为其发育过程中出现胃原基的旋转和系膜的融合,同时受到了肝脏体积增大及十二指肠经背系膜与腹后壁固定的影响。此外,胚胎时期的胃腹侧系膜与背侧系膜共同发育成胃系膜，胰腺、肝脏及脾脏等器官也在此过程中发育形成。胃腹侧与背侧系膜经过融合、迁移、旋转，形成胃结肠韧带、小网膜与网膜囊后壁等结构。这些变化使胚胎时期靠近腹后壁的幽门下区域淋巴结移位至前方，并被大网膜和横结肠系膜所覆盖。

幽门下区域淋巴结包括 No.6 淋巴结和 No.14v 淋巴结，是胃周淋巴引流的重要的淋巴结。根据第 5 版《日本胃癌治疗指南》，无论对于远端胃切除还是全胃切除手术，D2 淋巴结清扫范围均包括了 No.6 淋巴结。文献报道 No.6 淋巴结的转移率约为 26.0% ~ 34.0%[1]，浸润深度、肿瘤部位等均影响 No.6 淋巴结的转移率。由于 No.14v 淋巴结转移率较低，且其解剖位置复杂，清扫过程易损伤到胃结肠静脉干、中结肠静脉、肠系膜上静脉等重要血管，引起难以控制的大出血。因此，第 5 版《日本胃癌治疗指南》仅推荐远端胃癌在术中怀疑 No.6 淋巴结转移的情况下行 D2+No.14v 淋巴结清扫。

一、与幽门下区域淋巴结清扫相关的膜解剖

（一）大网膜

大网膜分前、后两层，每层各分为前、后两叶。胚胎时期胃背侧系膜前层自胃大弯向下延伸，附着于横结肠成为胃结肠韧带，然后向下成为大网膜的前层。大网膜的后层则由胃背侧系膜后层下行延伸而成，并与背侧系膜前层形成的大网膜前层相互融合。大网膜右起于十二指肠起始段，向左延续为胃脾韧带。

（二）胃结肠系膜间隙

在胰腺下方胃背侧系膜后层的前、后叶汇合后下行，与后方横结肠系膜前叶融合，形成潜在的充满疏松结缔组织和少量脂肪组织的融合间隙，即胃结肠系膜间隙，为手术中的一个无血管区，打开该间隙，可暴露胃网膜右血管和幽门下血管进而清扫 No.6 淋巴结（图 3-1）。

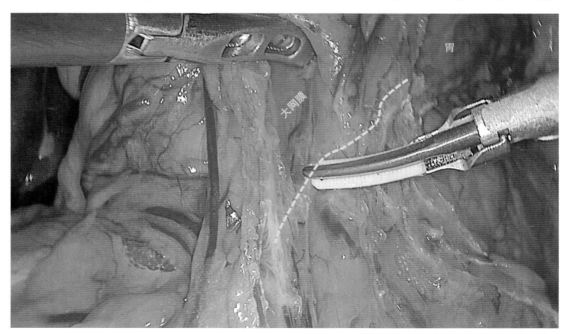

图 3-1　术中所见胃结肠系膜间隙

（三）横结肠系膜

横结肠系膜由前后两叶构成,两叶间存在的疏松结缔组织为易于解剖分离的融合间隙,该间隙内有横结肠的血管、神经、淋巴管和淋巴结。打开横结肠系膜前叶可显露位于横结肠系膜间隙内的中结肠血管,循中结肠血管向根部并打开胰腺前筋膜则进入与之相互贯通的胰前间隙。

（四）胰十二指肠筋膜及其系膜间隙

胃背侧系膜后层至胰腺上缘时两叶向下方包绕胰腺与十二指肠第二部,其中后叶与腹后壁腹膜融合形成胰十二指肠后间隙或称为胰后筋膜[2]（图 3-2）,前叶则组成胰腺前筋膜。胰十二指肠后间隙内有肠系膜上静脉、门静脉走行及 No. 14v 淋巴结。

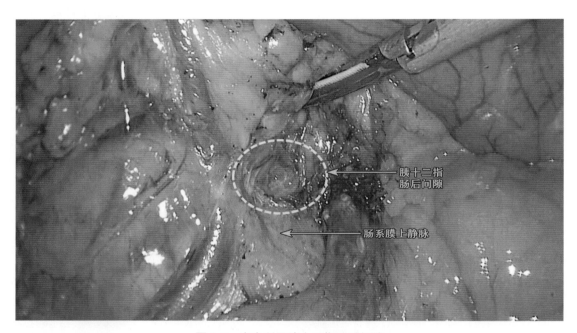

胰十二指
肠后间隙

肠系膜上静脉

图 3-2　术中所见胰十二指肠后间隙

二、基于膜解剖的幽门下区域淋巴结清扫手术步骤与注意事项

（一）切除大网膜

切除大网膜前常规探查腹腔,判断大网膜有无发生粘连。助手先将大网膜移至横结肠上方和胃前壁,取横结肠上缘近中央处入路,距横结肠上缘 3~5cm 处用两把无创抓钳将大网膜向上提起并向两侧展开,术者左手持无创抓钳向下反向牵引横结肠,形成三角牵拉使大网膜处于紧张状态（图 3-3）,超声刀于无血管区分离大网膜,然后先向左分离至结肠脾曲,再向右分离至结肠肝曲,完全游离大网膜横结肠附着缘。肥胖患者大网膜多而厚,且易出现粘连,横结肠常被包裹其内,不易暴露,分离时可用钝、锐性分离交替进行,小心谨慎,以免损伤结肠,分离过程中应以横结肠上缘为指引。随后,助手将离断的大网膜全部移至胃底体部前方,以利于横结肠系膜前叶的分离和幽门下区域淋巴结的清扫。

（二）剥离横结肠系膜前叶

外科所说的横结肠系膜前叶,实际上是胰腺前、后筋膜和解剖学上横结肠系膜前叶在横结肠系膜前方的延续。剥离横结肠系膜前叶时取右侧横结肠上缘入路,助手左手持无创抓钳向

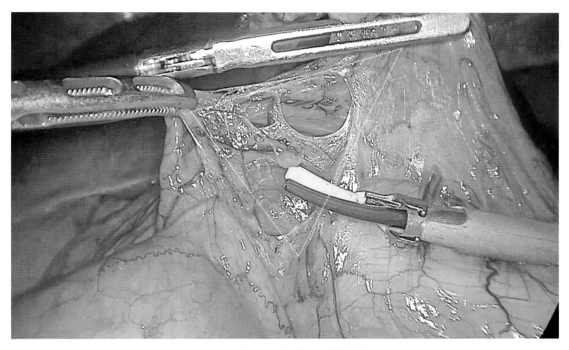

图 3-3　三角牵拉张紧大网膜离断缘

上提起胃窦部大弯侧网膜,右手持无创抓钳轻轻提起横结肠系膜前叶,术者左手持无创抓钳向下反向按压横结肠系膜,使两者形成一定张力,显露横结肠系膜前后叶之间由疏松结缔组织形成的胃结肠系膜间隙(图 3-4)。超声刀自右侧横结肠上缘开始沿横结肠系膜前后叶之间的融合间隙分离横结肠系膜前叶,向右侧分离至十二指肠降部内侧缘(图 3-5),向上分离至胰腺下缘。因为横结肠系膜前后叶的筋膜间隙内无血管分布,容易分离且不易出血,若分离平面过深或过浅,则分离过程易反复出现小血管出血,走行平面过深亦可导致系膜破损,此时需重新寻找解剖平面。

（三）No. 14v 淋巴结清扫

取中结肠静脉入路,助手左手持无创抓钳向上提拉胃窦部大弯侧网膜,右手持无创抓钳向上提拉已经分离的横结肠系膜前叶,术者向下按压横结肠系膜后叶,使两者保持适当张力,显露出中结肠静脉及肠系膜上静脉根部术野。术者用超声刀的非功能面沿中结肠静脉分支表面循其走行向胰腺下缘方向分离,显露该静脉在肠系膜上静脉的汇入点,继续沿肠系膜上静脉表面的解剖间隙锐性解剖分离其表面的脂肪淋巴组织,向上分离至胰腺下缘,进入胰十二指肠后间隙(图 3-6),向左分离至肠系膜上静脉的左侧缘,向右分离至胃结肠静脉干汇入肠系膜上静脉处。随后,超声刀继续向右侧沿胃结肠静脉干表面的解剖间隙继续分离,至胃网膜右静脉与右/副右结肠静脉汇合处显露胃十二指肠静脉,最后分离至胃网膜右静脉与胰十二指肠上前静脉汇合部(图 3-7)。完整分离肠系膜上静脉和胃结肠静脉干周围的脂肪淋巴组织,完成No. 14v 淋巴结的清扫(图 3-8)。需要注意的是,肠系膜上静脉前方有一薄层筋膜,是胰十二指肠前筋膜的延续。在清扫 No. 14v 淋巴结时,需将此层筋膜打开,以充分显露肠系膜上静脉。助手协助提拉静脉前方欲分离的脂肪淋巴组织,主刀将中结肠血管及横结肠系膜向下方牵引,可充分暴露脂肪淋巴组织与血管间的间隙,便于超声刀在此间隙进行游离(图 3-9)。

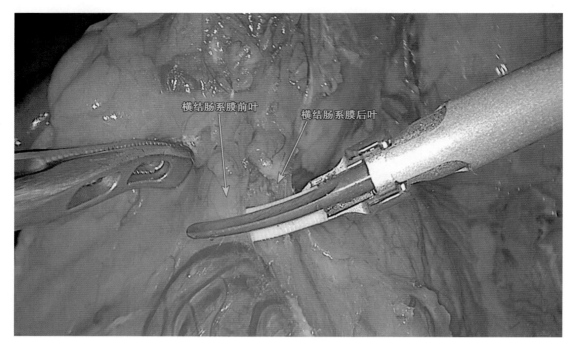

图 3-4 显露横结肠系膜前后叶之间的融合间隙

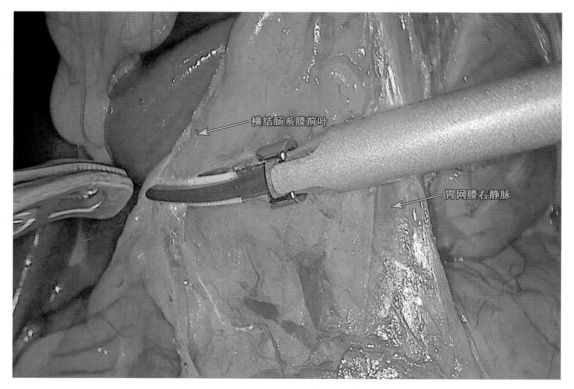

图 3-5 分离横结肠系膜前叶至十二指肠内侧缘

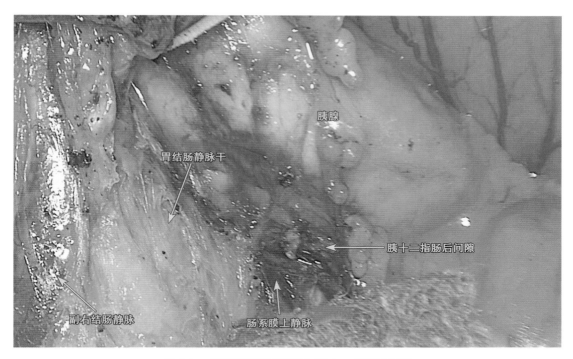

图 3-6　分离至胰颈下缘进入胰十二指肠后间隙

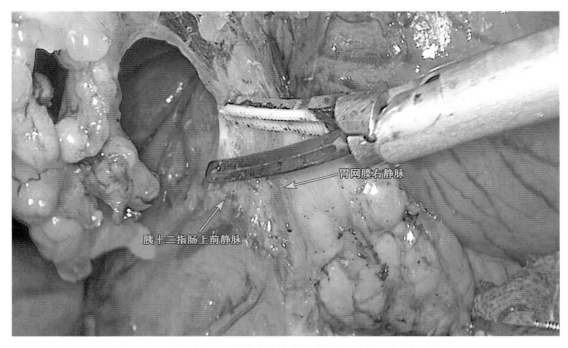

图 3-7　分离显露胃网膜右静脉与胰十二指肠上前静脉汇合部

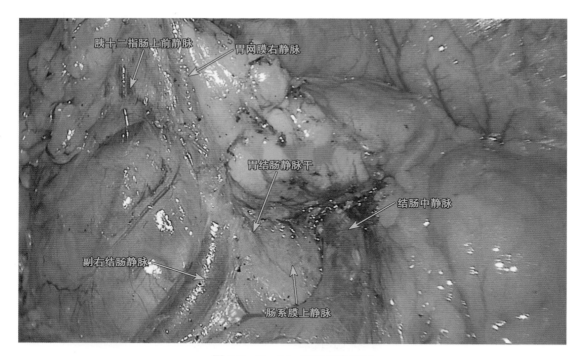

图 3-8 No. 14v 淋巴结清扫后

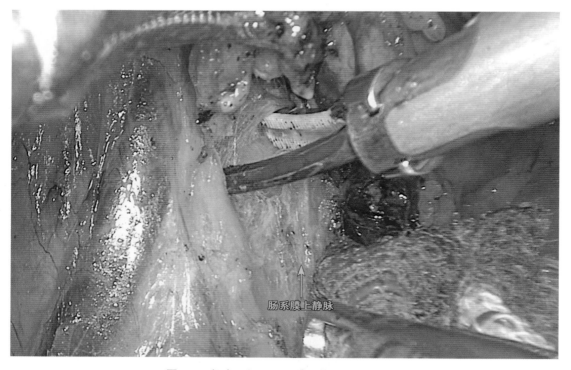

图 3-9 超声刀打开肠系膜上静脉前方的筋膜

此外,因为静脉壁较薄,故在肠系膜静脉表面操作时要求动作要轻柔,应尽量减少钝性分离,主要用超声刀直接切割,并始终应将超声刀的非功能面靠近静脉壁,以防止静脉壁损伤引起出血。

（四）No. 6 淋巴结清扫

在进行 No. 6 淋巴结清扫前首先应充分分离十二指肠周围粘连。取胃结肠系膜间隙入路,此间隙内的胰十二指肠上前静脉与胃网膜右静脉的汇合处,即为 No. 6 淋巴结清扫的起点。助手左手持无创抓钳抓持胃窦部后壁并向上提起,右手持无创抓钳向上提拉或者向外侧牵引胃网膜右静脉表面的结缔组织及脂肪淋巴组织,术者左手持无创抓钳用一小纱布向下反向按压胰腺下缘横结肠系膜根部以显露幽门下区域,淋巴结清扫过程中,要始终保持解剖部位一定的张力,使清扫的淋巴结区域充分显露。术者右手用超声刀非功能面自胰十二指肠上前静脉与胃网膜右静脉汇合处开始,沿胃网膜右静脉表面继续向远心端解剖,直至胰头上缘平面,完全裸化胃网膜右静脉后于胰十二指肠上前静脉与胃网膜右静脉汇合部上方离断胃网膜右静脉(图 3-10)。需要注意的是,胃网膜右静脉的离断平面位于胰十二指肠上前静脉汇入点的上方,故在胰头表面分离胃网膜右静脉时,必须注意来自右后方的胰十二指肠上前静脉,在胃网膜右静脉根部暴露不充分的情况下,注意勿将胃结肠静脉干或胰十二指肠上前静脉结扎或离断。而后,助手左手抓钳继续向上方提拉胃窦后壁,同时右手抓钳向外侧推开十二指肠球部,主刀左手用小纱布向下方轻轻按压胰腺,显露十二指肠胰头间沟,分离显露出胃十二指肠动脉(图 3-11),沿胃十二指肠动脉的终末段解剖,暴露胃网膜右动脉根部。助手抓持胃网膜右动脉表面的脂肪淋巴组织,超声刀沿着动脉表面的解剖间隙向幽门方向分离,完全裸化胃网膜右动脉根部后予以离断,通常还需离断从胃十二指肠动脉发出的幽门下血管(图 3-12)。主刀在结扎胃网膜右动脉根部时,应在胃十二指肠动脉发出胰十二

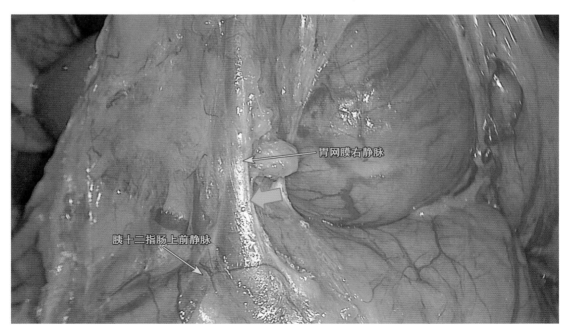

图 3-10　裸化胃网膜右静脉至胰头上缘平面,胰十二指肠上静脉汇入点上方切断胃网膜右静脉(蓝箭头)

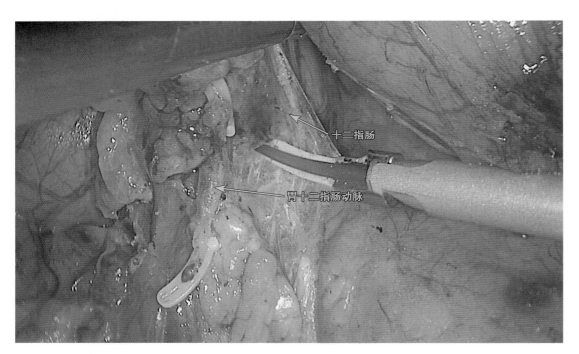

图 3-11　分离十二指肠与胰头沟之间的筋膜间隙,显露胃十二指肠动脉末端

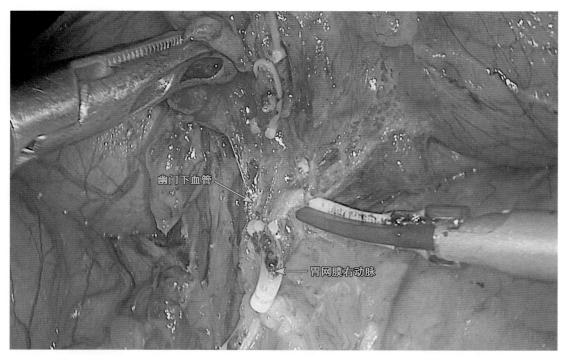

图 3-12　幽门下血管

指肠上动脉后将其离断,结扎平面切勿过低而导致胰十二指肠上前动脉被误扎从而影响局部血供。随后,超声刀非功能面紧贴十二指肠壁从胃网膜右动脉根部断端开始,继续向幽门方向裸化十二指肠壁达幽门部,整块切除幽门下区域脂肪淋巴组织,完成 No.6 淋巴结的清扫。至此,幽门下区域淋巴结的清扫全部完成(图 3-13)。

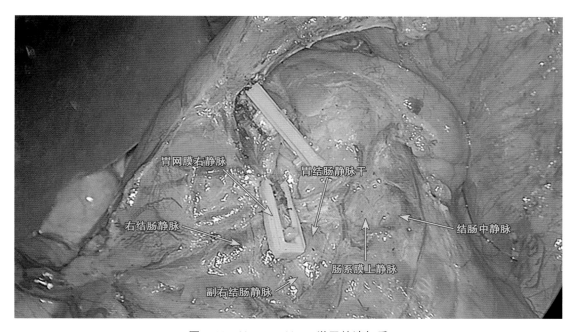

图 3-13　No. 14v、No. 6 淋巴结清扫后

（郑朝辉　黄昌明）

第三节　基于膜解剖的腹腔镜胃癌胰腺上缘区域淋巴结清扫

一、与胰腺上缘区域淋巴结清扫相关的膜解剖

(一) 胰腺前后筋膜及其间隙

胰腺筋膜分别包绕胰腺的前、后方,形成胰腺前筋膜和胰腺后筋膜。胰腺前、后筋膜之间为胰腺筋膜间隙,包绕胰腺腺体和分布于胰腺的血管及其分支。

胰腺前筋膜向右侧一直延续至胰头,在结肠肝曲与横结肠系膜、升结肠系膜相连,向下和胰腺后筋膜融合后与横结肠系膜前叶相延续,形成网膜囊的后壁的下部,向左经胰尾前面与上方的胃脾韧带以及侧面的脾肾韧带相延续。胰前间隙则是位于胰腺前筋膜与胰腺固有筋膜之间的间隙,故沿着胰前间隙可完整剥除胰腺被膜。

胰腺后筋膜为胃背系膜后层的后叶在腹后壁延续而成;而 Toldt 筋膜位于胰腺后筋膜与肾前筋膜之间,由覆盖在胰、左肾和左肾上腺表面背侧胃系膜与腹后壁腹膜融合形成,因为该筋膜位于胰体尾部后面,又称为 Toldt 胰后筋膜。胰腺后筋膜再向下包绕胰腺后方,并继续下行与胰腺前筋膜融合。胰腺后筋膜与胰腺固有筋膜间的间隙称为胰后间隙。胰腺上缘的胰后间隙内容纳腹腔干三大分支及与之伴行的淋巴管和淋巴结。胰腺后筋膜与肾前筋膜（Gerota 筋膜）之间的间隙称为胰后 Toldt 间隙，是 Toldt 筋膜潜在的融合筋膜间隙。此间隙内充满疏松结缔组织，为易于分离的无血管平面，向上可游离至胰体和胰尾后方。

（二）胃胰皱襞和肝胰皱襞

在胰腺前上方，网膜囊后面的腹膜覆盖腹后壁、胰头小部分、全部胰颈和胰体、左肾前面的一部分，以及左肾上腺大部、腹主动脉起始部、腹腔干和膈肌一部分。其中由胰腺体部上缘的中央走向胃小弯侧后壁形成胃胰皱襞；走行在胰腺上缘与肝十二指肠韧带后面左侧缘的部分相连续形成肝胰皱襞（图 3-14），两者共同构成网膜囊峡部，把网膜囊分为右侧的小网膜囊和左侧的大网膜囊。胃胰皱襞是胃左血管、迷走神经及淋巴管穿通小网膜囊（后壁、前壁），进入胃小弯系膜的通道。肝胰皱襞是肝总动脉、冠状静脉、迷走神经及淋巴管穿通小网膜囊的通道，该皱襞一直延续到腹腔动脉干的肝总动脉与脾动脉的分叉处。

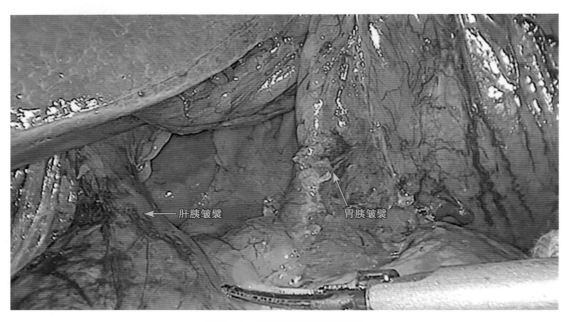

图 3-14　胃胰皱襞与肝胰皱襞

（三）肝十二指肠韧带与胃后间隙

肝十二指肠韧带由覆盖于肝门与胃小弯下部前、后壁和十二指肠上缘的两层被膜形成，连接肝与十二指肠上段，是小网膜的组成部分。其右缘为游离缘，位于网膜孔前方，向左延续为肝胃韧带。肝十二指肠韧带包裹着肝蒂（胆总管、肝动脉、门静脉），No. 12 淋巴结就在其内，与肝镰状韧带相通。胃后间隙是胰腺上缘壁腹膜与腹后壁间潜在的充满疏松结缔组织的间隙，该间隙内有 No. 9 淋巴结及腹腔干穿行。

二、基于膜解剖的胰腺上缘区域淋巴结清扫手术步骤

（一）清扫 No. 11p 淋巴结

笔者多选择脾动脉起始段入路，主要是由于脾动脉起始段位置相对恒定，解剖变异少，

且其与胰腺上缘的距离最近,剥离胰腺包膜后很容易显露脾动脉的起始段。以脾动脉的起始段作为解剖标志向右可进一步显露腹腔动脉、胃左动脉及肝总动脉,且该入路手术操作空间大,血管分支少,出血风险小。

助手将离断的大网膜置于左上腹和胃体前壁及左肝下缘之间,并向头侧翻转胃体大弯侧。然后左手抓钳钳夹胃胰襞约中上 1/3 交界处并保持向上提拉,右手抓钳向外侧推开十二指肠球部后壁。主刀左手钳夹一块小纱布将胰腺体部表面最高处向下轻轻按压,使胃胰襞张紧,展开胰腺上缘,形成由下往上的手术操作视野,符合循解剖间隙的淋巴结清扫。腹腔镜下通过胰腺被膜的剥离进入胰腺上缘的胰后间隙。超声刀紧贴胰腺表面细致地剥离胰腺被膜直至胰腺上缘水平,打开胃胰襞进入胰后间隙(图 3-15),并向右侧打开肝胰皱襞。由于胰腺组织质脆,分离胰腺被膜过程中容易损伤胰腺表面导致出血。此时,可用纱布压迫或电凝进行止血,若使用超声刀止血,不仅不易夹住出血点,且容易进一步损伤胰腺而导致更严重的出血。主刀使用超声刀时应始终将超声刀的非功能面贴近胰腺,以免损伤胰腺组织。随后,助手右手于胃胰襞的左侧提起已分离的胰腺被膜组织,超声刀进一步分离首先显露脾动脉起始段。随后,助手提起脾动脉起始部表面已分离的脂肪结缔组织,超声刀非功能面紧贴脾动脉,沿其表面的解剖间隙向右分离至其根部,此时可显露肝总动脉的起始部(图 3-16)。大致了解脾动脉在胰体上缘的走行以后,助手右手继续提起脾动脉表面的脂肪淋巴组织,超声刀沿脾动脉走行方向紧贴脾动脉细致地解剖分离脾动脉,直至胃后动脉分支附近,整块清除脾动脉干近端周围的脂肪淋巴组织,完成 No.11p 淋巴结清扫(图 3-17)。清扫No.11p 淋巴结的过程中,胃左动脉的牵拉使脾动脉近中点处淋巴脂肪组织的张力较差,如果继续向左侧清扫淋巴结,容易导致解剖层面不清楚和出血,故 No.11p 淋巴结清扫通常以胃后动脉根部(约为脾动脉中点处)为止点。

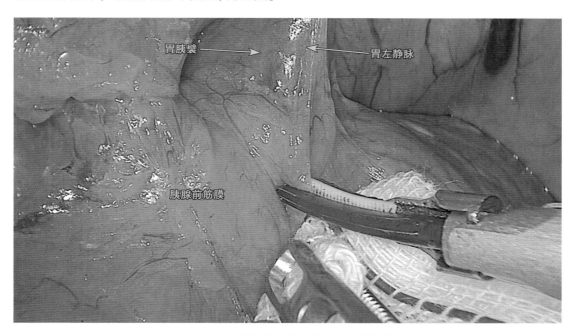

图 3-15 自胃胰襞左侧分离进入胰后间隙

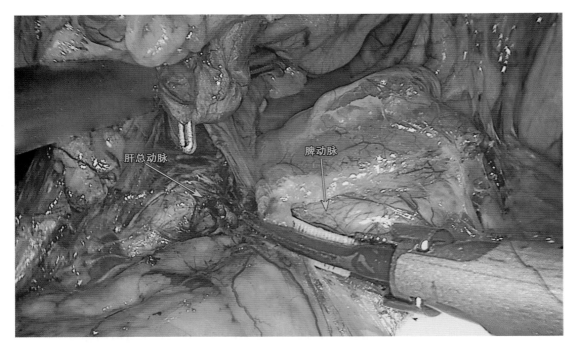

图 3-16 脾动脉根部分离显露肝总动脉起始部

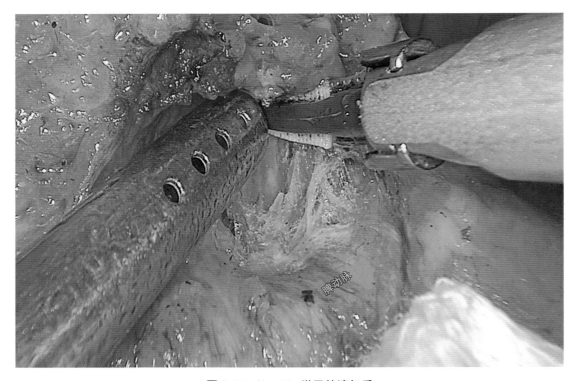

图 3-17 No. 11p 淋巴结清扫后

（二）清扫 No. 7、No. 8a、No. 9 淋巴结

No. 9 淋巴结的清扫从脾动脉起始部开始,助手右手提起胃胰襞左侧已清扫的脂肪淋巴组织,超声刀沿着腹腔动脉左侧缘表面的解剖间隙,往膈肌脚方向清除其表面的脂肪淋巴组织,显露胃左动脉根部的左侧缘,直至打开胃膈韧带(图 3-18)。随后,超声刀从肝总动脉起始部沿着腹腔动脉右侧缘表面的解剖间隙解剖分离,进一步显露冠状静脉,于肝总动脉上缘平面清扫其周围的脂肪淋巴组织,完全裸化冠状静脉后上血管夹并予以离断。超声刀紧贴腹腔动脉右侧缘清扫其表面的脂肪结缔组织及淋巴结,于胃左动脉右侧缘表面将其根部裸化后上血管夹并予以离断,完成 No. 7 和 No. 9 淋巴结的清扫。

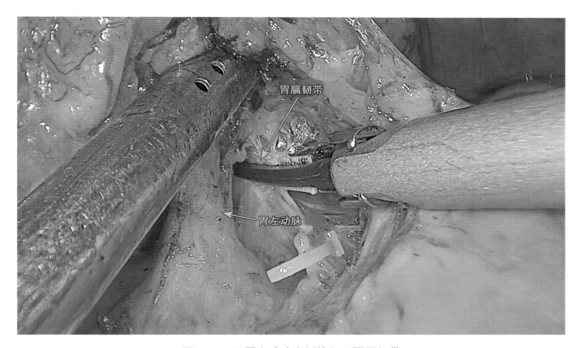

图 3-18 于胃左动脉左侧缘打开胃膈韧带

主刀左手继续用小纱布向下方轻轻按压胰腺,助手右侧抓钳轻轻提起已分离的肝总动脉表面的脂肪淋巴组织,超声刀紧贴肝总动脉,沿其表面的解剖间隙往十二指肠方向小心、细致地分离,直至肝总动脉发出胃十二指肠动脉和肝固有动脉分支处,整块清除肝总动脉前上方的脂肪淋巴组织,完成 No. 8a 淋巴结清扫。接下来,助手右手向上外侧方顶起左肝下缘进一步显露膈肌脚及胃膈韧带,超声刀沿左右膈肌脚表面的无血管间隙离断胃膈韧带,直至显露食管裂孔。

（三）清扫 No. 5、No. 12a 淋巴结

通常自肝固有动脉起始点入路,即肝总动脉发出胃十二指肠动脉和肝固有动脉分支处,此处容易分离显露并进一步确认肝固有动脉。此外,胃胰襞、肝胰襞、胃膈韧带及胃左血管离断后,便于助手顺利托起胃窦后壁,显露肝十二指肠韧带区域。

助手左手无创抓钳向上掀起胃窦部后壁,同时右手向外侧推开十二指肠球部,主刀左手无创抓钳用小纱布于肝总动脉分叉附近向下轻轻按压胰腺,使肝十二指肠韧带呈紧张状态,

从胃后面充分显露幽门上区。

超声刀自肝固有动脉起始处内侧缘开始,沿肝固有动脉将肝十二指肠韧带内侧缘打开,随后,助手右手钳紧贴十二指肠往下顶推,协助主刀显露胃右动脉根部(图 3-19),超声刀小心、细致地将其裸化,并于胃右动脉根部上血管夹后离断,完成 No. 5 淋巴结清扫。

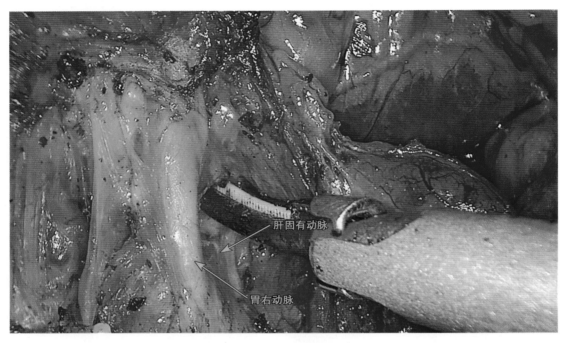

图 3-19 显露胃右动脉根部

而后,助手右手无创抓钳向上轻轻提起肝固有动脉表面已分离的脂肪淋巴组织,超声刀紧贴肝固有动脉沿其表面的解剖间隙往肝门方向继续分离至左、右肝动脉分支处,完整清除肝固有动脉前的脂肪淋巴组织,完成 No. 12a 淋巴结的清扫。此时,助手右手继续向上外侧顶起肝十二指肠韧带前叶,超声刀沿韧带前叶向右侧分离,并于肝十二指肠韧带前叶的右侧打开一个"窗口",以此"窗口"为标志可较好地从前面离断已游离的肝十二指肠韧带。至此,完成胰腺上缘区域淋巴结的清扫。

第四节 基于膜解剖的腹腔镜胃癌脾门 区域淋巴结清扫

一、与脾门区域淋巴结清扫相关的膜解剖

(一) 胃脾韧带与脾肾韧带

胃脾韧带在胰腺上方连接胃大弯与脾门(图 3-20A),而脾肾韧带在侧腹壁连接脾和左肾(图 3-20B)。胃脾韧带由两层腹膜构成,后层与脾门的腹膜和覆盖在胃后面的腹膜相延续,前层由离开脾上胃切迹的腹膜反折形成,与胃前面的腹膜相延续。脾肾韧带也有两层,

前层向内与左肾上方小网膜囊后壁的腹膜相连续,并向上走向脾门,在此处与胃脾韧带的后层相连续。脾肾韧带的后层向外与膈下方的腹膜相续,在脾切迹的上方走向脾表面。胃脾韧带和脾肾韧带内存在相互贯通的潜在腔隙,是脾血管及其分支走行的空间,此间隙与胰腺上方的胰腺间隙相通(图 3-21)。胃脾韧带两层内有胃短动脉和胃网膜左血管,脾肾韧带内有脾动脉及其各级分支、神经、淋巴管,胰尾通常在它的下部出现。胃脾韧带前面与胰尾处胰腺前筋膜相延续,在胰尾处打开胰腺前筋膜可沿胰腺上方的间隙进入胃脾韧带内的间隙,进而打开脾门周围的韧带,暴露脾动脉在脾门处的终支及胃网膜左动脉的发出部位(图 3-22)。

(二) Toldt 间隙与肾前筋膜(Gerota 筋膜)

Toldt 间隙为位于胰腺后筋膜与肾前筋膜之间的一个边界完整、分布广泛的无血管平面图,其后方为覆盖左肾上腺、左肾和肾血管的肾前筋膜,前方为胰体和胰尾的后面,前下方与横结肠系膜间隙相通(图 3-23)。

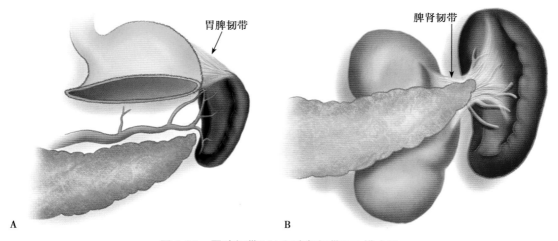

图 3-20 胃脾韧带(A)和脾肾韧带(B)模式图

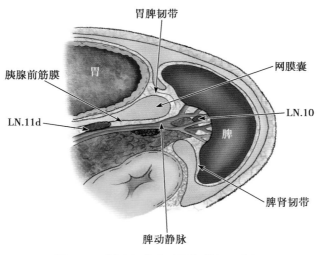

图 3-21 胃脾韧带和脾肾韧带相互交通

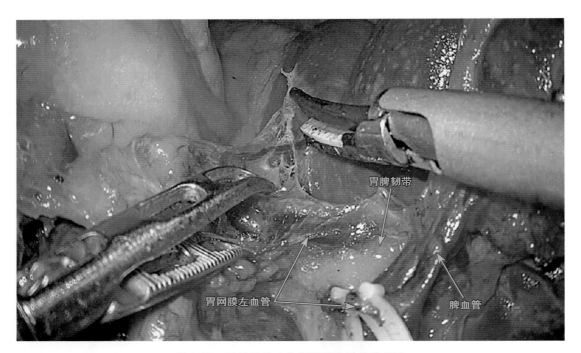

图 3-22　脾动脉终支和胃网膜左动脉的显露

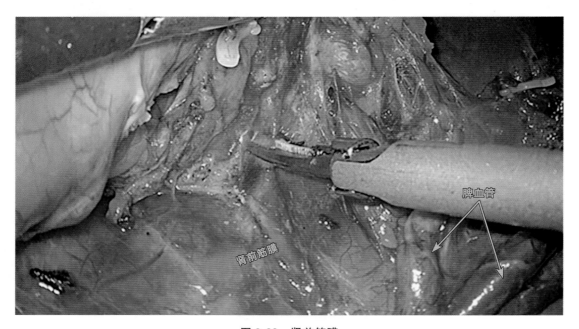

图 3-23　肾前筋膜

二、基于膜解剖的脾门区域淋巴结清扫手术步骤

（一）手术入路与暴露方式

对于脾门淋巴结的清扫我们采用的是经左侧入路[3-5]，即在胰尾部上缘分离胰腺被膜，进入胰后间隙显露脾血管主干末端作为合理的操作入路（图 3-24）。脾脏位置较固定，患者采取头高脚低右倾体位，借助胃与网膜本身的重力作用可使脾门区暴露更充分，术者位于患者两腿间，这样脾门淋巴结清扫过程中主刀的右手操作更加灵活、方便。在脾门区域淋巴结清扫过程中，我们没有首先离断胃脾韧带，这样的优点在于使助手可以充分牵拉胃脾韧带来暴露脾门，并保持良好的张力，有利于主刀对脾门区血管进行解剖分离，并且一旦损伤脾血管或脾脏出血也方便主刀迅速止血。同时，从根部离断胃网膜左及胃短血管等，由脾叶动脉向脾动脉方向清扫 No. 10、No. 11d 淋巴结，使脾门区淋巴结与胃切除的标本一并被切除，符合肿瘤整块切除的原则。

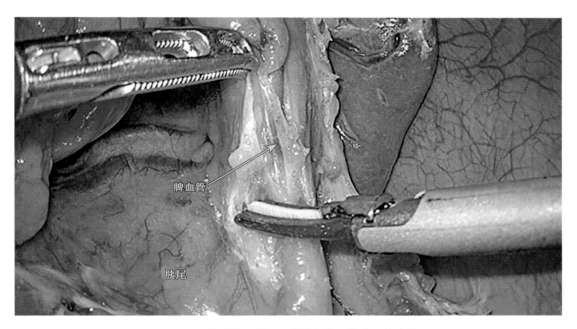

脾血管

胰尾

图 3-24　经左侧入路，于胰尾上缘显露脾血管末端

与脾门区淋巴结清扫的"黄氏三步法"手术操作流程相对应，助手的暴露方式也主要分为三步。第一步，清扫脾下极区域淋巴结：助手将已游离的网膜组织置于右上腹及胃前壁，左手向上提起胃脾韧带起始部，术者用小纱布向左下方轻轻按压胰体尾部下缘，显露脾下极区域（图 3-25）；第二步，清扫脾动脉干区域淋巴结：助手将游离的大网膜及部分胃脾韧带置于胃前壁与肝下缘之间，左手牵拉胃底大弯侧后壁向右上方翻转并张紧余下的胃脾韧带，主刀左手下压胰体部进一步显露胰后间隙的脾动脉区域（图 3-26）；第三步，清扫脾上极区域淋巴结：助手左手钳夹胃底大弯侧并向右下方牵引，主刀左手下压脾门处血管，充分显露脾上极区域（图 3-27）。在操作过程中，助手右手同样可以采用挑、顶、夹、推、挡等方式协助主刀完成脾门淋巴结的清扫。

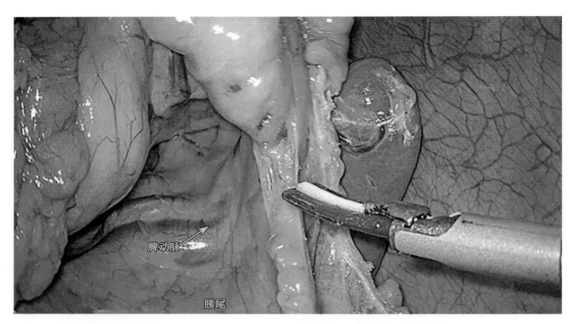

图 3-25 第一步：显露脾下极区域

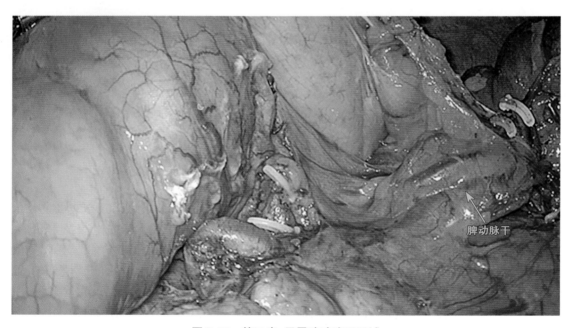

图 3-26 第二步：显露脾动脉干区域

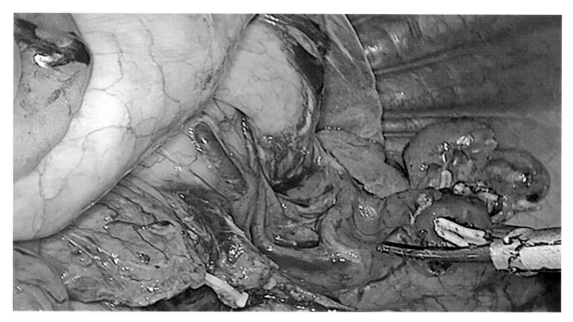

图 3-27 第三步：显露脾上极区域

　　熟识脾门区解剖是腹腔镜脾门淋巴结清扫术的基础，初学者在进行血管裸化和淋巴结清扫等操作时容易迷失方向感，进入错误的解剖层次导致副损伤的发生。胰腺前后筋膜、横结肠系膜前叶、胃脾韧带、脾肾韧带均衍化自胚胎期胃背系膜，虽然解剖形态差异较大，但系膜之间是相互延续的，它们之间的潜在间隙也是相互延伸贯通的，其间的疏松结缔组织彼此相连，容许恶性或炎性病变沿其扩散、蔓延，而包括淋巴结、淋巴管在内的整个淋巴系统均位于系膜内与血管伴行。由于在解剖来源上相互关联，因此术中我们首先充分剥离横结肠系膜前叶及胰腺前筋膜，随后进入胰后间隙显露脾下极血管及部分脾血管主干，而后循筋膜走向分离脾肾韧带及胃脾韧带，从而完全显露脾动脉全程及其各级分支，之后紧贴血管间隙清扫脾动脉旁淋巴结和脾门淋巴结便可得心应手。而起支持营养作用的相应血管和淋巴系统，不论是否存在个体差异与变异，必然走行于这些潜在间隙内。因此可以将胃背系膜两叶之间的间隙作为脾门淋巴结清扫引导游离方向和操作范围的外科平面。且在腹腔镜下操作，由于视野的放大作用和超声刀良好的止血分离效果，我们在清扫过程中可以更清晰地辨认胃周相关筋膜、筋膜间隙、血管及其分支，可以轻松地全程显露脾血管及其各级分支，顺利、高效地完成精确的脾动脉旁及脾门淋巴结的清扫，而不会造成意外的出血和脾脏及胰腺的损伤。

（二）脾下极区域淋巴结清扫

　　超声刀沿横结肠上缘向左分离大网膜至结肠脾曲，而后紧贴胰腺固有筋膜前方沿着胰腺的走行方向剥离胰腺被膜至胰尾上缘（图 3-28）。超声刀在胰尾前方循筋膜延续方向打开胰腺前筋膜进入胰腺上缘的胰后间隙，接着沿胰后间隙进入脾肾韧带与胃脾韧带相延续的间隙，并于胃脾韧带的起始部显露脾血管主干末端，随后循脾血管末端分离，进一步显露脾下叶血管或脾下极血管。助手右手提起该血管表面的脂肪淋巴组织，超声刀非功能面紧贴血管向远端分离，直至脾门处。在分离过程中，一般于脾下极附近的脾下叶动脉或脾下极动脉可显露胃网膜左血管根部（图 3-29）。助手提起胃网膜左血管根部周围的脂肪结缔组织，超声刀沿着该血管表面的解剖间隙将其裸化,并于该血管根部上血管夹后离断,完成 No. 4sb 淋巴结的清扫。此时,助手提起脾叶血管表面的脂肪结缔组织,超声刀继续沿脾叶血管表面的解剖间隙小心、细致地往脾门方向钝、锐性分离。分离过程中,可能遇到从脾叶血管发出的 1~2 支胃短血管(图 3-30)。助手轻轻提起胃短血管,超声刀细致地分离胃短血管周围的脂肪淋巴组织,裸化胃短血管后,于其根部上血管夹并予离断。

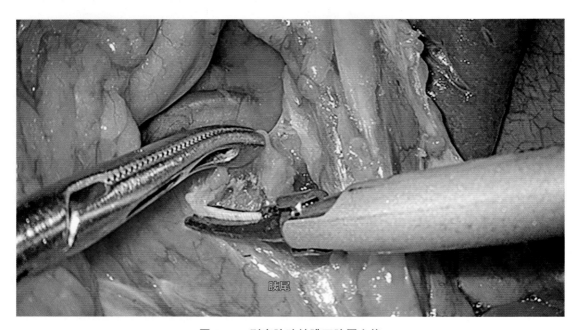

图 3-28　剥离胰腺被膜至胰尾上缘

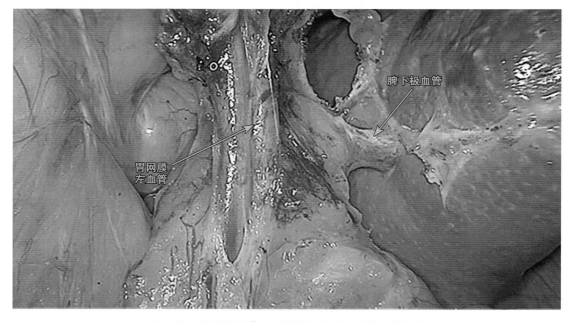

图 3-29　沿着胃网膜左血管表面的解剖间隙将其裸化

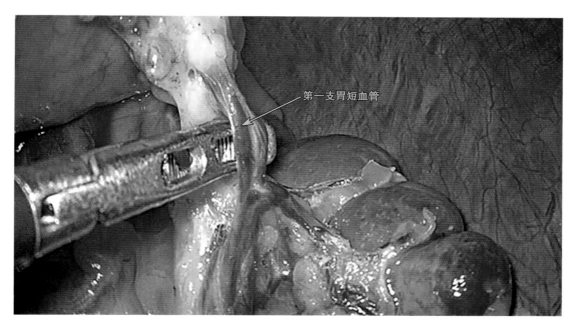

第一支胃短血管

图 3-30　第一支胃短血管裸化后

对于行远端胃大部切除术的患者,胃网膜左血管离断后只需继续向上离断 1~2 支胃短血管即可。然后把胃放回原位,助手将胃体大弯侧中部的大网膜组织向上提起,主刀将胃后壁向下牵引以张紧该处大网膜,超声刀于无血管区切开胃大弯侧的大网膜,紧贴胃大弯分离大弯侧网膜及其血管分支,完成胃大弯侧的裸化。

解剖暴露胃网膜左血管根部是脾门区域淋巴结清扫的起始点,也是手术过程中的难点和关键点。由于网膜左血管可发自脾下叶血管或脾下极血管等分支,当助手将脾胃韧带向上提拉时,有可能把脾下叶血管或脾下极血管向上提起,形似胃网膜左血管。在无法明确相应血管时,不宜盲目予以离断,应充分暴露胰尾上缘的胰后间隙,沿已显露的血管向远端分离进一步裸化该血管至明确其走行。通常应显露入脾血管后再于根部离断胃网膜左血管,以免误断脾叶血管引起脾缺血。行远侧胃大部切除术时,离断胃网膜左血管后,应继续向上离断 1~2 支胃短血管,而后裸化胃大弯。在裸化胃大弯时,可从胃大弯中部开始,先用超声刀在无血管区打开一个操作孔,以便超声刀裸化胃大弯时完全夹闭大弯侧血管。

(三)　脾动脉干区域的淋巴结清扫

助手右手将脾动脉表面已经分离的淋巴脂肪组织向上方提拉,超声刀从脾动脉主干往脾门方向,沿脾动脉表面的解剖间隙裸化脾动脉干至脾叶动脉的分支处,清扫脾动脉远侧端周围的脂肪淋巴组织(图 3-31)。此时,常常会遇到由脾动脉发出的胃后血管,助手夹住胃后血管向上方牵引,超声刀紧贴脾动脉主干分离胃后血管周围的脂肪淋巴结组织,于其根部上血管夹离断,完成 No. 11d 淋巴结的清扫。

虽然脾动脉的起始位置较固定(98.0% 左右起自腹腔动脉),但是部分患者自腹腔动脉发出后会走行于胰腺实质内,与胰腺的关系又有较大变化。因此清扫这些走行的脾动脉周围脂肪淋巴组织时,应注意其与胰腺实质的分界,切勿将胰腺组织当作淋巴结切除,导致术中出血及术后胰漏等并发症的发生。

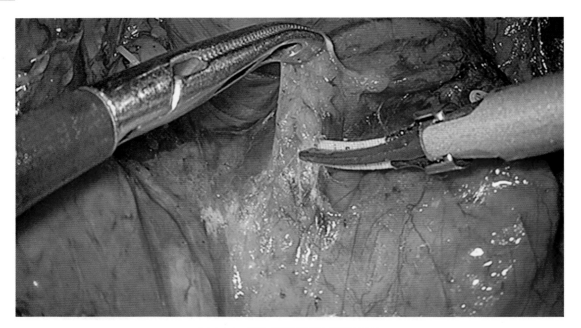

图 3-31 清扫脾动脉远侧端淋巴结

在清扫脾动脉干淋巴结时,应该注意胃后动脉的走行,此时要区分胃后血管和脾上极血管的走行。一般情况下,胃后血管常常是动静脉伴行,向胃壁方向支配胃底的血供,脾上极血管往往仅有动脉走行,不通过脾门血管区,径直走向脾上极。助手这时要上提胃体,主刀手下压胰腺,使胃后血管保持一定张力,便于主刀辨认及游离,当胃后动脉根部被裸化后应优先予以切断,以利于脾门区域的暴露。

脾静脉常位于脾动脉的后内侧,在脾静脉壁表面清扫淋巴结时,主刀的动作要轻柔,尽量用超声刀直接切割,避免钝性分离,防止脾静脉撕裂出血。同时,还应尽量保持清扫下来的脂肪淋巴组织的连续性,以利于助手的提拉、暴露解剖间隙。清扫脾血管后方的脂肪淋巴结组织时,助手左手肠钳轻轻抓持或挡推脾叶血管,右手牵拉淋巴结脂肪组织,可充分显露术野,主刀者将该区域淋巴脂肪组织向左下方牵拉,使手术操作区形成一定的张力,暴露出解剖间隙,便于主刀清除脾门后方的脂肪淋巴组织。

(四)脾上极区域的淋巴结清扫

助手轻轻地提起胃脾韧带内脾血管分支表面的脂肪淋巴组织,超声刀非功能面紧贴着脾叶动脉及脾叶静脉表面的解剖间隙,小心、细致地钝、锐性交替推、剥及切割分离,将脾上极区域各血管分支完全裸化。此时,常有 1~3 支胃短动脉由脾叶动脉发出,走行在胃脾韧带内。助手应夹住胃短血管向上方牵引,超声刀紧贴胃短血管根部细致地解剖其周围脂肪淋巴组织,于根部上血管夹后予以离断。通常位于脾上极的最后一支胃短血管很短(图 3-32),使胃底紧贴脾门,若牵拉不当易被撕裂出血。此时,助手应往右上方适当牵拉胃底充分暴露该支血管,主刀仔细分离其周围的脂肪结缔组织后于根部上血管夹并予离断。

当胰尾位于脾下极并与脾门具有一定距离时,可以行脾门后方淋巴结清扫。助手左手以无损伤抓钳向腹侧提起脾叶血管,右手提起脾门后方的脂肪淋巴组织,主刀左手下压 Gerota 筋膜,超声刀沿 Gerota 筋膜表面分离脾门后方脂肪淋巴组织,并于脾血管的下方将该处淋巴结

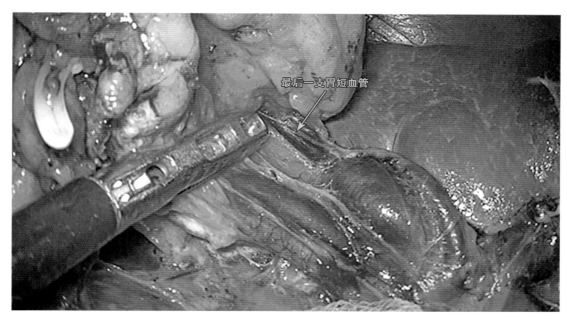

图 3-32　分离显露脾上极最后一支胃短血管

完整清扫。脾门淋巴结清扫过程应在 Toldt 间隙进行,操作平面不宜过深,以免损伤 Gerota 筋膜引起出血。另外,脾脏常常与网膜或周围的壁腹膜发生粘连,脾脏损伤多为脾包膜撕裂出血和超声刀的误损伤。助手牵拉胃体或大网膜时,需用力均匀,缓慢拖拉,若觉有阻力存在,切勿暴力,应寻找粘连的根部并松解。同时在清扫 No. 10 淋巴结过程中须注意脾叶动脉分支数的变异,操作时避免损伤引起出血。至此完成脾门区 No. 10、No. 11d 淋巴结的清扫(图 3-33)。

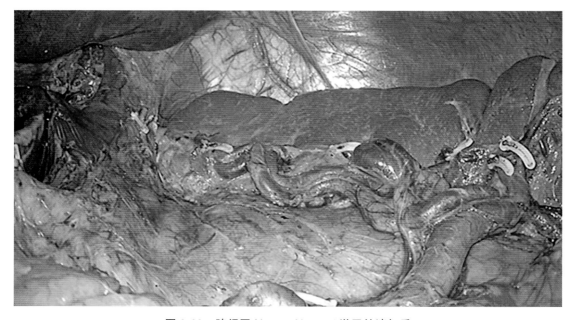

图 3-33　脾门区 No. 10、No. 11d 淋巴结清扫后

脾叶动脉的类型是影响脾门淋巴结清扫的重要因素,在清扫脾门区淋巴结时,血管误损伤的概率随着脾叶血管分支的增多而增大。在裸化脾叶动脉分支数多的患者时,常会误把迂曲游离的脾叶血管当作胃短血管或胃后血管切断而导致脾脏的缺血。但是对于一支型的患者,虽然脾叶血管紧贴脾门,但只要沿着脾血管主干解剖分离即可较好地清扫脾门区淋巴结。而正因为其仅一支分支提供脾脏血供,一旦损伤可引起脾缺血及坏死,对脾脏的影响反而较大。故在脾门淋巴结清扫过程中对于走向不太明确的血管应尽量向其远心端游离,先明确血管走行方向,再考虑是否可予以离断,切勿盲目地切断血管导致不必要的损伤。此外,在行脾门淋巴结清扫过程中,由于集中型的患者脾动脉主干相对较长,脾叶动脉较短且集中,故对脾动脉主干部分的裸化较容易,而且不容易误伤脾叶动脉,但是由于脾叶血管之间的间隙窄小,清扫脾叶血管间隙的淋巴结需更加仔细以避免血管的损伤。而分散型患者脾叶动脉分支细长,导致脾门淋巴结清扫难度和血管损伤的风险都有所增加。

胃短血管也是脾门淋巴结清扫过程必须离断的血管之一,通常有 4~7 支。在暴露胃短血管时应分层分离胃脾韧带,先切开脾侧系膜,再切开内侧系膜,切忌用超声刀盲目夹持大量组织并离断,以免超声刀无法完全闭合血管引起出血。由于胃短血管起自脾叶动脉,故在裸化脾叶动脉的过程中,即可显露胃短血管,应在其根部予以离断。此时,胃短血管尚未出现分支及迂曲,其所需要离断的支数是最少的;越远离根部,胃短血管的分支越多,需要离断的血管及误损伤的概率越大。有些患者胃网膜左血管与第一支胃短血管距离很近,在结扎胃网膜左血管时容易损伤胃短血管。在主刀给胃网膜左血管上血管夹时,助手可向外推开其后方组织,以免血管夹末端将胃短血管损伤。胃短血管越靠近脾上极其长度越短,尤其是最后一支胃短血管,通常很短,使得胃底紧贴脾脏。当淋巴结清扫至脾上极附近时,应该注意该支胃短血管的存在及特点,一方面应避免用力牵拉胃底,另一方面应将该血管裸化后离断,以免超声刀无法完全闭合血管引起出血。部分患者脾上极血供由胃短血管供应,在离断胃短血管后可能会出现脾脏部分缺血。

(郑朝辉 黄昌明)

第五节 远端胃癌分区域完整系膜切除术

一、胃的膜解剖概述

经过近一个世纪的临床探索、技术积累和循证医学论证,胃癌手术不断演进成熟,形成现在的胃癌根治术,即胃肿瘤的 R0 切除加区域淋巴结 D2 清扫,以及相应的消化道重建。肿瘤切除及淋巴清扫关系到术后长期生存,因而是手术成败最重要的指标,其中淋巴清扫是外科治疗技术中研究最为深入和相对较成熟的领域,但迄今仍有许多待解之谜。根据日本胃癌处理规约中的胃淋巴结分组,国内外的胃癌治疗指南及质控标准都对胃癌淋巴清扫的数目做了具体的要求,但对于淋巴清扫的边界均无明确的界定,因此在实践中仍存在着很多模糊之处。基于个人经验的血管导向、层面导向、模块化淋巴清扫等各种手术范式不一,最终导致胃癌治疗无法进行可复制的标准化手术和有效的手术质控。此外,胃癌淋巴结转移规律、系膜内癌结节、脉管侵犯、神经浸润等肿瘤生物学现象及个体差异等临床问题的存在,突显出单纯的淋巴结清扫的认知局限性,膜解剖由此兴起。其初衷即是将手术解剖学与肿瘤生物学行为结合,以完整系膜切除的理念完善淋巴廓清术,同时创新建立胃癌膜解剖手术方案,以解决规范和完整的淋巴清扫及技术流程等临床问题。

膜解剖是在临床实践经年积累、临床基础研究和医学工业科技不断进步等多方面因素作用下孕育而生的外科学新理念。在结直肠癌治疗中,基于膜解剖的全直肠系膜切除术(TME)和完整结肠系膜切除术(CME),较理想地解决了结直肠癌淋巴清扫技术环节的完整性和彻底性问题,有效地提高了结直肠癌手术治疗的长期生存效果,是结直肠癌治疗的里程碑。相比而言,胃的膜解剖研究起步较晚,但因为有腹腔镜等现代微创技术应用,胃的膜解剖得以进行细微观察并获实证,极大地推动了胃癌膜解剖研究。目前影响较大的有国外的Coffey等提出的系膜解剖(mesentericanatomy)理论,篠原尚等和三毛牧夫的筋膜解剖(interfascial anatomy)理论以及国内龚建平和池畔的膜解剖(membrane anatomy)理论[6]。尽管各个理论间仍存在着较多的交叉与模糊之处,但这样的学术碰撞也不断地推动着膜解剖理论的发展。

回顾外科百年的发展史,手术的进步与创新都是基于解剖学理论的突破,膜解剖亦然。完整膜解剖学应包括理论膜解剖和应用膜解剖两部分内容:前者是指对生物进化、胚胎发育、尸体解剖及术中解剖中的一些组织结构基本事实进行科学、规范的定义、命名和诠释,在此基础上通过示意图、三维重建等多种手段,推演膜解剖假说/模型;后者应用理论膜解剖学指导手术,制订合理的手术方案,实现胃及其系膜游离和切除,并最终通过循证医学证实膜解剖学的临床意义。两者是有机统一的整体,理论膜解剖的目的是更好地指导应用膜解剖,而应用膜解剖可对理论膜解剖进行适当的补充和完善。

二、基于胚胎发育学的理论膜解剖

膜解剖名词命名的混乱不利于临床医生交流。从胚胎学来理解膜解剖的科学性,完善膜解剖理论,有利于外科医师在膜解剖研究及实践中形成共识。

(一) 人体消化系统在物种进化和胚胎发育中的基本事实

动物的消化系统由消化道和消化腺两部分组成,是随着物种进化而不断进化发展的。在早期单细胞生物进化到无脊椎动物,出现了原始消化管,并分化为前肠、中肠和后肠,其后逐步进化出消化腺器官(肝、胰)。脊椎动物为了适应复杂多变的环境,其消化系统进一步发展并高度分化,形成成熟的消化道与消化腺。人类消化系统作为动物进化中最高级的器官系统,拥有最复杂的形态、功能和组织关联,而人胚胎发育过程似乎是动物器官进化过程的再现。

人的胚胎发育始于单细胞受精卵,通过不断的卵裂形成囊胚,并逐渐形成内、中、外三个胚层。中胚层与外胚层内卷融合,形成体壁;中胚层与内胚层向内卷折形成原肠。而体壁中胚层和脏壁中胚层细胞形成覆盖原肠的双层膜状结构即原始系膜。原始系膜依据与原肠及体壁的位置关系,分为腹系膜和背系膜,分别将原肠固定于前后体壁。原肠在发育过程中逐渐形成功能各不相同的前肠、中肠和后肠,与此对应的血供来源分别是腹腔干、肠系膜上动脉和肠系膜下动脉,此三条动脉主干是腹部消化器官与后腹壁组织之间的唯一刚性结构联系。这也是消化道最原始的结构形态,从无脊椎动物进化到哺乳类乃至人类,这一特征保留至今。

(二) 消化腺发育及肠旋转对上消化道形态的影响

消化器官及附属结构在进化过程中经历了复杂的形态和结构关系的演进,以适应器官功能和结构稳定(膜融合)。在胚胎发育过程中,消化道以肠系膜上动脉及脐为轴心,进行逆时针的旋转,同时还伴随着消化腺的发育,形成最终形态复杂的成熟消化系统。

前肠的旋转发育较中肠和后肠大不相同,除了前肠在发育过程中旋转融合固定于腹壁外,还穿插着肝、胰等消化腺的发育和移位。肝脏源自内胚层,胚胎学上应归属于前肠腹侧系膜,因其功能的重要性,发育成人体最大的实质脏器,占据了右上腹并挤占了部分左上腹。胃则主要为了适应单次大量进食及储存食物的功能需要而进化膨大,受肝脏挤压其发展空间与方向自然由中轴偏向左侧。

胰腺胚胎发育中经历着更为复杂的旋转、融合,对胃十二指肠及其系膜的形态、位置和膜融合具有最重要的影响。胰腺同样来自内胚层,归属于前肠系膜,是由分别源自腹侧和背侧系膜的两处胰芽发育融合而成,其中背侧胰芽略居上方,发育成部分胰头(约1/3)和胰体尾,并向左生长延伸,带动前肠(胃十二指肠)背侧系膜一起向左下延伸并与腹后壁融合固定。在成年人亦能找到这样的残留痕迹,即胰腺与后腹壁之间存在乏血管的融合间隙(图3-34、图3-35);腹侧胰芽发育成胰头其余部分,由前向右再向后顺时针旋转,与背胰融合成完整胰腺后固定于后腹壁,在此期间腹胰的旋转带动了腹侧系膜向后与背侧系膜融合,因而,前肠腹侧系膜上份延续于小网膜,向下终止于十二指肠,中份包绕肝十二指肠韧带,成为肝十二指肠韧带前侧、右侧及部分后侧表面之浆膜。

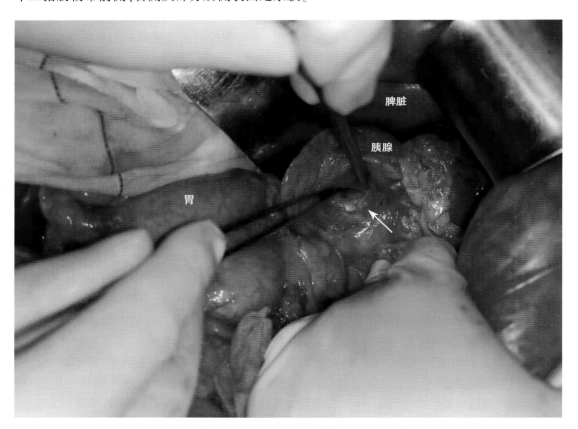

图3-34 胰腺与后腹壁之间乏血管的融合间隙(箭头)

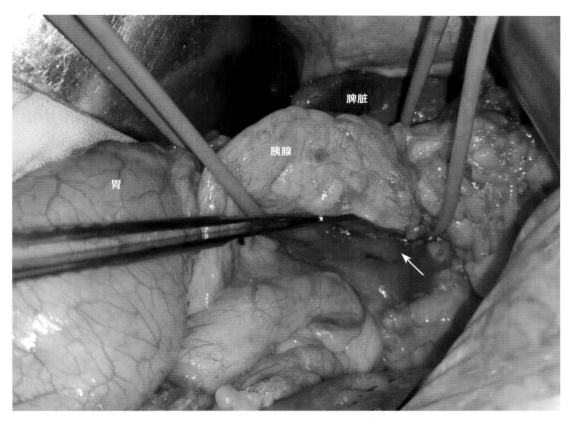

图 3-35 胰腺可以整体从后腹壁无血化地游离（箭头）

（三）从胚胎发育学角度认识胃的系膜

在胚胎发育过程中，由于肝脏挤压和十二指肠的固定，胃在右侧旋转、膨大受限，其腹侧系膜亦逐渐萎缩退化，最终成为小网膜，并与十二指肠腹侧系膜延续覆盖肝十二指肠韧带。胃通过向左下膨大旋转，带动着胃背侧系膜大部转向左下，并与周围器官组织融合固定，胃的形态也成为我们现在熟悉的"半月形"。

胃背侧系膜包被前肠供血动脉，即腹腔动脉干及其分支和伴行的静脉、淋巴、神经及充填其间的脂肪结缔组织（"信封样结构"）[7]，在向左向下延伸中，其左侧面与后腹壁融合，浆膜结构退化，仅残留筋膜间隙；背系膜右侧面形成小网膜囊后壁、胰腺被膜及横结肠系膜前叶，部分继续越过横结肠向下延续为大网膜。在原肠期，消化道的主要血供都是来源于背侧系膜的三支主要血管，在发育成熟后亦是如此。上述结构特点决定了胃癌根治术中主要面对的问题是胃背侧系膜的处理。

（四）原肠系膜的"系膜床"（Gerota 筋膜）

前文提到，体壁和脏壁中胚层细胞形成覆盖原肠的双层膜状结构即原始系膜。按照 Coffey 的理论，肠系膜是一个从十二指肠空肠曲到直肠的完整而连续的独立器官结构。实际上从整体看，肝脏、胰腺等消化腺是系膜的组成部分，原肠及其系膜作为一个整体，通过血管（腹腔干、肠系膜上动脉、肠系膜下动脉）及融合筋膜固定于"系膜床"

（Gerota 筋膜）。我们通过尸体解剖也还原证实了这样的想法,即可以将整个消化系统从后腹壁分离,并只留下腹腔干、肠系膜上动脉和肠系膜下动脉三支刚性结构(图 3-36~图 3-38)。

Gerota 筋膜,又称肾前筋膜,是位于腹后壁的一层致密的纤维结缔组织的膜性结构,覆盖在肾、输尿管、生殖血管的表面,紧贴于腹膜外脂肪,越过腹腔动脉及下腔静脉前方,与对侧的肾前筋膜相延续,向下消失于腹膜外筋膜中,向外侧与侧腹壁的腹横筋膜相延续,在十二指肠水平及其头侧,走行于胰头后方(图 3-35),与膈下筋膜相延续。胚胎发育过程中所有的肠管扭转、胰腺发育及融合悬吊于后腹壁等均是在此平面上展开,因此,Gerota 筋膜是胃/肠手术膜解剖的重要解剖学标志。通俗点理解,如果把腹腔比作一个房间的话,Gerota 筋膜就是地毯,消化道及其系膜就是摆放在地毯上的家具,供血血管则是家具的腿。

（五）广义的 Toldt 间隙

胚胎发育过程中,背侧系膜的脏腹膜与壁腹膜发生融合,间皮细胞退化,使得肠系膜的背侧面变为筋膜,并与 Gerota 筋膜融合固定。筋膜间隙的存在主要有两个作用:一是对器官、结构的固定作用,二是对器官、结构的缓冲作用,这在胃的发育过程中尤其明显。

在过去,通过剪刀和手术钳无法完整地分离和显示这些筋膜间潜在的间隙,而对其认识不足,因此经典 Toldt 间隙主要局限于中腹部,即升结肠与降结肠,且经历了漫长的时间才逐渐为人们所接受。在近现代,随着能量器械和腔镜等光学设备的大规模使用,可在手术中实

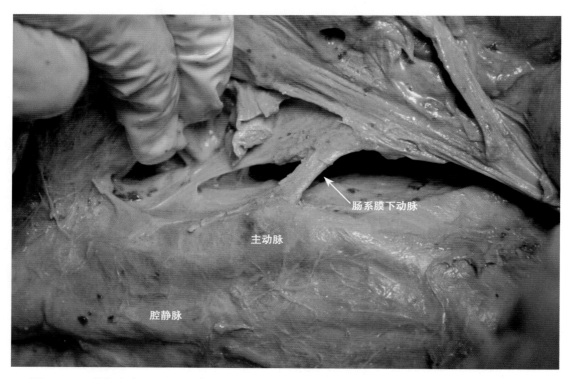

图 3-36 尸体解剖中,将结肠系膜整个从后腹壁分离,显露肠系膜下动脉,覆盖后腹壁主动脉及腔静脉前方的即为 Gerota 筋膜

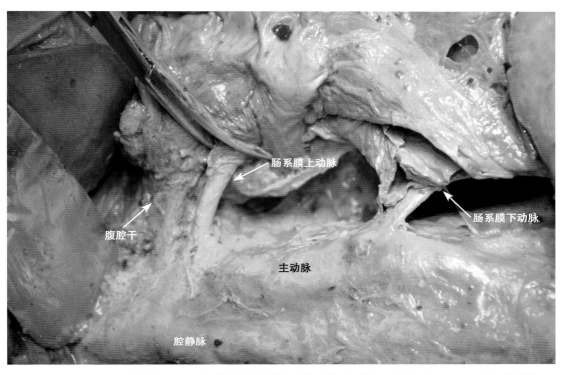

图 3-37　沿 Gerota 筋膜向头侧可将整个消化道与后腹壁分离,依次显露腹腔干、肠系膜上动脉及肠系膜下动脉

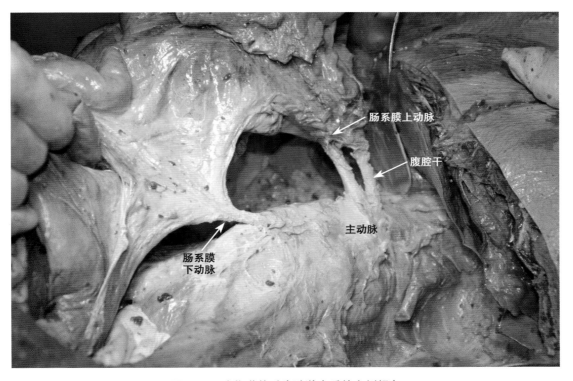

图 3-38　消化道从后腹壁游离后的左侧视角

时显露此潜在空间,使得我们对 Toldt 间隙有了更深的认识。笔者以为,应将此间隙的范围进行扩大而重新定义。

在原肠旋转前,结肠即中后肠所在的经典 Toldt 间隙与前中肠背侧的潜在间隙本就是同一间隙,而此融合间隙向上腹部延伸过程中,则被发育延伸的胰腺所阻断。实际上,当我们以 Gerota 筋膜为平面导向,并将胰腺视作前肠背侧系膜组成部分整体进行剥离,则可以发现 Toldt 间隙可以一直向头侧延续直至膈肌脚。尸体解剖结果也证实此观点,当将消化道整体向上提起,可看到支配肠管的三支血管及胰腺上下方的融合间隙位于同一平面(图 3-37、图 3-38)。在结肠癌手术中,当我们循 Toldt 间隙还原结肠系膜与 Gerota 筋膜的位置关系时,可发现其向外最终止于背侧系膜与侧腹膜的融合,即诸多学者描述的"膜桥";向头侧则可清晰地显露胰后间隙,并将胰腺整块从系膜床进行分离(图 3-39 ~ 3-42)。

这些胚胎发育中的基本事实及重新辨析定义的 Gerota 筋膜及 Toldt 间隙等概念,是理论膜解剖的基本框架,亦是应用膜解剖所要遵行的基本原则。

三、理论与应用膜解剖的冲突与妥协

(一) 全系膜切除到完整系膜切除到分区域系膜完整切除

肠系膜的分布表现为连续、不均匀,即血管表面浆膜延续分布,至血管根部集束化包裹,因此全系膜切除应在血管根部离断。按照理论膜解剖设计手术方案,应在 Gerota 筋膜前方的腹腔干根部进行离断。而实际上,腹腔干支配整个前肠系膜而并非单独胃系膜,腹腔干根

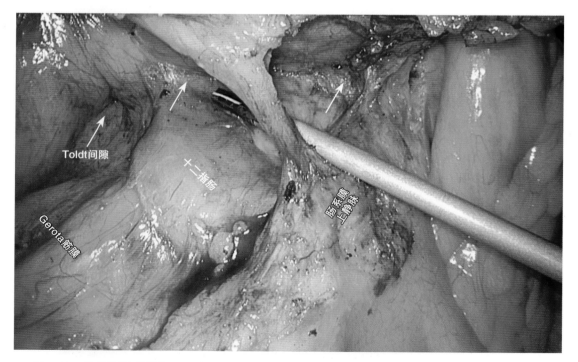

图 3-39 将升结肠系膜沿 Toldt 间隙向头侧游离,可见 Toldt 间隙是向上腹部延续的连续间隙(箭头)

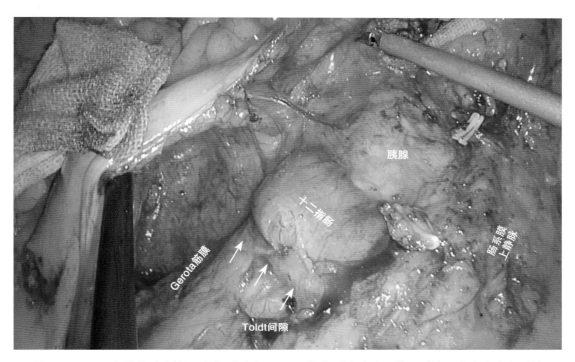

图 3-40　Toldt 间隙前壁为结肠系膜,后壁为 Gerota 筋膜,后者在十二指肠后方一直向上腹部延续(箭头)

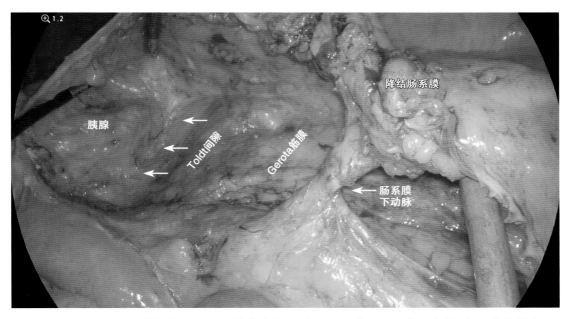

图 3-41　左半结肠系膜整体从 Gerota 筋膜游离后,降结肠系膜于肠系膜下动脉根部呈集束样分布,向头侧游离可清晰显露胰后间隙,外侧系膜与侧腹膜融合为半透明的膜状结构,即"膜桥"

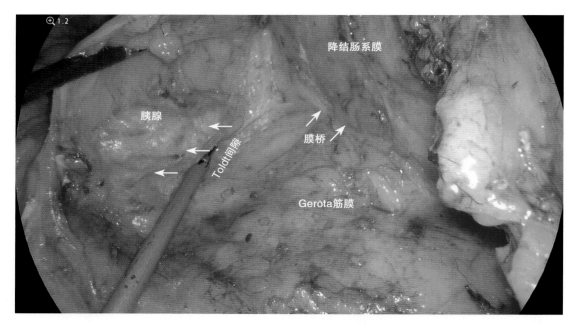

图 3-42 胰后间隙及"膜桥"近面观

部离断完成的是前肠系膜的全系膜切除,这超出了胃癌完整系膜切除的范畴(图 3-43、图 3-44)。与中后肠单纯的旋转不同,前肠在旋转时,其系膜内还发育出了肝、胰等消化腺。腹腔干在此过程中伴随胰腺的延伸而在胰腺表面不断延长和分支,以供给胃及附属消化器官。因此,前肠的全系膜切除是真正符合理论膜解剖的手术方案,但因包括了肝、胰等重要生命器官的切除与实际操作冲突而无法实现。

如前所述,胃的背侧系膜在胰腺表面延续成了胰腺包膜。那么,循胰前间隙行包括大网膜、胰包膜和小网膜囊在内的网膜囊外切除是比较符合理论膜解剖中胃的完整系膜切除的。

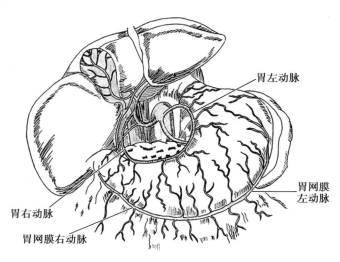

图 3-43 胃的毗邻器官及固有血管

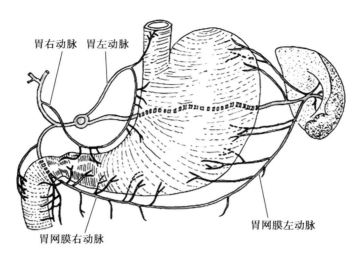

图 3-44　腹腔干支配的包括胃、十二指肠以及肝胆胰在内的整个前肠及其系膜

但实际上肝脏本身就是系膜的一部分,临床难以完整切除网膜囊,故网膜囊切除多指横结肠系膜前叶和胰腺被膜的半封闭式切除。在腔镜手术中,剥离胰腺被膜和横结肠系膜前叶较难维持准确的分离平面,并会增加出血、胰漏、淋巴瘘、系膜剥离不全等并发症的风险。更重要的是,日本 JCOG1001 最终结果也证明了网膜囊外切除并无生存获益从而不再为指南所推荐[8]。理论与应用膜解剖在此发生冲突而需要作出妥协和调整。

　　血管的胚胎形成过程决定了无论变异与否,血管的走行总是位于相关的筋膜间隙内,胃的淋巴回流也同样遵循筋膜的胚胎学来源。按照龚建平的"信封"理论,胃的固有血管、淋巴组织等均位于系膜内这样一个理论上密闭的空间内,且在血管根部呈集束样的融合。因此,在远端胃癌根治术中,循胃的 4 支重要的固有动脉将胃的系膜分为 4 个区域进行整块切除是兼顾理论与应用膜解剖的可行的手术方案(图 3-45)。

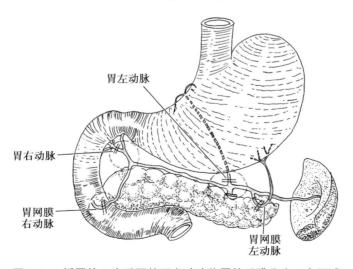

图 3-45　循胃的 4 支重要的固有动脉将胃的系膜分为 4 个区域

（二）胃大弯系膜与横结肠及其系膜的分离

在胃癌根治术中,一般都是从分离大网膜开始,随后分别向右处理胃网膜右系膜和向左处理胃网膜左系膜,完成远端胃大弯分离。这一过程在理论膜解剖视角下应理解为胃背侧系膜与横结肠及其系膜的融合间隙的解剖分离。

理论上,升降结肠旋转后附于侧腹壁,其系膜呈扇面与 Gerota 筋膜融合,该融合面即外科医师最熟悉的 Toldt 筋膜。横结肠及其系膜的旋转融合则相对复杂,在其融合固定于腹后壁的过程中,毗邻的胃、胰、近端空肠及其系膜也发生了复杂的发育变化。胃背侧系膜靠近背壁部分覆盖于胰腺表面并浆膜化为胰腺被膜(网膜囊后壁一部),并延续向下覆盖横结肠系膜,成为横结肠系膜前叶,并止于胰头和脾门而并不覆盖结肠肝曲与脾曲系膜。

如果把横结肠及其系膜分成左中右三部,则胃大弯系膜与这三部之间的分离各有不同(图3-46):①按前述,中部横结肠系膜区域,理论膜解剖妥协于应用膜解剖离断大网膜显露网膜囊即可。②右侧部横结肠分离也是清扫胃幽门下区的过程。理解了理论膜解剖中关于横结肠系膜与胃系膜之间的融合,则很容易解剖并明辨此融合间隙,进而可无血化依次显露结肠中动静脉、胃结肠干、副右结肠静脉和胃网膜右动、静脉。③左侧分离同样按膜解剖理论指导,寻找胰前融合间隙,根部处理胃网膜左动、静脉,实现胃网膜左系膜的游离和切除。

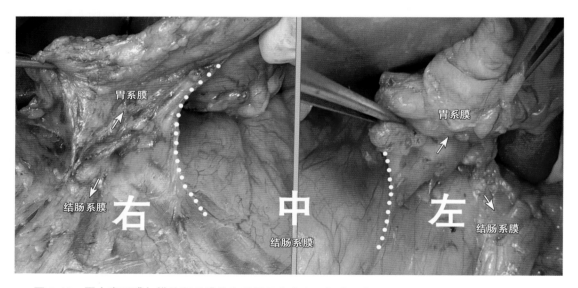

图3-46　胃大弯系膜与横结肠系膜分离后显示左中右三部分。右侧为幽门下区胃网膜右系膜与结肠系膜间的融合间隙。中为完整保留的横结肠系膜。左为胃网膜左系膜与结肠系膜的融合间隙

（三）幽门上区的膜解剖理论与应用的妥协

胃幽门上区是迄今为止膜解剖研究最语焉不详的区域,无论是胚胎发育角度还是成年后局部膜结构,文献几无述及。大致推测,胚胎期前肠的腹侧系膜与背侧系膜在胃旋转过程中卷曲融合而形成腔室样结构——网膜囊。位于胃小弯的腹侧系膜即肝胃韧带由头侧向十二指肠延伸,在十二指肠球部上方延续为十二指肠系膜,并以浆膜化的结构骑跨覆盖在肝十二指肠韧带表面,其右侧缘包绕胆总管并转向后面;肝十二指肠韧带是由腹侧系膜和背侧系膜融合而成,其中重要结构如肝固有动脉和门静脉应源自背侧系膜。

如果以上推测成立,那么胃幽门上区肝十二指肠韧带腹背侧系膜的融合不能不说非常彻底,无论是尸体解剖还是手术所见,均无法找到这种融合的间隙或平面痕迹,因此,膜解剖在该区域应用时也只能作出妥协,手术仍然要以血管(肝固有动脉)为导向进行(图3-47),系膜组织包括胃右血管、淋巴、脂肪结缔组织等也应整块切除,这与膜解剖理念所倡导的模式并不相悖。

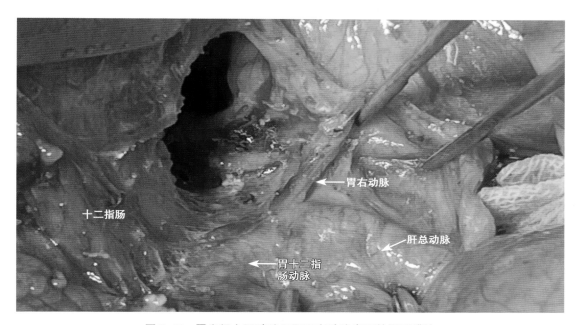

图 3-47　胃幽门上区骑跨于肝固有动脉表面的胃系膜块

(四) 胰腺上区的膜解剖应用

胰腺上区胃背侧系膜以膜块的形态平铺于背侧深面的 Gerota 筋膜上,胃背侧系膜与 Gerota 筋膜之间的疏松间隙即笔者前述的广义 Toldt 筋膜,后者在手术分离中可展现出清晰的乏血管空间,是系膜完整切除的理想分离平面。根据远端胃癌根治术和全胃根治术淋巴清扫范围的不同,可将胰腺上区大致分成两部分,即胰腺上区中央区和胰腺上区左上区,二者常以胃后动脉为界,胃后动脉缺如时,则以脾动脉中点至左膈肌脚左侧缘连线为界。

胰腺上区中央区有前肠供血动脉腹腔动脉干及其主要分支胃左动脉和脾动脉起始段走行于胃背系膜内,该区清扫涉及 No. 7、No. 8a、No. 9、No. 11p 等淋巴。中央区系膜结构深,基底高低不平,腔镜下视角受限,导致该区域清扫具有一定难度。临床实践中,大多选择胰腺上缘胃左动脉与脾动脉交角处入路,该入路最为直接,容易进入胰上 Toldt 间隙,并找到深面相对平整的 Gerota 筋膜,继之以后者作为平面导向,将 Toldt 间隙向周围拓展。向左拓展至胃后动脉,即达到远端胃癌清扫在该部之边界;向右拓展过程中,可依次显露胃左动脉、腹腔动脉干、冠状静脉、肝总动脉等,无须单独寻找显露某一支血管(图3-48)。上述技术细节,均是在膜解剖理念指导下进行融合间隙的分离,妥善处理显露良好的动静脉干,即可实现该区域的系膜完整切除。

(五) 关于脾门区系膜解剖的理解

在本书前面章节对脾门区理论膜解剖及应用已做阐述,此处不再展开。简言之,合理的脾门区系膜切除也应遵循膜解剖理念进行,无论首先从胰腺下缘入路还是胰腺中央区入路,

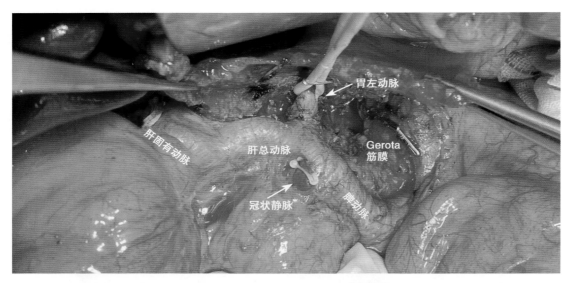

图 3-48 胰腺上区胃背侧系膜以膜块的形态铺于深面的膜床（即 Gerota 筋膜）之上

首先应该寻找并进入融合间隙（广义 Toldt 间隙），而不是血管平面。循融合间隙的分离可依次自然显露脾门血管，并整块切除骑跨脾门浅面的系膜块（图 3-49），此过程中需要由下至上依次离断胃网膜左动静脉、胃短血管，整体切除胃网膜左系膜。

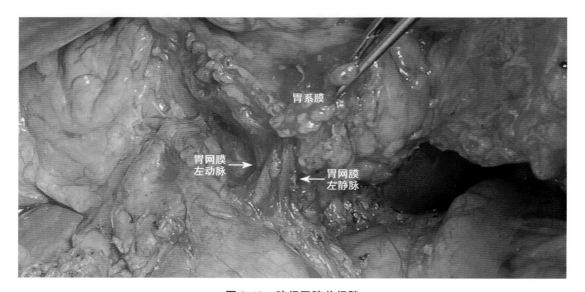

图 3-49 脾门区胰前间隙

四、应用膜解剖之远端胃癌分区域完整系膜切除术

遵循着不接触肿瘤、正确入路、基于 Toldt 间隙分离、以 Gerota 筋膜等为平面导向及整块切除的技术要点，我们按远端胃癌根治术中需要处理的胃的四支主要固有血管，将胃的系膜分为相应的区域进行整块切除[9]，提出远端胃癌分区域完整系膜切除术（regional en bloc mesogastrium excision，rEME）的概念。

（一）幽门下区胃系膜完整切除手术步骤

1. **手术入路**　横结肠上缘中央处入路大网膜无血管区开始（图 3-50），自左向右分离至结肠肝曲（图 3-51），随后助手将大网膜翻起至胃体上方，并用左手无创钳抓起靠近幽门处胃大弯向上、向头侧翻起，显露胃后壁及胰腺。助手右手提起胃系膜并保持张力，术者左手持结肠系膜反向牵拉保持一定张力，显露胃结肠系膜间隙（图 3-52），此过程中助手配合术者进行微暴露，协助进一步显露融合间隙，直至游离至十二指肠降部内侧缘。

2. **分离层面**　沿胰腺下缘于胰颈部（肠系膜上静脉投射点）打开胰包膜（图 3-53、图 3-54）。进入胰腺前间隙（图 3-55、图 3-56）。助手左手提胃进行大暴露，右手提胃系膜行微暴露，术者反向牵拉结肠系膜，两者配合沿这个层面向右分离。

3. **显露血管**　在胰腺前间隙依次显露结肠中静脉、胃结肠静脉干、副右结肠静脉、胃网膜右静脉（RGEV）、胃网膜右动脉（RGEA）、幽门下动脉。RGEV 通常在 RGEA 前方，与胰腺表面构成一个三角形（即胃网膜右金三角），是切断血管的重要标志（图 3-57）。

4. **系膜完整切除**　通过循胰前间隙分离，包含十二指肠周围的淋巴、脂肪组织及 No.6 淋巴结在内的幽门下区胃系膜被整块切除（图 3-58）。

（二）幽门上区

1. **手术入路**　完成幽门下去系膜切除后，可顺势沿着胃十二指肠动脉（GDA）表面入路，进行幽门上区系膜游离和切除。

2. **分离层面**　继续循胰前间隙，以 GDA 为导向向头端游离（图 3-59）。助手左手仍然抓持胃后壁行大手术视野的暴露，右手持无创钳提起胃系膜行微暴露。

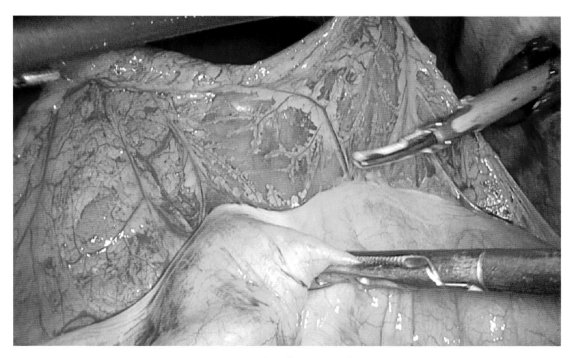

图 3-50　大网膜中央无血管区

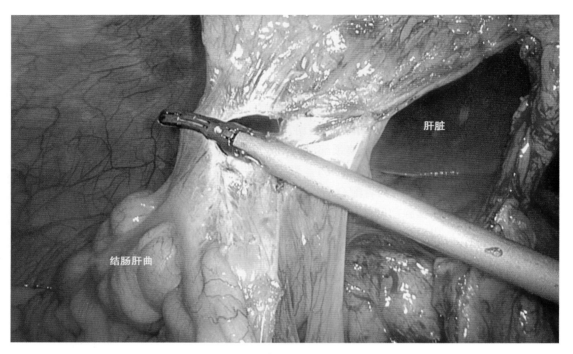

图 3-51 大网膜向右分离至结肠肝曲

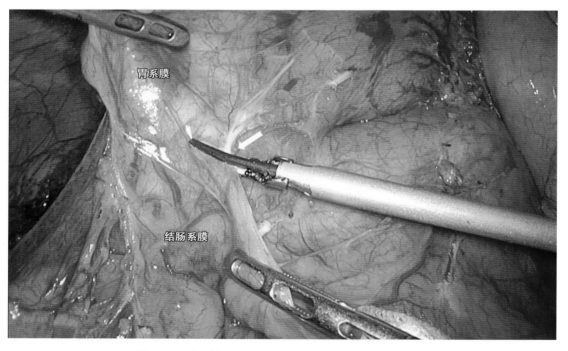

图 3-52 助手协助主刀显露胃结肠系膜融合间隙(箭头)

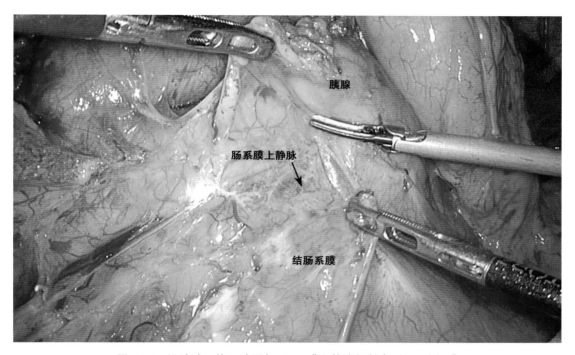

图 3-53 沿胰腺下缘于胰颈部(肠系膜上静脉投射点)打开胰包膜

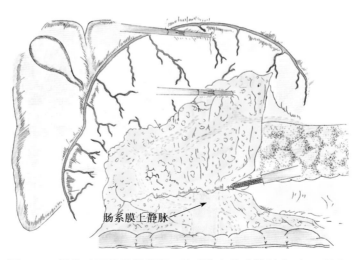

图 3-54 沿胰腺下缘于胰颈部(肠系膜上静脉投射点)打开胰包膜(示意图)

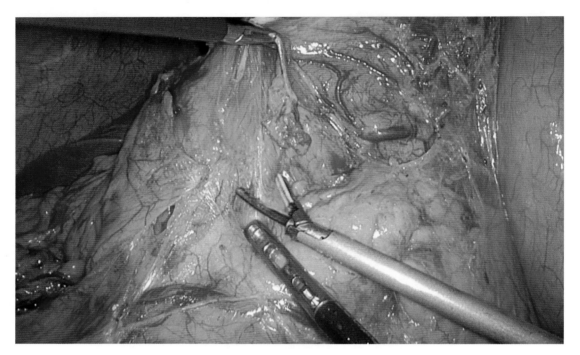

图 3-55 循胰前间隙分离

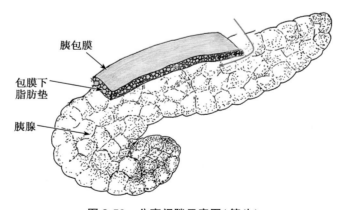

图 3-56 分离间隙示意图(箭头)

胰包膜

包膜下
脂肪垫

胰腺

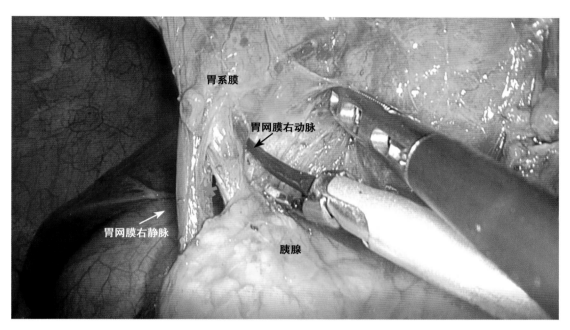

图 3-57　显露胃网膜右动、静脉(箭头)及网膜右金三角(*)

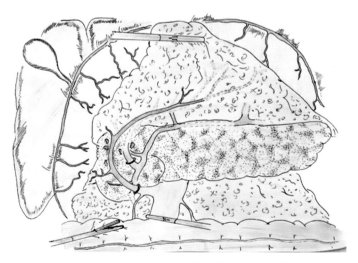

图 3-58　幽门下区胃系膜整块切除示意图

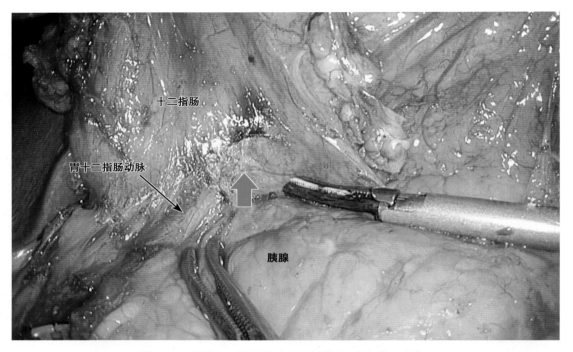

图 3-59 循胃十二指肠动脉向头侧游离（蓝色箭头方向）

3. **显露血管** 沿着 GDA 向头侧游离，首先显露肝总动脉及肝固有动脉。继续沿上述层面、沿肝固有动脉向头侧游离，显露胃右动脉（RGA）。助手提起胃右动脉及其系膜，术者左手持钳按压胰腺保持张力，循胰前间隙向上分离至十二指肠球部上缘，尽量在十二指肠边缘打穿系膜进行"开窗"（图 3-60）。助手横跨胃右动脉夹持血管及系膜向上提起，术者沿肝固有动脉（PHA），胆总管作为右边界，门静脉作为左边界游离至肝门（图 3-61）。

RGA 附属的幽门上区的胃系膜得以游离，通过在根部结扎离断 RGA 完成幽门上区胃系膜的整块切除（图 3-62、图 3-63）。

（三）**胰腺上区**

1. **手术入路** 在胃左动脉（LGA）与脾动脉连接处，即脾动脉起始段入路（图 3-64、图 3-65）。

2. **分离层面** 助手左手持无创钳抓持胃左系膜集束行大手术视野暴露，右手配合术者超声刀行微暴露。术者持钳或借助纱条反向按压胰腺，使胃胰皱襞保持张力，紧贴胰腺表面打开胰腺包膜，并沿胰腺上缘向背侧深面游离，显露 Gerota 筋膜为标志的胰腺后方的 Toldt 间隙（图 3-66）。此平面分离中脾动脉起始段、胃左动脉根部可依次显露。

3. **显露血管** 助手左手保持张力，右手配合术者牵拉胃系膜保持张力。术者寻 Toldt 间隙，向左侧游离拓展，直至显露胃后血管（保存）。胃后血管缺如的患者，则以脾动脉中段为界。继续沿此间隙向右侧游离拓展，可轻松显露冠状静脉和胃左动脉（图 3-67、图 3-68），并在根部进行离断。

4. **系膜完整切除** 跨过 LGA，继续沿 Toldt 间隙，下方以肝总动脉为界，向右侧游离，可与前述幽门上区游离层面汇合（图 3-69）。最后沿 Gerota 筋膜向头侧继续分离直至下段食管壁，完成胰腺上区胃系膜的整块切除（图 3-70、图 3-71）。

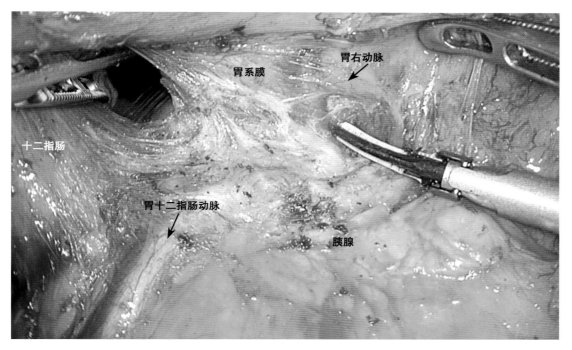

图 3-60　循胃十二指肠动脉分离胃右动脉附属系膜

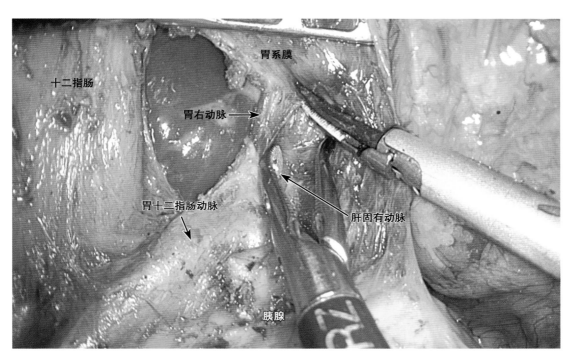

图 3-61　循肝固有动脉游离胃右动脉附属系膜

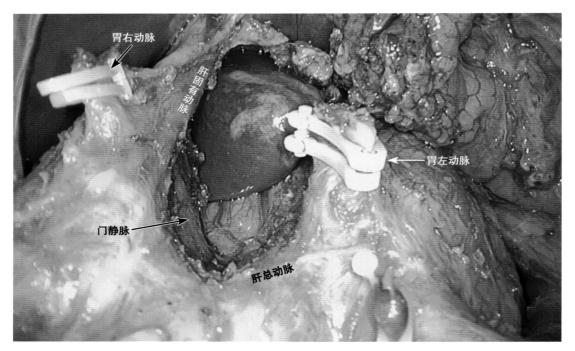

图 3-62　胰腺上区胃系膜整块切除后

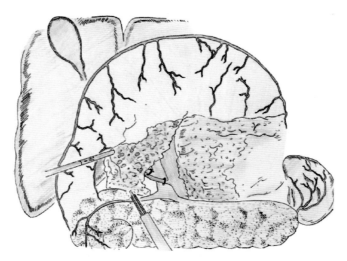

图 3-63　幽门上区胃系膜整块切除示意图

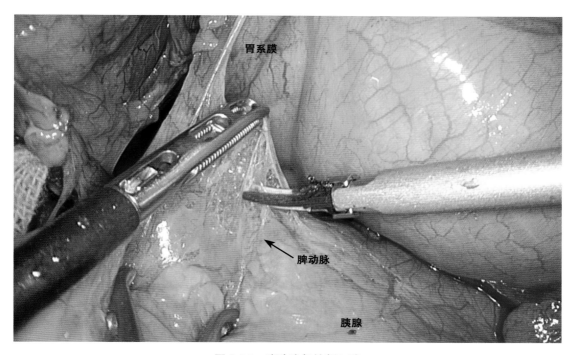

图 3-64　脾动脉起始部入路

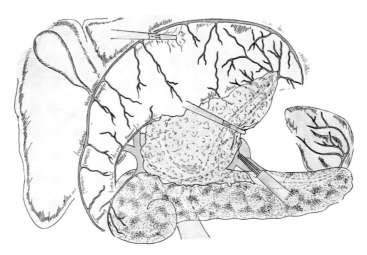

图 3-65　胰腺上区系膜整块切除手术入路示意图

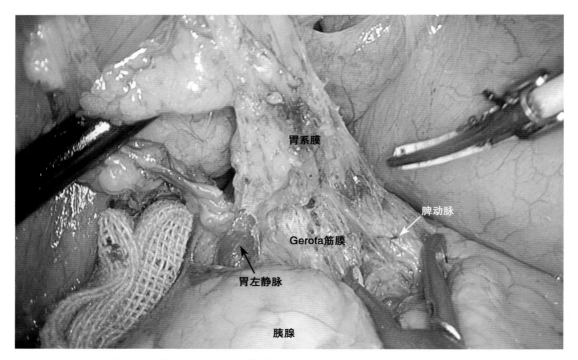

图 3-66 游离显露 Gerota 筋膜，以 Gerota 筋膜为导向拓展 Toldt 间隙

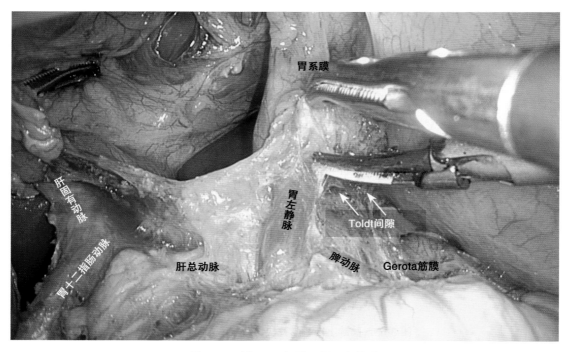

图 3-67 循 Toldt 间隙显露冠状静脉

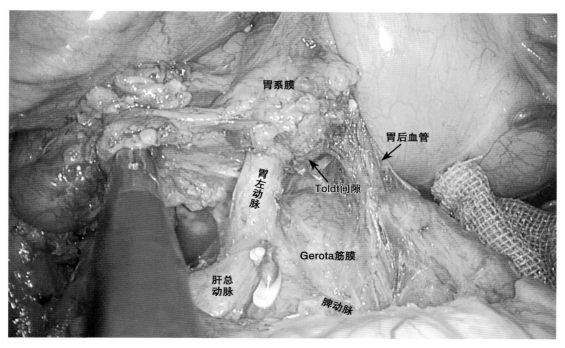

图 3-68 循 Toldt 间隙显露胃左动脉、胃后血管(箭头)

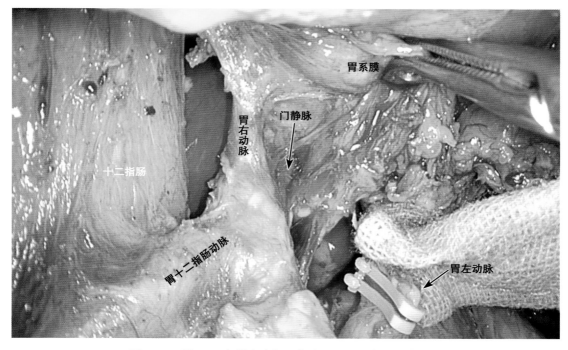

图 3-69 循 Toldt 间隙向右拓展与幽门上区汇合后整块切除

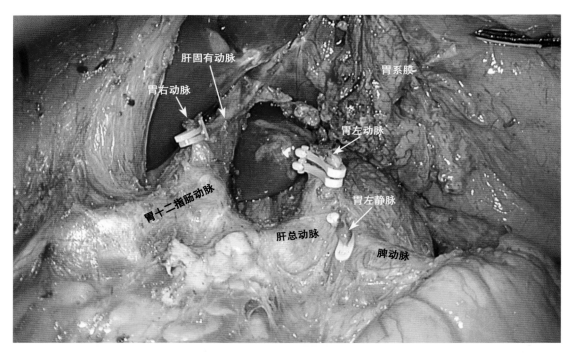

图 3-70　胰腺上区胃系膜整块切除后

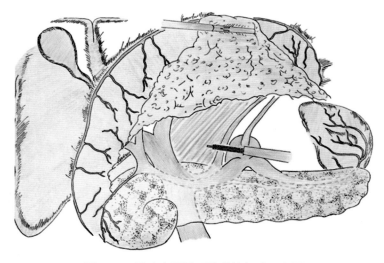

图 3-71　胰腺上区胃系膜整块切除示意图

（四）脾门区

1. **手术入路**　横结肠上缘大网膜无血管区开始自右向左分离至结肠脾曲（图 3-72），随后助手将大网膜翻起至胃体上方，并用左手无创钳抓起胃大弯向上、向头侧翻起，显露胃后壁及胰尾（图 3-73、图 3-74）。胃与结肠系膜融合处入路。

2. **分离层面**　打开胰腺包膜进入胰前间隙。助手右手提起胃系膜并保持张力，术者左手持钳或用纱布按压胰腺保持一定张力，循此间隙向左、向深部游离拓展（图 3-75）。

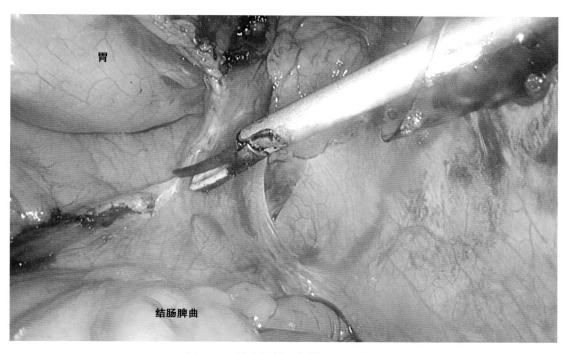

图 3-72　游离胃结肠韧带至结肠脾曲

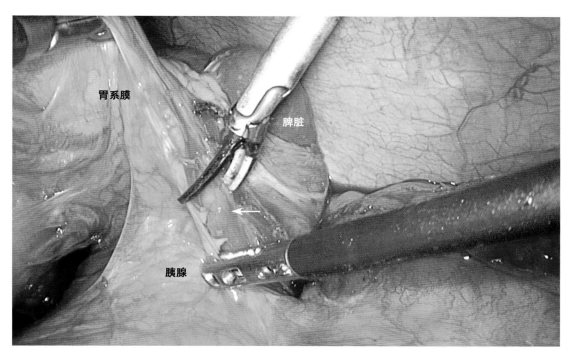

图 3-73　胃、结肠系膜融合处入路(箭头)

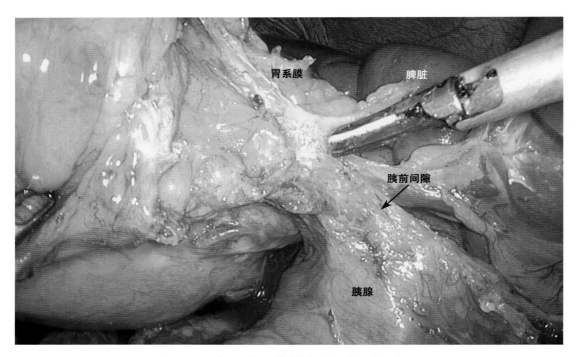

图 3-74　脾门区胃系膜整块切除手术入路示意图

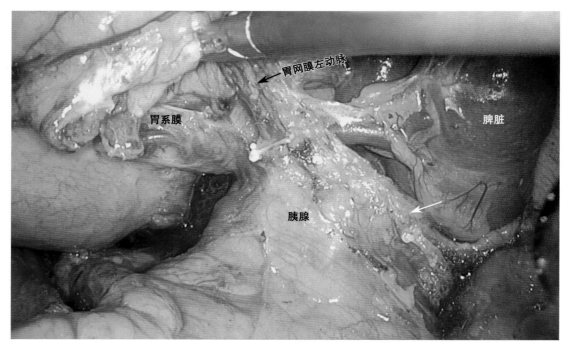

图 3-75　循胰前间隙拓展游离（箭头）

3. **显露血管** 助手配合术者进行微暴露，循脾血管向脾门游离显露胃网膜左动脉（LGEA）及胃网膜左静脉。助手将附着在 LEGA 上的胃系膜提起，充分显露血管后在根部结扎离断 LEGA（图 3-76）。

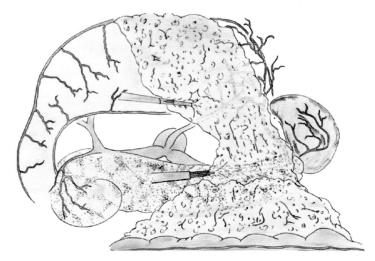

图 3-76 显露胃网膜左动脉，于根部结扎离断

4. **系膜完整切除** 然后分离转向胃壁，由根部切除 2~3 条胃短血管，清扫包括 No. 4a 淋巴结 LNs 在内的胃系膜。最后将包括 No. 4sb、4sa 淋巴结在内的脾门区胃系膜整块切除（图 3-77）。如需扩大脾门淋巴结清扫范围，请参考前一节。

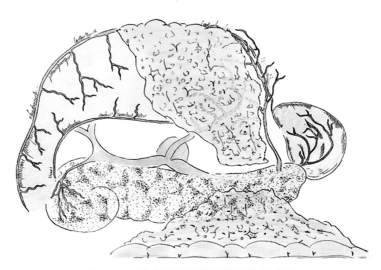

图 3-77 脾门区胃系膜整块切除示意图

（五）消化道重建

1. **离断十二指肠** 予腔镜下切割闭合器，于幽门下方离断十二指肠。注意十二指肠残端保留一定长度用以包埋十二指肠残端。

2. **十二指肠残端包埋** 予 3-0 可吸收线依次荷包缝合包埋十二指肠残端两个角，中间行浆肌层内翻缝合包埋残端（图 3-78）。也可以依据个人经验及习惯，行单个大荷包缝合包埋。

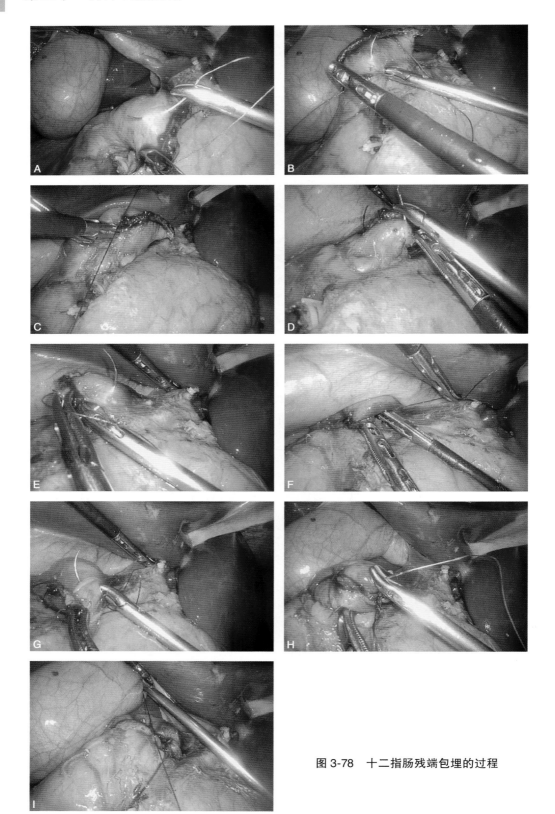

图 3-78 十二指肠残端包埋的过程

3. **离断胃体**　裁剪大小弯侧系膜,确认病灶及切缘距离安全后,予腔镜下切割闭合器离断胃体(图3-79),取出标本确认切缘安全后,依据个人经验及习惯,行胃-空肠吻合重建后(图3-80),留置腹腔引流管。

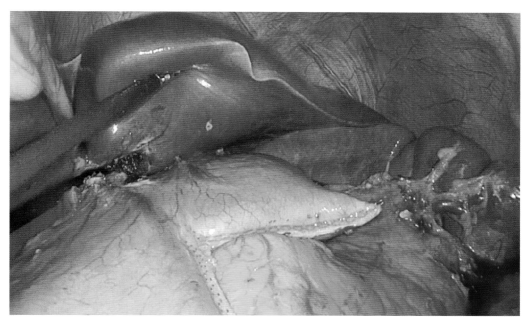

图3-79　离断胃体

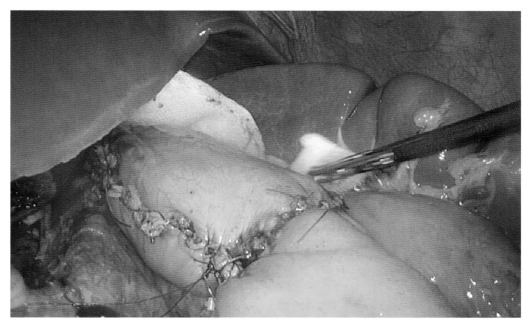

图3-80　胃-空肠腔镜下吻合

（张建平　沈健）

第六节　胃癌 D2 根治术联合完整胃系膜切除术

　　膜解剖外科学新理念是在临床实践、基础研究积累和医学工业科技进步的前提下应运而生的。在胃癌外科治疗中,膜解剖理念的出现使胃癌治疗现状中的诸多困扰有了理论上符合逻辑的解释和方法上有证可循的指引。"理论—实践—再理论—再实践"将是长期的过程,膜解剖的发展、完善也不会一蹴而就。膜解剖理念中涉及"发育解剖学""亚微外科视野"、病理发现、技术进步等元素组合,与既往积累沉淀的胃癌外科知识碰撞中充满科学逻辑思辨,正逐渐吸引越来越多胃肠外科医生关注并付诸实践研究。新近出现的 D2 基础上增加完整系膜切除(complete mesenteric excision,CME),即 D2+CME 手术,引领了胃癌治疗理念优化的新时代。D2+CME 手术通过完整胃系膜的组织学屏障作用,以期达到防止肿瘤细胞泄露残留于手术野的目的。

一、问题导向的胃癌 D2 根治术联合完整胃系膜切除术

　　世界范围内,胃癌的治疗仍是以根治性手术为主的综合治疗,但根治术后整体上 5 年生存率仍低于 30%[10]。我国胃癌根治手术技术规范化普及与实施已十数年,在胃癌外科器械设备日益更新、辅助治疗手段飞跃进步的今天,胃癌根治术后整体生存率的小幅度提高被认为得益于早期胃癌发现的增加,胃癌手术治疗整体效果的改善仍远低于我们的预期。我国胃癌发病率和死亡率均占世界半数的现状,需要胃癌外科医生不断审视包括外科手术理念在内的胃癌手术的各个方面。

　　长期以来,可根治胃癌的手术中,足够距离切缘的原发病灶移除和标准范围内的淋巴结清扫的考量是指导胃癌临床问题的主要和重要因素。然而,标准胃癌 D2 根治术后相对高复发、预后差的整体情况并未得到改观。更令人困惑的是,可根治胃癌术后腹膜转移仍为主要复发形式(60%~70%),尽管其中浆膜受侵犯(T_{4a})胃癌的占比有限[11]。这些现状提示:可根治胃癌病例中除既往根治理念中的原发病灶因素和淋巴结因素之外,可能还有其他手术因素影响着胃癌的预后。

二、D2 根治术联合完整胃系膜切除术的出现是胃癌外科发展的必然

　　逾百年历史至今,胃癌手术治疗理念的变迁经历了两代:以病灶切除为中心的时代,以病灶切除及周围血管、淋巴结清扫为中心的时代。技术标准化规范化、器械设备持续改进、辅助治疗手段日新月异的当代,整体上徘徊不前的胃癌术后生存效果仍困扰着医生。这样的现状及背景下,学者们开始审视胃癌外科理念。学者们曾提出胃全系膜切除(mesogastrectomy)[12]和全胃系膜切除(enbloc mesogastricexcision,EME)[13]、胃肠系膜切除(gastric mesenteric excision,GME)[14]等概念。其中,胃全系膜切除理念认为,胃系膜间的疏松结缔组织彼此相连,血管和淋巴管均在其内,容许恶性或炎性病变沿其扩散、蔓延;筋膜对于癌的扩散起着重要的屏障作用,胃周融合筋膜在胃癌根治术时可以作为一个剥离层来处理。但受肉眼视野时代对解剖学意义上的胃全部腹侧系膜和背侧系膜以及网膜囊辨认与操作标准的限制,尚缺少基础与临床研究支撑,探讨淋巴结清扫单导向下的广泛胃系膜及网膜囊完整性等保障整块切除原则的理念未得到广泛实践。而 EME 理念是基于胃系膜胚胎发生学演进和

结直肠癌中已被认可的 TME 和 CME 理念,通过胃系膜与结直肠系膜的类比提出的推测。笔者认为,EME 中的胃外科系膜理念仍在 D2 手术淋巴结清扫导向的框架内,调整后的操作范围较 D2 缩小(不含有网膜囊操作),在清扫范围上与 D2 完全相同,仍未对在放大视野下保障胃系膜完整性(在范围上和维度上)及其对生存获益的意义给出提示与佐证。

随着医学工业科技、腹腔镜下的亚微视野、超声刀的气化效应等发展,微创外科医生们能够洞察肉眼解剖时代不曾观察到的"亚微结构、亚微解剖"。龚建平教授[15]将这些亚微观测与胃癌手术现状的审视联系在一起,经逻辑推演及推测,于 2010 年提出"膜解剖"理念——生物学获益最大化对肿瘤外科手术操作本身应有更高要求,推测胃癌外科中应以包绕病灶、周围血管、转移淋巴结、癌结节在内的胃系膜完整剥离为中心。龚建平教授[16]认为,膜解剖是指"广义的系膜与系膜床的解剖";"广义的系膜"是筋膜(和浆膜)包绕着器官(或组织)及其血供,悬挂于体后壁。虽然膜解剖的探索及完善方兴未艾,但目前其理念内涵在逻辑方面是通顺的,指引临床应用操作技术外延、解剖实证方面正逐步具体化,膜解剖理念对手术操作指引的"3.0 版地图"脉络渐渐清晰。"实践是检验真理的唯一标准",D2+CME 尚需大规模的随机对照试验临床验证。单从操作技术层面来讲,笔者团队践行 D2+CME 后的体会是,操作区域里寻找到系膜边界为起始,其后遵循系膜与系膜床的贴合面为唯一操作层面,其一,减少了以往在任何区域都需要反复鉴别层面及周围组织的术中反复辨识;其二,高体质指数(BMI)对手术的影响明显下降。因为理论上脂肪、淋巴等组织存在于系膜内,完整系膜外操作时并不涉及其中内容。实践中术野清晰、出血减少是间接实证。

三、从整块切除原则看膜解剖手术的意义

众所周知,人类智慧沉淀的肿瘤根治手术三大原则,即无瘤操作、血管根部离断和整块切除原则(维度上的贡献)。膜解剖胃癌根治亦需遵循三大原则。笔者之见,膜解剖对"血管根部离断"给出了确切的位置和前提条件:保障系膜完整的前提下,在胃系膜与系膜床移行处离断血管。更为重要的是,对整块切除原则的贡献将人们的视野从范围上拓展至范围+维度上。

整块切除原则在胃癌外科中要求将原发灶、区域淋巴结及邻近组织作为整体,循先周边后邻近的操作顺序做整体切除。结直肠手术的发展印证了精细术野对整块切除边界确定的重要性。TME 和 CME 是基于肉眼解剖时代丰富的手术经验总结而被提出的,初期临床效果饱受质疑,进入腹腔镜时代,放大的"亚微视野"下其术后预后优势才凸显;提示我们关注:系膜完整切除的精准把握、相匹配的精细术野和预后优势三者间的关联。

胃癌的手术治疗中,影响上述三者间关联认知的因素更多。胃系膜胚胎解剖演进的日渐普及、高速发展的腹腔镜设备、不断修订中的 TNM 分期等,均指向未明晰的概念——如何在范围上、维度上界定胃癌根治术中整块切除准确边界。

日本主导的 D2 或 D2+系统性胃系膜切除术(systematic mesogastrium excision,SME)与 D2+CME 共同点颇多:遵循层面操作,依赖或在放大视野下更适用,不再含有临床意义上的网膜囊切除内容,清扫淋巴结的站别上大体相符。笔者认为,本质区别在于,前者出发点以清扫淋巴结单一因素为导向,系膜的游离切断部位服务于规定组别淋巴结的清扫,没有或没有在全部术区强调游离系膜时维度上完整性的意义;后者终极目标则是以清除淋巴结和潜在离散癌结节为双重因素导向。换句话说,前者以收获规定区域淋巴结为目的,没有强调系膜切除(维度上)的完整性;而后者力求胃系膜(范围上和维度上)及其系膜床均完整。故笔者

认为,与现行的 D2/D2+SME 相比,D2+CME 是探索胃癌根治术整块切除确切边界(范围上、维度上)问题的适宜途径。

四、从 JCOG1001 的逻辑与结果,预测日本胃癌手术演进趋势

英国医生 Groves 于 1910 年提出:网膜囊切除(bursectomy)是胃癌根治术的组成部分。从 20 世纪 60 年代开始,日本学者主导的 D2/R3 根治术中引入了该观点,但其临床意义上的"网膜囊"仅指网膜囊——"横结肠系膜前叶+胰腺前筋膜",非解剖学意义上的全部网膜囊构成(图 3-81)。

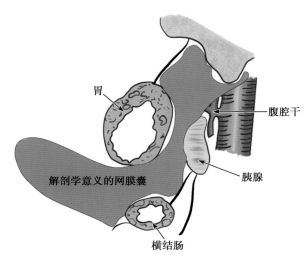

众所周知,日本学者开展的两项多中心网膜囊切除临床研究:Osaka-Bursectomy trial 二期临床试验(2002—2007)及 JCOG1001 三期临床试验(2010—2015)[8]。前者 5 年随访结果证实,与对照组相比,网膜囊切除生存获益虽未达到统计学意义(5 年生存率,77.5% *vs.*71.3%;5 年无复发生存率,73.7% *vs.*66.6%),但主张胃癌根治术中不应视网膜囊切除无效而摒弃。而试验设计中包含辅助化疗的 JCOG1001,结果显示胃癌根治术中常规行网膜囊切除者并无生存获益优势(5 年生存率,76.9% *vs.*76.7%)。耐人寻味的是,前者试

图 3-81　传统 D2 根治术中网膜囊切除非解剖学意义上的网膜囊

验设计中拟入组病例为 cT2~3,但实际构成却为 pT1~4(pT1~2 162 例),而且样本量较小(104 *vs.*106),因没有辅助化疗内容,并不符合现代医学研究伦理,因而无法重复。但反映从单纯手术中生物学获益的情况可能更贴近真实。后者试验设计中拟入组病例为 cT3~4a,实际构成为 pT1~4(pT1~2 246 例),样本量较大(602 *vs.*602),辅助化疗因素的存在有一定程度上稀释手术本身的生物学获益之嫌,但 JCOG1001 遵循了胃癌以手术为主的综合治疗的共识,符合当代医学伦理要求,是不争的事实。

D2+CME 的理论中网膜囊并非系膜,日本主导的传统 D2 根治术也已摒弃网膜囊切除操作。这些观点显示膜解剖倡导者们与日本学者们,在网膜囊切除问题的认识上是趋同的,可以理解为在网膜囊切除问题上,理论与实践殊途同归。就日本胃癌外科研究的逻辑推演,传统 D2 根治术减去网膜囊切除内容,与 D2+CME 的系膜切除范围亦是趋同的,差别的本质仅在于切除范围内系膜的完整性(系膜切除维度)。笔者认为,如果没有膜解剖的"兴起",大概率先提出系膜完整性的会是按部就班进行逻辑推演的日本学者们。

五、膜解剖理念创新中系膜完整包含的科学问题

胚胎发生学认为,初期腹侧系膜和背侧系膜伴随胃复杂的旋转后,演进为包绕多组动静脉、淋巴组织、脂肪神经组织的,并因此具有一定维度,均有膜包裹且多倒伏在周围脏器及其

系膜表面("系膜床")、相对封闭而仅在命名血管起始部开放融合于相关脏器、后腹膜的,形态上不规则又相互贯通延续的解剖结构。

膜解剖理论中,癌细胞在系膜内第五转移理论被提出,龚建平推测[16],胃系膜内出现癌细胞/结节的来源起自与胃系膜前后层"接壤"的胃壁裸区;半封闭的、延续而松弛的胃系膜腔为癌结节在其内的进一步增殖扩散提供了空间。龚建平团队曾检测胃癌手术标本的全长胃系膜,癌结节在早期和进展期胃癌系膜中出现的概率分别为 2.5% 和 24.0%。据此推断,如果胃系膜及系膜床的完整性得不到保障,肉眼甚至是"亚微"视野下难以识别的癌结节将有机会发生术区残留和播散,被比作"癌泄露"——手术过程中系膜的破坏,使得由筋膜和浆膜构成的组织学屏障丧失,结果是肿瘤细胞从类似"信封"的系膜内泄露到手术野,埋下复发的祸根。

离散癌结节(discrete tumor nodules)的发现,让学者们的思考已非常接近胃周围组织的维度。离散癌结节,目前被定义为原发肿瘤淋巴引流区域脂肪结缔组织内出现的,组织学上不含有可识别的淋巴结、血管、神经结构的一类不连续的、可具有不同形状和大小的肿瘤结节[17]。笔者认为,离散癌结节是一类孤立的癌细胞团,其来源应是原发灶胃壁裸区脱落、既往所认为的"肿瘤沉淀""淋巴结外侵犯"等的总和,但事实有待学者们深入探讨。研究发现,离散癌结节的出现与胃癌患者术后总生存期和无病生存期显著相关;潜在存在于胃系膜内的离散癌结节可能是胃癌预后差、以腹膜转移为主要复发形式的重要影响因素[18]。

六、D2+CME 主要系膜分区实践操作体会

龚建平教授认为,膜解剖是指"广义的系膜与系膜床的解剖"[16]。笔者体会,膜解剖理念指导下的胃癌根治术 D2+CME 含义具体化为:通过放大视野下的精细解剖,从"系膜床"上完整地或力争完整地分离胃背侧系膜腔(存在的及潜在的)及其内组织。华中科技大学同济医院提出的 D2+CME 手术中胃系膜分区命名:①胃短系膜(脾胃韧带);②胃后系膜(胃后动脉、脾动脉及其支配脾上极属支与胃底背侧组成的三角区域边界的胃胰皱襞);③胃网膜左系膜(胰腺尾部、横结肠脾曲前层及脾下极部交汇部的脾胃韧带);④胃左系膜(以胃后动脉、脾动脉起始段与胃左动脉为边界的胃胰皱襞及继续向右延续的肝胰皱襞);⑤胃网膜右系膜(位于中结肠血管附近横结肠系膜前叶向左折返部、中结肠血管右侧横结肠固有系膜前方与十二指肠胰头及钩突区交汇部前方);⑥胃右系膜(肝胃韧带的小网膜前层)[19]。笔者体会,D2+CME 与传统 D2 不同理念指导下的手术操作主要区别体现在以下 4 个胃背侧系膜近侧段(proximal segment of dorsal mesogastrium,PSDM)分区。

1. **PSDM 操作区 1——胃网膜左系膜**　胃网膜左侧系膜呈囊状倒伏在横结肠系膜左隐窝、脾下极肾前筋膜(Gerota 筋膜)和胰尾部胰腺固有筋膜的交汇处(图 3-82)。

2. **PSDM 操作区 2——胃网膜右系膜**　因为解剖学上,横结肠系膜前叶在中结肠血管附近,即向左侧折返而形成网膜囊右侧壁;而在中结肠血管右侧区域,胃网膜右系膜倒伏贴合在横结肠固有筋膜(横结肠系膜后叶)前方,且与大网膜的十二指肠附着部、胰腺前筋膜发生可分离的融合(图 3-83)。故横结肠固有系膜(横结肠系膜后叶)前方的膜结构,包含但不仅限于"横结肠系膜前叶"。临床意义"网膜囊(横结肠系膜前叶及胰腺前筋膜)切除"中的横结肠系膜前叶不等同于全部前方的系膜"前叶"剥除。中结肠血管以右、横结肠固有筋膜右 1/3 前方的膜层次与构成较复杂,由胃网膜右系膜、大网膜十指肠附着部、胰头部

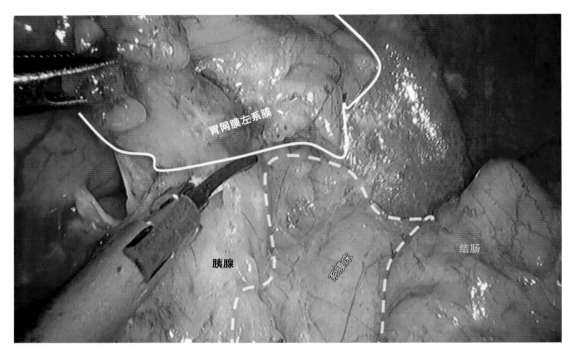

图 3-82　游离后的胃网膜左系膜及系膜床

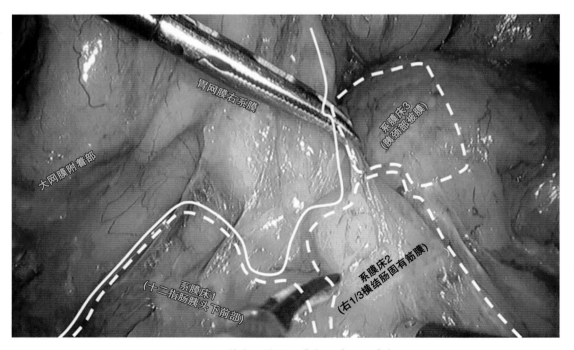

图 3-83　游离后的胃网膜右系膜及系膜床

前后筋膜和网膜囊右壁外侧面,通过"两两相贴"与"三三交汇"融合的方式构成。这可以解释在分离横结肠系膜时可以观察到多个疏松平面,且越接近胰腺下缘系膜分层越明显(图 3-84)。

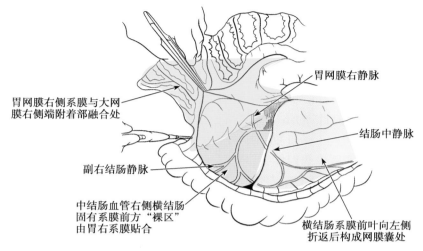

图 3-84　横结肠系膜"前叶"的构成

　　3. PSDM 操作区 3——胃后系膜　D2+CME 手术中,胃后系膜区域指胰腺上缘的胃背侧系膜,位于胃后动脉左侧、脾动脉及其支配脾上极属支、胃底背侧面这个三角形区域内的胃胰皱襞(图 3-85)。Toldt 筋膜与后方 Gerota 筋膜之间的疏松间隙是正确的分离层面。就

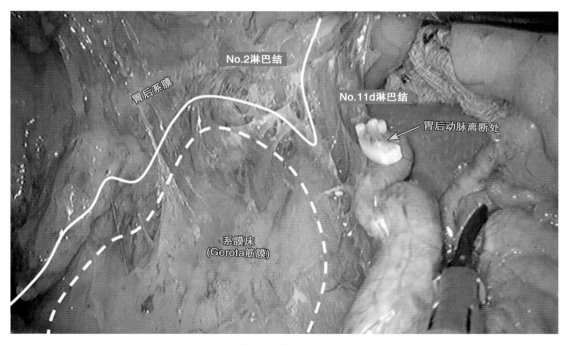

图 3-85　游离后的胃后系膜及系膜床

远端胃癌根治术而言,D2+CME 与 D2 手术在该区域的理念是截然不同的。No. 2 和 No. 11d 淋巴结转移率低,故标准 D2 手术不含该区域操作。而 D2+CME 认为,胃左系膜和胃后系膜是延续相通的,理论上作为整体处理淋巴结和离散癌结节系膜内播散的潜在风险更为适宜。

4. **PSDM 操作区 4——胃左系膜** 胃左系膜包含传统意义上肝胰皱襞、胃后动脉以右的胃胰皱襞,虽延续相通,形状和结构上有别于普通意义上系膜的理解,特别是被想象成"一个底部开放的横开口信封"时,诸如腹腔干、No. 8a 和 No. 8p 淋巴结等结构似乎位于"信封"口之外。解剖学文献显示,胰后 Toldt 筋膜位于胰体尾部和脾动静脉的后方,左侧肾前筋膜(Gerota 筋膜)前方;胰后 Treitz 筋膜位于胰十二指肠后方,右侧肾前筋膜和下腔静脉的前方。理论上和客观上,突出"信封"的结构背侧面分别有 Treitz 筋膜和 Toldt 筋膜包被,两者以主动脉为界相延续,其后方与 Gerota 筋膜之间存在的间隙分别被称为 Toldt 间隙和 Treitz 间隙,且两者贯通[20]。临床实践中我们体会,位于胰腺上缘左上方的 Toldt 筋膜与 Gerota 筋膜之间的间隙易于观察到,而理论上偏右侧的 Treitz 筋膜与 Gerota 筋膜位置深在且结合紧密,Treitz 筋膜前方 No. 8p 淋巴结在形态和位置上呈现个体化差异,即使在目前高倍放大术野下,完整游离,甚至仅仅是识别 Treitz 筋膜都是困难的(图 3-86、图 3-87)。

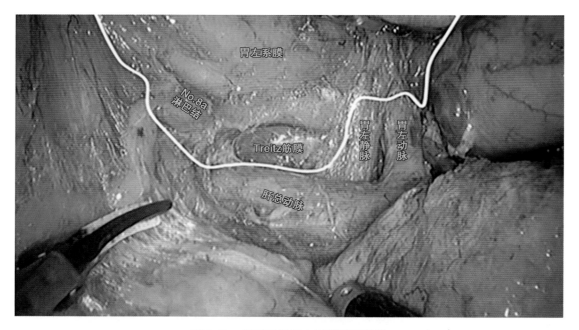

图 3-86 游离后的胃左系膜及系膜床

最近的基础及临床研究证实胃周系膜内,存在独立于淋巴转移等已知转移方式的新的生物学事件。这是否是长期困扰胃癌外科治疗领域的因素?膜解剖理念的兴起恰逢其时、并非偶然,某种程度上,是肿瘤外科界经年知识累积、医学工业高速发展、解剖学病理学的持续进步等因素的风云际会,是时代发展的必然。膜解剖理念指引下的胃癌 D2+CME 手术,是胃癌患者生物学获益最大化对胃癌手术操作本身的更高要求。CME 理念有望成就胃癌外科理念的升级迭代。

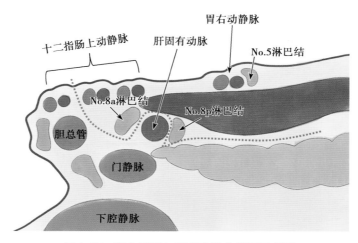

图 3-87　胃左系膜与系膜床贴合层面示意图

　　虽然膜解剖理论的发展中尚需要大量的临床与基础研究证实或证伪,但不可否认的是针对以往胃癌外科领域诸多困扰,D2+CME 的内涵给出了符合逻辑的解释与具可重复性的操作指引。希望越来越多的学者参与进来,共同推动胃癌治疗学进步。

(王　宽)

参 考 文 献

[1] MARUYAMA K,GUNVEN P,OKABAYASHI K,et al. Lymph node metastases of gastric cancer. General pattern in 1931 patients. Ann Surg,1989,210(5):596-602.

[2] MIKE M,KANO N. Laparoscopic surgery for colon cancer:a review of the fascial composition of the abdominal cavity. Surg Today,2015,45(2):129-139.

[3] HUANG C M,CHEN Q Y,LIN J X,et al. Huang's three-step maneuver for laparoscopic spleen-preserving No. 10 lymph node dissection for advanced proximal gastric cancer. Chin J Cancer Res,2014,26(2):208-210.

[4] JIA-BIN W,CHANG-MING H,CHAO-HUI Z,et al. Laparoscopic spleen-preserving No. 10 lymph node dissection for advanced proximal gastric cancer in left approach:a new operation procedure. World J Surg Oncol,2012,10:241.

[5] HUANG C M,CHEN Q Y,LIN J X,et al. Laparoscopic spleen-preserving no. 10 lymph node dissection for advanced proximal gastric cancer using a left approach. Ann Surg Oncol,2014,21(6):2051.

[6] 孙凌宇,杨冬冬,郑宏群. 各种膜解剖理论:互斥还是包容. 中华胃肠外科杂志,2020,23(7):643-647.

[7] 龚建平. 从"膜解剖"和"第五转移"看胃癌根治术的规范化实施. 中华胃肠外科杂志,2015,18(2):121-122.

[8] KUROKAWA Y,DOKI Y,MIZUSAWA J,et al. Bursectomy versus omentectomy alone for resectable gastric cancer(JCOG1001):a phase 3,open-label,randomised controlled trial. Lancet Gastroenterol Hepatol,2018,3(7):460-468.

[9] SHEN J,DONG X,LIU Z,et al. Modularized laparoscopic regional en bloc mesogastrium excision(rEME)based on membrane anatomy for distal gastric cancer. Surg Endosc,2018,32(11):4698-4705.

[10] FERLAY J,SOERJOMATARAM I,DIKSHIT R,et al. Cancer incidence and mortality worldwide:sources,

methods and major patterns in GLOBOCAN 2012. Int J Cancer,2015,136(5):e359-e386.

［11］季加孚,沈琳,徐惠绵,等.胃癌腹膜转移防治中国专家共识.中华普通外科学文献(电子版),2017,11(05):289-297.

［12］刘玉村,高红桥,万远廉.胃全系膜切除术治疗胃癌.中华胃肠外科杂志,2003(3):206-208.

［13］房学东.胃癌 D2 根治术与全胃系膜切除术的解析.中华胃肠外科杂志,2013,16(1):8-11.

［14］OSSOLA P,MASCIOLI F,COLETTA D,et al. Laparoscopic Mesogastrium Excision for Gastric Cancer:Only the Beginning. J Laparoendosc Adv Surg Tech A,2021,31(4):371-374.

［15］龚建平.亚微外科:微创、膜解剖、工业的汇合.中华胃肠外科杂志,2015,(8):745-746.

［16］龚建平.外科解剖中的第三元素及其影响.中华胃肠外科杂志,2016,19(10):1081-1083.

［17］AMIN M B,GREENE F L,EDGE S B,et al. The Eighth Edition AJCC Cancer Staging Manual:Continuing to build a bridge from a population-based to a more"personalized"approach to cancer staging. CA Cancer J Clin,2017,67(2):93-99.

［18］KIM J W,HWANG I,KIM M J,et al. Clinicopathological characteristics and predictive markers of early gastric cancer with recurrence. J Korean Med Sci,2009,24(6):1158-1164.

［19］余超然.亚微现象:基本特征与临床短期结果的初步研究.武汉:华中科技大学,2016.

［20］吴涛,李国新,丁自海,等.腹腔镜下远端胃癌根治术中胃背系膜及系膜间隙的解剖形态特点.中国临床解剖学杂志,2007(3):251-254.

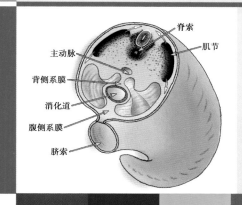

脊索

肌节

主动脉

背侧系膜

消化道

腹侧系膜

脐索

第四章

结肠外科膜解剖

第一节 原始系膜的形成

　　约在胚胎第 3 周,脏壁中胚层包围原肠,并在其背侧和腹侧逐渐向中线靠拢,最后相贴形成双层膜状结构,称为原始系膜。原始系膜把原肠固定在背侧和腹侧体壁之间,分别形成背侧系膜(dorsal mesentery)和腹侧系膜(ventral mesentery)(图 4-1)。前肠同时有腹侧和背侧系膜,而在中肠和后肠腹侧系膜退化仅有背侧系膜。背侧系膜存在于从食管的末端到后肠的泄殖腔区域,背侧系膜是按照位置来命名的,比如胃背系膜(dorsal mesogastrium)、十二指肠背系膜(dorsal mesoduodenum)和结肠背系膜(dorsal mesocolon)等。原始系膜是血管、神经和淋巴管进入原肠的通路,但应注意从胚胎学角度来看,原始系膜如腹侧系膜和背侧系膜皆为双层结构。

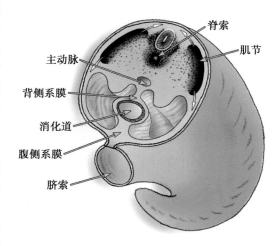

图 4-1　腹侧系膜和背侧系膜

　　脏壁中胚层和体壁中胚层形成的原始胚内体腔,在第 4 周时如果从冠状面上看就如"马蹄形",头侧的中央部分位于横膈和脊索前板之间,以后形成心包腔,下方的左右两侧部分以后形成腹腔,连接心包腔和腹腔之间的管道称为心包腹膜管(pericardioperitoneal canals)(图 4-2),以后形成胸腔。以后腹侧系膜消失,两侧的原始腹膜腔汇合形成一个腹膜腔(图 4-2)。

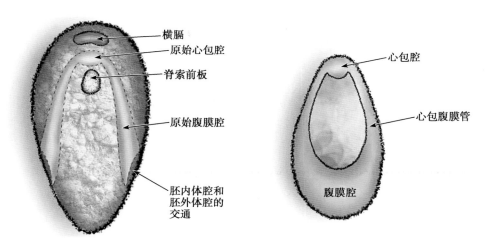

图 4-2　腹膜腔的形成

　　原始胚内体腔被生成的胸心包隔膜和横膈经过一系列的分隔,而分为三个部分,腹膜腔是其中最大的体腔。

（林谋斌）

第二节　中肠的旋转、转位

一、原肠的发育

胚胎第 4 周,由脏壁中胚层包被内胚层形成原始消化管——原肠(primitive gut),根据头褶、尾褶及居于其间的卵黄囊可将原肠分为前肠、中肠、后肠三个部分,分别发育形成不同的腹腔脏器。相应的腹腔脏器具有特定的系膜结构,相对独立的供血动脉,以及不同的空间构象特征(图 4-3)。

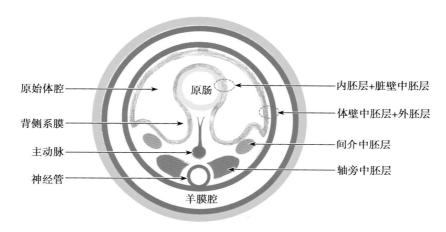

图 4-3　胚胎第 4 周原肠横截面模式图

前肠的发育既有背侧系膜又有腹侧系膜。前肠来源的腹腔脏器包括胃、十二指肠及在腹侧系膜内发育而来的肝脏、胆囊/胆管、腹胰,还有在背侧系膜内发育的背胰、脾等,前肠来源的腹腔脏器其动脉血供来自腹腔动脉。以十二指肠乳头为界,其肛侧衔接中肠发育器官,如小肠、盲肠、升结肠、结肠肝曲、横结肠。中肠只有背侧系膜,其动脉血供为肠系膜上动脉,前肠来源器官与中肠来源器官的实际界限应为腹腔动脉系统的胰十二指肠上动脉与肠系膜上动脉系统的胰十二指肠下动脉的吻合支交界区。后肠与中肠类似,依靠背侧系膜悬挂于腹后壁,发育为降结肠、乙状结肠、直肠等,其动脉血供来自肠系膜下动脉,中肠来源器官与后肠来源器官的实际界限在结肠脾曲,即肠系膜上动脉系统的结肠中动脉与肠系膜下动脉系统的左结肠动脉的吻合支交界区。不同部位原肠的发育特点见表 4-1。

二、前肠空间构象的衍变及大网膜的形成

前肠与其腹侧系膜、背侧系膜初始呈矢状位,随着肝脏向右上腹的发育与胃大弯侧的快速生长,前肠沿头尾轴逆时针旋转 90°,变为腹侧系膜在右,背侧系膜在左的冠状位,十二指肠胰头区贴附于右后侧的原始体腔后壁,形成胰头十二指肠后融合筋膜。前肠的部分背侧系膜发育为大网膜,并以背侧系膜的左侧筋膜贴附于横结肠及其系膜,形成"大网膜-横结肠融合筋膜区"。从成人大网膜与横结肠相互之间的融合筋膜关系分析,大网膜应该于横结肠空间构象形成后才贴附于横结肠。

表 4-1　不同部位原肠的发育特点

发育特点	前肠	中肠	后肠
结构特点	腹侧系膜、背侧系膜	背侧系膜	背侧系膜
发育器官	胃、十二指肠(十二指肠乳头口侧)肝、胆(腹侧系膜)大网膜及其内的胰、脾(背侧系膜)	十二指肠(十二指肠乳头肛侧)、小肠、盲肠、升结肠、结肠肝曲、横结肠	降结肠、乙状结肠、直肠
动脉供血	腹腔动脉	肠系膜上动脉	肠系膜下动脉
形态特征	反"C"形	"U"形	"J"形
空间构象	自足侧观察以头尾轴逆时针旋转 90°	以肠系膜上动脉为轴逆时针旋转 270°、转位	无明显旋转,倒向左侧腹后壁并贴附

发自十二指肠背侧系膜内的背胰向左上发展,在胃背侧系膜内发育成胰体尾部。十二指肠腹侧系膜内的腹胰则向后绕至背胰后方并与之融合,形成胰腺钩突。所以,胃大网膜的两层筋膜包被胰体尾部,结肠肝曲与没有大网膜包被的胰头十二指肠区域贴附,形成了"胰头十二指肠前融合筋膜区"。

三、中肠空间构象的衍变(旋转与转位)

与前肠、后肠不同,中肠发育的空间构象是以肠系膜上动脉(SMA)为轴的"U"形肠袢结构,右半结肠系膜与小肠系膜相互延续,分列在 SMA 的两侧,SMA 的终末支——回结肠动脉指向回盲部。在胚胎发育初期,中肠突出于脐部的生理性脐疝之内,小肠位于 SMA 头侧,右半结肠位于 SMA 尾侧,呈矢状位;随着十二指肠向右侧腹后壁的贴附,小肠转向右侧,中肠

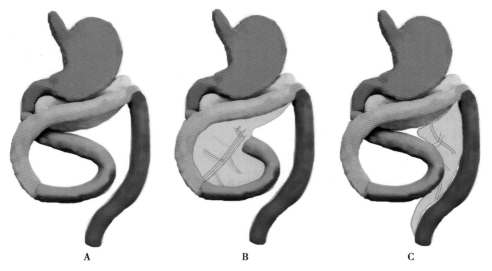

A　　　　　　　　　B　　　　　　　　　C

图 4-4　原肠发育所形成的胃肠道空间构象

A. 中肠"U"形肠袢旋转形成的右半结肠(粉色)与小肠(青色)的空间构象;B. 中肠"U"形肠袢的系膜及其肠系膜上动脉轴;C. 后肠形成的左半结肠及其系膜。

祥以 SMA 为轴逆时针旋转 90°；随着发育,腹腔容量增加,小肠首先回纳进入腹腔,形成小肠在 SMA 尾侧,右半结肠位于 SMA 头侧,再度以 SMA 为轴逆时针旋转 90°；随着腹腔进一步扩大,右半结肠依次还纳进入腹腔,升结肠发育转向右侧腹,盲肠降至右侧髂窝,形成盲肠、升结肠在右,小肠在左的空间构象,再度以 SMA 为轴逆时针旋转 90°。综上所述,中肠来源肠祥以 SMA 为轴逆时针旋转了 270°,回盲部自右上腹转位至右下腹,盲、升结肠的背侧筋膜与原始体腔右后壁贴附,形成“右侧 Toldt 融合筋膜区”；结肠肝曲贴附于胰头十二指肠区域,形成“胰头十二指肠前融合筋膜区”(图 4-4)。

后肠及其系膜的空间构象类似“墙”样结构,随着发育倒向左侧并贴附于原始体腔左侧后壁,形成“左侧 Toldt 融合筋膜区”。

(邱　健)

第三节　腹膜后筋膜的形成

在体壁和胚内体腔之间的区域是以后腹膜后间隙的位置,在其中发育的腹膜后筋膜是膜解剖的重要内容。

Hayes[1]认为在腹盆腔存在三种基本的胚胎组织,以后发育为成人的筋膜:①不成熟的间充质组织,与体壁肌肉的筋膜形成有关;②疏松间充质组织,位于肌肉筋膜和体腔上皮之间;③体腔上皮。Maclennan[2]、Mirilas[3]认为这三种胚胎组织实际上形成了腹膜后的结缔组织,分为外、中、内三层,以后分别形成壁筋膜、腹膜后筋膜和器官的脏筋膜。

目前认为腹膜后筋膜都是由中层的疏松间充质组织发育而来,在这个过程中“迁移筋膜”机制起了至关重要的作用[4]。腹膜后的器官包括主动脉、下主静脉、肾血管和输尿管,初始都被这些疏松的间充质包围,这层结缔组织是连续的,上至膈下,下至盆腔。随着肾脏等脏器的迁移,疏松结缔组织的局部增厚,在 10~12 周时肾脏周围和腹壁肌肉内出现致密的结缔组织,并分化为纤维结构,这是肾筋膜和腹横筋膜的原基。12 周时已出现接近环状的肾筋膜及可辨认的腹横筋膜,在这两层筋膜之间的疏松结缔组织中出现血管和细胞密集的结构,这个富含血管的结构在第 20 周形成侧垫(flankpad),侧垫开始为扁平的脂肪团块,以后变为一连串的脂肪组织。第 20 周时肾筋膜已清晰可见,肾前、后筋膜与中央的大血管紧密接触,肾前筋膜明显比肾后筋膜薄弱。同时在肾后筋膜和侧垫之间出现存在束状的多层次结构的结缔组织,以后这个束状结缔组织形成侧锥筋膜(lateroconal fascia)。23 周时已可观察到侧锥筋膜出现在肾筋膜和侧垫之间。肾筋膜和侧锥筋膜的形成都是通过“迁移筋膜”机制。肾筋膜的形成是由于肾脏的生长和上移;侧锥筋膜是由于侧垫和肾脏的增长,在结肠及腹膜和侧垫的之间推压而形成。

(姚宏伟　江慧洪)

第四节 腹膜后间隙的划分

肾筋膜也称为肾周筋膜（perinephric or perirenal fascia），可以分为前、后两层。1883 年 Zuckerkandl 首先描述了肾后筋膜，因此肾后筋膜有时被称为 Zuckerkandl 筋膜。1895 年 Gerota 首先对肾前筋膜进行了图绘，临床习惯把肾前筋膜称为 Gerota 筋膜。

目前对于腹膜后间隙的划分是基于 Meyers 的"三腔室"理论[5]（图 4-5），即由肾前和肾

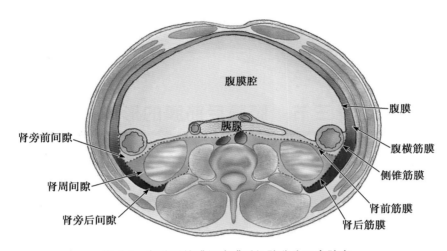

图 4-5 肾前后筋膜把腹膜后间隙分为三个腔室

后筋膜分为三个间隙：①肾旁前间隙，位于壁腹膜和肾前筋膜之间，侧方的界限是侧锥筋膜。侧锥筋膜由肾前、肾后筋膜在侧方汇合形成，与腹膜反折一起构成结肠旁沟。肾旁前间隙容纳有升结肠、降结肠、十二指肠腹膜外部分和胰腺。②肾周间隙，位于肾前筋膜（Gerota 筋膜）和肾后筋膜（Zuckerkandl 筋膜）之间，容纳有肾上腺、肾、输尿管。在右侧，肾前筋膜与冠状韧带下方相连接，因此肾周间隙在上方的界限右侧是肝裸区，左侧是横膈（图 4-6）。肾周间隙的形态类似倒置的锥体，尖端指向盆腔；肾周间隙的内侧连接一直存在争议。Gerota 认为肾前筋膜跨越大血管表面与对侧肾前筋膜相连，Meyers 认为肾前筋膜与大血管周围的结缔组织相汇合，因而两侧肾周间隙不相通。Raptopoulos 认为这两种截然不同的观点都是正确的，在肾上方和下方肾前、后筋膜融合，因而在内侧是封闭的。在肾的中部相当于左侧肾门水平，左、右肾后筋膜覆盖于同侧腰大肌，左侧肾前筋膜走行于脾静脉后方和肠系膜上动脉前方至肠系膜上静脉后

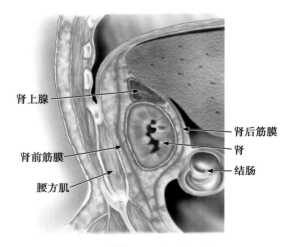

图 4-6 右肾周间隙通向肝裸区

方;右侧肾前筋膜走行于并附着于下腔静脉前方,两侧肾周间隙通过中央的后腹膜组织是连通的,但因为存在叶间隔(interlobular septa)使这种连通变得不充分。③肾旁后间隙,位于肾后筋膜与腹横筋膜之间,含中等量脂肪并无任何器官。肾旁前间隙和肾旁后间隙在髂窝、肾周间隙下方相通[6]。此外,有学者认为还存在中央血管间隙:位于 T_{12} 到 $L_4 \sim L_5$ 水平,肾旁前间隙的后方及两侧的肾周间隙之间,容纳有腹主动脉和下腔静脉及其分支、腹交感干和淋巴链。

(姚宏伟　江慧洪)

第五节　筋膜间平面

　　三间隙理论把筋膜仅作为间隙的边界,因此很难解释一些病理性积液的分布,比如肾周间隙的积液为何可以跨腔室播散至对侧间隙和盆腔。通过对这个问题的研究产生了筋膜间平面(interfascial plane)的概念,筋膜间平面最初的想法来源于1983年Feldberg的著作,Molmenti于1996年正式提出了这个观点并命名了"系膜后平面"和"肾后平面"的解剖名词[7],Aizenstein把筋膜间平面和桥隔(bridging septa)的理论结合在一起[8]。桥隔由许多纤维板层组成,贯穿于肾周间隙并将其分为多个相通或不相通的小间,桥隔有多种类型,有的连接肾包膜和肾前、后筋膜之间,有的附着于肾包膜并与肾表面平行,有的连于肾前、后筋膜之间,有的甚至存在于中央大血管周围间隙。

　　筋膜间平面的理论的提出,主要是Molmenti通过尸体间隙灌注和断层解剖学的研究,证实肾筋膜是一个可分离的多层膜结构[7],因此腹膜后筋膜本身就存在潜在的间隙。这一概念的提出,改变了经典"三间隙"理论把筋膜仅仅作为构成间隙边界的观点,筋膜本身也可以作为病变扩散的通道。筋膜间平面主要包括[9]:①前方的系膜后平面(retromesenteric plane),位于肾旁前间隙和肾周间隙之间,两侧的系膜后平面在大血管表面相互连通;②肾后平面(retrorenal plane),位于肾周间隙和肾旁后间隙之间,肾后平面与包含有主动脉、腔静脉的血管腔室相通;③侧椎筋膜平面(lateroconal plane),位于侧锥筋膜内;④联合筋膜平面(combined interfascial plane),系膜后平面和肾后平面在肾的下缘汇合成联合筋膜平面(图4-7),可沿腰大肌表面进入直肠系膜周围和膀胱前间隙[10]。因此肾周间隙积液可以通过系膜后平面和肾后筋膜间构成的联合筋膜平面进入盆腔,联合筋膜平面的概念实际提示了腹、盆腔筋膜连续性的可能。系膜后平面、肾后平面、侧椎筋膜平面这三个平面相互交通并汇集于肾前、肾后及侧椎筋膜所形成的三筋膜分叉处。除了以上三个平面,有学者认为还存在肾旁后间隙和腹横筋膜之间的筋膜下平面(subfascial plane)。筋膜间平面概念的提出,很好地解释了后腹膜的筋膜不仅仅是阻碍后腹膜病灶如积液的屏障,同时也是积液等病灶播散

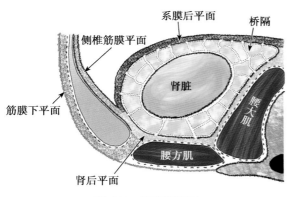

图4-7　筋膜间平面

的途径。

　　Ishikawa 认为筋膜间平面的形成也是通过"迁移筋膜"机制,是由于位于筋膜或腹膜之间的原始的疏松结缔组织被生长的器官和脂肪压缩而形成[4]。第 23 周时可观察到原始的脂肪组织出现在肾周围。腹膜和肾前筋膜之间的疏松结缔组织形成系膜后平面,腹膜和侧锥筋膜之间的疏松结缔组形成侧锥筋膜平面,肾后筋膜和侧锥筋膜及腹横筋膜之间的疏松结缔组形成肾后平面。侧垫外侧的疏松结缔组织被压缩形成筋膜下平面(subfascial plane)。肾周围的疏松结缔组织被增长的脂肪组织压缩形成肾周围的桥隔(bridging septa)(图 4-7)。

(姚宏伟　江慧洪)

第六节　原生和次生腹膜后间隙

　　现在普遍接受的观点是筋膜间平面的形成是因为肾筋膜是多层次结构,因此系膜后平面、肾后平面和侧锥筋膜平面就相当于肾前筋膜、肾后筋膜和侧锥筋膜,但是 Dodds 著名的原生和次生腹膜后间隙理论提出了另一种假设[6]。

　　最初脾脏的原基在胃背系膜内,腹胰的原基在十二指肠腹侧系膜内,而背胰的原基在十二指肠背侧系膜内(图 4-8)。

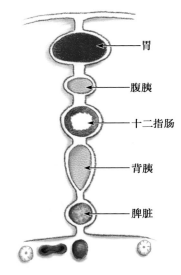

胃
腹胰
十二指肠
背胰
脾脏

图 4-8　胚胎期背侧系膜和腹侧系膜内结构

　　胃的顺时针旋转使得十二指肠转到右侧,形成"C"形。胃和十二指肠背系膜旋转至左侧,以脾脏为顶点形成了一个"发夹形"结构(图 4-9),与原始腹膜相平行,背胰的腹侧面是十二指肠背系膜的左叶(前叶),背侧面是右叶(后叶)。

　　十二指肠系膜与后腹膜融合后形成的胰十二指肠间隙(pancreaticoduodenal space),实际就是胰后 Treitz 间隙,胰十二指肠间隙覆盖于右肾下半部分和左肾的大部分。胰腺前方的十二指肠腹侧系膜的前叶因而成为次生的后腹膜。中肠旋转完成后,左右结肠的背系膜也与原始腹膜平行,两者也发生融合形成结肠腹膜后间隙(retroperitoneal colonic space),实际就是 Toldt 间隙。由于此时胰十二指肠间隙已经形成,因此两侧的结肠腹膜后间隙位于胰十二指肠间隙的腹侧,结肠腹膜后间隙和胰十二指肠间隙相互之间有重叠。因此次生腹膜后隙间隙实际是一个"错层"的空间,Dodds 认为由居于后方的胰十二指肠间隙(Treitz 间隙)和前方的结肠后间隙(Toldt 间隙)两部分组成,笔者认为还应包括胰腺前方的 Fredet 间隙(图 4-10)。

　　按照原生腹膜后间隙的概念,肾旁前间隙仅指壁腹膜和肾前筋膜之间的间隙。次生腹膜后间隙这个概念的出现,扩大了腹膜后间隙的范围。由于次生腹膜后间隙把前界推移到胰腺前方的十二指肠腹侧系膜的前叶,因此次生的肾旁前间隙的概念也随之被扩展,

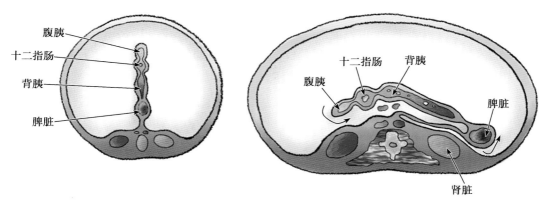

图 4-9 由于消化道的旋转使得腹背侧系膜呈现为"发夹形"

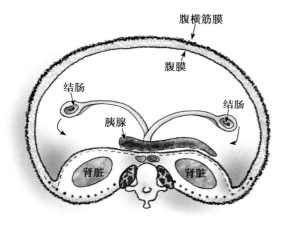

图 4-10 次生腹膜后隙间隙的形成

包括原生的肾旁前间隙和 Toldt 间隙两部分，在胰十二指肠水平则包括胰后的 Treitz 间隙、胰前的 Fredet 间隙和原生的肾旁前间隙三个部分。肾旁前间隙范围的改变，让我们更容易地理解 Ishikawa 的观点，融合筋膜的潜在间隙才是筋膜间平面产生的真正原因[4]。Molmenti[7] 所述的肾筋膜多层膜结构实际上是肾筋膜和融合筋膜的复合体，换言之系膜后平面实际是包含融合筋膜间隙的。如果说系膜后平面是包括 Toldt 筋膜的，那就很容易解释系膜后平面注射的乳胶为何可以扩散到上至膈下和下至盆腔。本书在其后的论述中将证实，Toldt 筋膜是间隙而非 Hayes 所认为的致密的、不可分离的融合筋膜（第五章），这也是理解本书膜解剖的一个关键点。

（姚宏伟 江慧洪）

第七节 筋膜间间隙理论

筋膜间间隙（interfascial space）的理论是由日本学者 Sato[11] 提出的，他认为体壁筋膜表现为"洋葱皮"样结构，以躯干肌肉层为中心轴，呈现为镜像对称分布的内、外各四层，外侧从腹侧到背侧为皮肤、浅筋膜（Camper 筋膜）、深筋膜（Scarpa 筋膜）、腹膜的包被层（investing layer of the abdominalis fascia），相对应的内侧从背侧到腹侧为腹膜、腹膜下筋膜的深层、腹膜下筋膜的浅层、腹横筋膜（图 4-11）。体壁内侧的四层，即位于壁腹膜与腹横筋膜之间的腔隙在解剖学上称为腹膜外间隙（extraperitoneal spaces），应注意构成腹膜外间隙内侧界的腹横筋膜是覆盖于横膈、腰大肌、腰方肌及腹横肌表面等所有包被筋膜的统称。日本学者认为，无论是是内侧、外侧,都要注意 2 ~ 3 层之间的这个层次。内侧层次是指腹膜下筋膜浅层和深层之间,Sato 称之为筋膜间间隙,是一个神经血管通道(neurovascular corridor),主动脉、下腔静脉、肾和输尿管、腹下神经和盆丛都走行于这个层面;而外层的 2 ~ 3 层之间这个层次位于外侧皮下浅、深筋膜之间,其内走行有腹壁下血管。

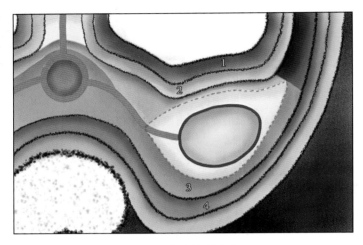

图 4-11 体壁筋膜的分层

1-腹膜;2-腹膜下筋膜的深层;3-腹膜下筋膜的浅层;4-腹横筋膜。

Sato 这个"洋葱皮"理论实际受到很多质疑,Ishikawa[4] 通过各个时期胚胎的显微研究,并未发现体壁呈现为"洋葱皮"样结构。更为重要的是,依据日本学者的观点,腹膜下筋膜的深层为肾前筋膜,腹膜下筋膜的浅层为肾后筋膜,两层筋膜并不能形成密闭的肾周间隙,筋膜间间隙理论与经典的 Meyers 的"三腔室"理论是相矛盾的。仔细观察图 4-10,笔者认为 Sato 所绘的内侧第 2 层筋膜可能是 Toldt 筋膜,而第 3 层筋膜可能是侧锥筋膜。本书其后的论述将会证明 Toldt 筋膜是从膈下到盆腔的连续性间隙而非融合筋膜。Rapto-poulos[12]、Marks[13] 和 Ishikawa[4] 对侧锥筋膜的认识与经典解剖不同,他们认为侧锥筋膜是走行于肾后筋膜后方的独立筋膜,并非肾前和肾后筋膜融合而成,侧锥筋膜和肾后筋膜在肾脏后方紧贴而貌似为一层,否认侧锥筋膜是肾前和肾后筋膜融合而成。从胚胎学看,因为肾筋膜第 12 周已可观察到,第 23 周时才观察到侧锥筋膜的出现,从筋膜形成的时间差异可以推断侧锥筋膜是独立形成的筋膜。Ishikawa 认为侧锥筋膜来源于腹膜后的疏松结缔组织,第 20 周时在肾后筋膜和侧垫之间出现束状的多层次结构的结缔组织,以后这个束状结缔组织由于侧垫和肾脏的增长,在结肠及腹膜和侧垫之间被推压而形成侧锥筋膜,实际也是迁移筋膜[4]。国内邱剑光[14]认为肾后筋膜分浅深两层,浅层是侧锥筋膜,深层是肾筋膜后叶。侧锥筋膜向后与腹横肌深面的腹横筋膜汇合后形成覆盖于腰方肌和腰大肌前方的腹横筋膜,但也有观点认为这只是肾筋膜外侧延伸和附着的四种类型之一。

(姚宏伟 江慧洪)

第八节　胚胎发育过程中"层面"的观点

腹膜后筋膜(retroperitoneal fascia)发生于腹膜后的一层连续性的腹膜后结缔组织,从筋膜连续性的观点来讲,实际上腹盆腔的筋膜都来源于腹膜后筋膜。Hayes[1]、Mirilas[3]和Maclennan[2]的观点都认为在发育过程中腹膜后筋膜分为不同的层面。最经典的观点是Maclennan[2]提出的,腹膜后筋膜分为三层:外层的腹横筋膜,中间层的包围泌尿器官的筋膜及内层的腹膜。

要理解腹盆腔结缔组织分层的观点,首先需要明确筋膜产生的机制。传统理论依照发生机制把筋膜分为三类:迁移筋膜、融合筋膜及壁筋膜如腹横筋膜[1]。

一、迁移筋膜

迁移筋膜的理论是1874年由德国学者His提出的,他认为筋膜是由疏松结缔组织经过"二次生长"而形成的。初次生长是指器官的移位导致结缔组织纤维呈线性排列,以后在原位"二次生长"进一步压缩并致密化,进而演变为筋膜的组织形态。通过这种机制形成的筋膜称为"迁移筋膜"。例如肾筋膜就是由于肾的生长发育和位置上升而形成的。由于迁移筋膜是机械性压力或张力诱导而形成,因而也称为压力诱导性筋膜(tension-induced fascia)。

二、融合筋膜

与迁移筋膜不一样,融合筋膜是有明确界限的薄层膜状结构。关于融合筋膜的概念,Hayes[1]认为是两层间皮细胞层排列在一起后导致所有间皮细胞消失而留有的一层结缔组织层。但这个观点近年来受到质疑,最典型的融合筋膜是Toldt筋膜,是由脏腹膜和壁腹膜融合而来,但Coffey[15]和Culligan[16]的研究都证实,在成年人中,脏、壁腹膜的间皮细胞层实际仍然存在。

三、壁筋膜

腹横筋膜现在认为属于壁筋膜,壁筋膜的形成来源于前述的体壁中胚层的演变。

四、"鸡毛掸"理论

筋膜总是围绕血管和器官生长,比如膀胱腹下筋膜围绕髂内血管,肾前后筋膜围绕肾脏,但现有的经典机制很难同时解释器官和血管筋膜的产生。对前述的胚胎学知识加以总结,可以发现胚胎实际可以认为是由三部分结构组成(图4-12):框架系统、填充物和器官。中胚层分为特定中胚层和散在中胚层,特定中胚层包括轴旁中胚层、间介中胚层和侧中胚层,散在中胚层实际就是间充质,间充质细胞具有分化为各种结缔组织、血管内皮和平滑肌细胞等的潜能,类似于Ishikawa[4]所述的均质的疏松间充质组织(homogeneous loose mesenchymal tissues)。轴旁中胚层形成中轴骨、软骨、四肢和体壁骨骼肌、真皮及皮下组织;侧中胚层的两部分,即脏壁中胚层与体壁中胚层形成胚内体腔。因此轴旁中胚层、侧中胚层形成了框架系统;散在中胚层形成了框架系统内的填充物;间介中胚层形成了泌尿生殖系统大部分器官,其发育需要在充满散在中胚层的框架系统内移行。当器官在散在中胚层移行或者

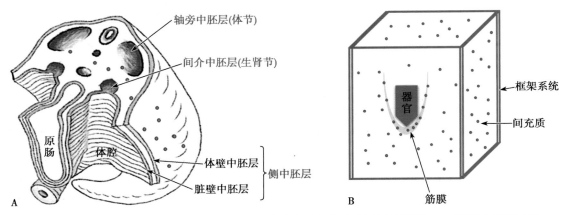

图 4-12 轴旁中胚层、间介中胚层和侧中胚层在发育过程中形成不同的层面（A），器官在迁移过程中形成独立的层面（B）

血管在散在中胚层扩展时，间充质将覆盖器官和血管表面，进而分化形成筋膜。形象地打个比方，这个机制就如鸡毛掸扫灰尘，落下的灰尘都覆盖在鸡毛掸上，并结成灰尘薄片。

这个机制可以解释很多筋膜的形成，比如后肾从盆腔骶骨的腹侧上升到腰部，膀胱由腹腔降至盆腔，而睾丸则从近髂嵴处逐步下降至阴囊，将会分别形成肾筋膜（延续为泌尿生殖筋膜、膀胱筋膜）、膀胱腹下筋膜和睾丸筋膜。Asakage 认为[17]腹横筋膜是间充质包被腹壁下血管形成动静脉筋膜，并与髂总血管、髂内外血管的血管鞘相延续。这样腹前壁就由两种筋膜组成，腹横筋膜作为包围腹壁下动脉形成的筋膜，以及器官移行形成的筋膜如膀胱筋膜、睾丸筋膜。按照这个定义，膀胱腹下筋膜的划分较为困难，因为脐动脉走行于膀胱腹下筋膜，Asakage 认为膀胱腹下筋膜是腹前壁两种筋膜的连接。笔者的研究证实髂内血管的分支（除闭孔血管）都被膀胱腹下筋膜包围，因此膀胱腹下筋膜划分为血管筋膜更为合理，也更具有临床意义：在膀胱腹下筋膜的外侧不存在髂内血管脏支。

泌尿、生殖器官的发育是密切相关的（图 4-13）。尿生殖膈将泄殖腔分隔成腹侧的尿生殖窦和背侧的原始直肠。尿生殖窦虽然是内胚层来源，但间介中胚层和尿生殖窦之间是存在联系的。间介中胚层来源的中肾管和中肾旁管汇入尿生殖窦，中肾管远端发出输尿管芽，中肾管发育为附睾管、输精管和射精管，而中肾旁管发育为女性生殖管道。尿生殖窦分为三部分，分别形成膀胱、女性尿道大部分、男性尿道前列腺部和膜部及生殖器。

因此间介中胚层-尿生殖窦发育而成的器官，如输尿管芽、肾脏和睾丸等，在填充物内的旋转、上升或下降及增大，根据"迁移筋膜"的理论，是有可能围绕器官形成独立层面的，并且也存在胚胎学依据，Matsubara[18]在胚胎晚期观察到（20～25 周），在肾脏下

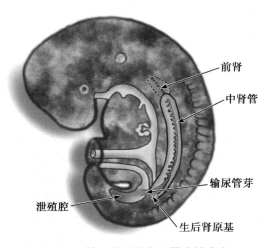

图 4-13 第 5 周泌尿生殖器官的发育

方围绕输尿管和腹下神经出现筋膜鞘。Kinugasa 等[19]发现胚胎期即可辨识出包被输尿管与腹下神经的前后两层筋膜延伸进入盆腔。

（林谋斌 邱健）

第九节 泌尿生殖层（腹段）

Sato[11]的第 2~3 层之间的"血管神经通路"，依据日本学者的描述，腹膜下筋膜的深层延续为肾前筋膜，腹膜下筋膜的浅层延续为肾后筋膜，第 2~3 层之间的层次实际就是肾前、后筋膜之间的间隙，这个间隙的解剖是目前膜解剖的热点，通过对肾前后筋膜在腹后壁延伸的研究，演变出很多膜解剖名词。

要理解第 2~3 层之间这个间隙的解剖，首先要明确肾前、后筋膜在下方的延伸，也就是肾周间隙的下方是开放的还是封闭的这个问题，对此主要存在两种截然不同的观点。传统的观点包括 Gerota 认为肾前、后筋膜在输尿管前、后融合形成封闭的圆锥状的锥顶[20-21]。相反，也有很多学者认为肾前、后筋膜向下不融合或者不完全融合，但对肾周间隙下方的开放的方式却有不同认识，最经典的观点是 Meyers[5]提出的，肾前、后筋膜在髂窝与输尿管和髂筋膜疏松结合，因而肾周间隙下方开放并与髂窝及肾前、后间隙相通。另一种观点是肾前、后筋膜向下两层相汇合形成一个包含有输尿管的多层次筋膜，向盆腔延伸，类似于联合筋膜平面的观点[22]。这个观点有很多胚胎学的依据，在结直肠外科中已逐步得到认可。

联合筋膜平面的观点在膜解剖中主要表现为肾前、后筋膜及其中输尿管形成"三明治"样结构，笔者认为这是一个包含了泌尿、生殖系统的功能层面，这个功能层面在向盆腔延续的行程中，有时厚，有时很薄，用层（layer）或者筋膜（fascia）均难以准确地描述这个脏器功能层。因此将包含了肾脏（肾周脂肪）、输尿管、生殖血管并延续包含膀胱、输精管、精囊腺、前列腺等泌尿、生殖器官的这一功能层面命名为"泌尿生殖层"（urogenital stratum），而将包围泌尿生殖层的筋膜称为泌尿生殖筋膜（urogenital fascia），其中泌尿生殖层表面朝向腹、盆腔脏器的筋膜统称为泌尿生殖层脏层，泌尿生殖层朝向体壁的统称为泌尿生殖层壁层。

在肾上腺、肾水平，泌尿生殖层在右侧腹膜后，肝脏裸区胰头十二指肠环及升结肠背侧，右肾上腺与右肾被一层连续肾周筋膜所包被，即泌尿生殖层脏层为肾前筋膜，泌尿生殖层壁层为肾后筋膜。前后两层肾周筋膜交汇于肾上腺及肾的外侧，并向上、向外与膈下筋膜相愈着，肾平面的肾周筋膜向外侧与腹横筋膜相愈着，愈着处形成的筋膜结构为侧锥筋膜（图4-14）。在胰尾、脾、胃体上部及结肠脾曲的背侧，左侧腹膜后，可见肾周筋膜包被的左侧肾上腺与左肾（图 4-15），肾周筋膜愈着于左膈下筋膜、左侧腹横筋膜。

两侧肾周筋膜头端被覆于双侧膈脚表面，在腹腔动脉干头侧相互延续，肾平面的肾前筋膜在腹主动脉、下腔静脉前方相连续，向足侧移行；肾平面的肾后筋膜在椎体侧方与腰肌筋膜相延续（图 4-16），肾后筋膜与腰肌筋膜间为疏松结缔组织，构成肾后间隙。

在输尿管走行区的泌尿生殖层，自肾下极、双侧肾后筋膜（泌尿生殖层壁层）在下腔动脉、腹主动脉前方相互延续，与肾前筋膜（泌尿生殖层脏层）共同包裹双侧输尿管、生殖血管、肠系膜下神经丛、淋巴组织及其周围结缔组织，形成泌尿生殖层，向足侧进入盆腔（图 4-17）。

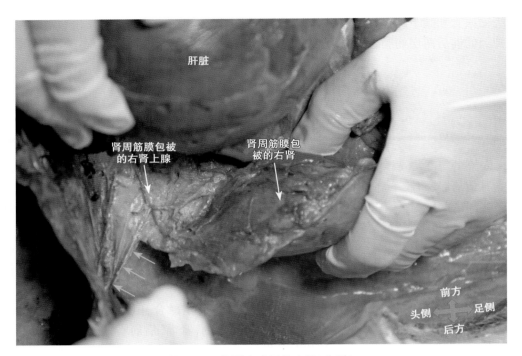

图 4-14　泌尿生殖层的头端（右侧）

黄色箭头所指为部分切开的侧锥筋膜。

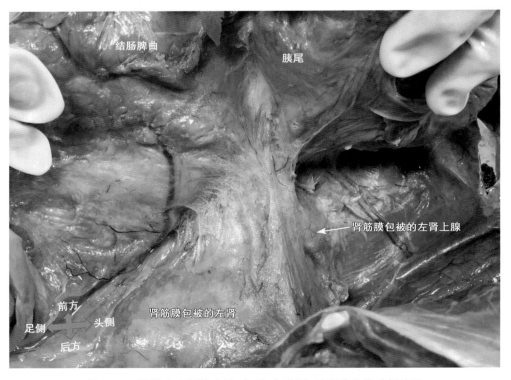

图 4-15　泌尿生殖层的头端（左侧）与胰尾、结肠脾曲的毗邻关系

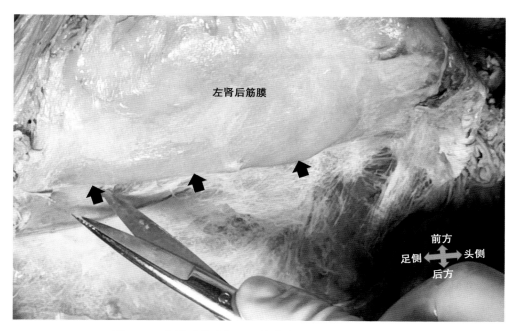

图 4-16 左肾后筋膜与腰肌筋膜的延续(黑色箭头所示)

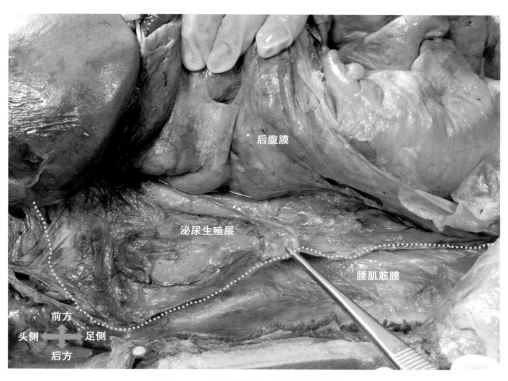

图 4-17 右侧泌尿生殖层的毗邻关系
黄色虚线为泌尿生殖构层右侧界。

(邱　健)

第十节　前肠、中肠的发育与融合筋膜的形成

　　胚胎第 6 周,胃及系膜沿长轴顺时针旋转 90°(头侧向尾侧观)。胃背侧系膜向左、向尾侧突出及旋转,在其内部生成脾和背胰。胃的背侧缘生长较快形成胃大弯,腹侧缘生长较慢形成胃小弯,胃由最初的垂直方位变成由左上至右下的斜位。胃腹侧系膜向右、向头侧翻起。膨胀的胃背侧系膜形成大网膜,胃腹侧系膜形成小网膜(图 4-18)。

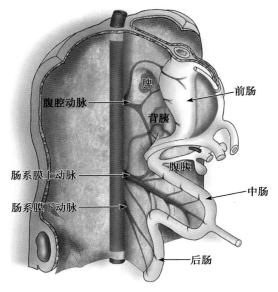

　　腹胰随后从十二指肠的后方绕过(向背侧旋转),移动至背胰后下方形成钩突,腹胰与背胰融合。十二指肠系膜与后腹膜融合为胰后 Treitz 筋膜(Treitz fascia),胃背侧系膜与后腹膜发生融合,形成胰后 Toldt 筋膜。临床上,胰后筋膜位于腹主动脉左侧的部分称为胰后 Toldt 筋膜,位于腹主动脉右侧、下腔静脉前方的部分称为胰后 Treiz 筋膜[23](图 4-19)。

图 4-18　前肠的发育

　　原肠快速生长,向腹部弯曲形成“U”形中肠袢(midgut loop),其顶端连于卵黄蒂。中肠袢以卵黄蒂为界,分为头支和尾支。在胚胎生长的第 6 周,由于肝肾的发育,腹腔容积相对较小,致使肠袢突入脐腔,形成生理性脐

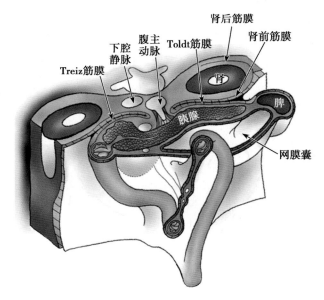

图 4-19　Toldt 筋膜、Treitz 筋膜形成的示意图

疝。肠袢在脐腔中生长的同时,以肠系膜上动脉为轴做第一次逆时针旋转 90°(从腹面观),中肠袢由矢状位转为水平位,头支从上方旋转到右侧,尾支从下方旋转到左侧。

胚胎生长至第 10 周,腹腔容积增大,肠袢陆续从脐腔返回腹腔,中肠发生第二次逆时针旋转 90°,Treitz 韧带将十二指肠空肠移行部向横膈方向悬吊。头支位于尾侧,空回肠形成多个螺旋肠袢;尾支位于头侧,发出盲肠芽。胚胎生长至第 10 周末,中肠袢退回到腹腔,发生第三次逆时针旋转 90°。近端空肠到达左侧,横结肠位于十二指肠前面,盲肠位于右髂窝,升结肠和结肠肝曲位于右侧。

升结肠的脏腹膜与后腹膜融合固定,形成右侧 Toldt 筋膜。右侧 Toldt 筋膜的外界为升结肠外侧 Toldt 白线,内界为肠系膜上静脉右侧缘,下界为小肠系膜根,上界为十二指肠水平部下缘(图 4-20)。

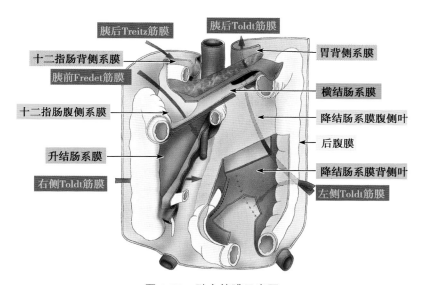

图 4-20 融合筋膜示意图

横结肠系膜与升结肠系膜相连续并"镶嵌"于胰腺下缘背侧,再向腹侧折返。横结肠系膜右侧部分与十二指肠水平部及胰头表面的腹膜融合,构成胰前 Fredet 筋膜(Fredet fascia)(图 4-20)。Fredet 筋膜亦是融合筋膜,其两侧分别是胰腺脏层筋膜与横结肠的脏层筋膜,内界是肠系膜上静脉(SMV)和胃结肠干(Henle 干)[24]。右侧 Toldt 筋膜向上在十二指肠水平部前方与胰前 Fredet 筋膜相延续,在十二指肠水平部后方与胰后 Treitz 筋膜相延续(图 4-20)。大网膜由胃大弯发出,与横结肠附着、延伸、折返,继续包绕胰腺,形成网膜囊(omental bursa)。横结肠系膜左侧部分与延展的大网膜相接触,形成融合筋膜。此处的大网膜称为外科学意义上的"横结肠系膜前叶",而真正的横结肠系膜称为"横结肠系膜后叶"。网膜囊的前壁由胃结肠韧带后叶、胃脾韧带后叶、胃后壁的浆膜和小网膜后叶的腹膜构成;后壁由左侧横结肠系膜前叶、胰体尾部前被膜和胰腺上缘的后腹膜构成;左界为脾门,右界为横结肠系膜前叶到大网膜的折返线。

(孙凌宇)

第十一节　融合筋膜与融合间隙

对融合筋膜的认识有两种截然不同的观点,一种是 Hayes[2] 的观点,认为其是两层间皮细胞层排列在一起后导致所有间皮细胞消失而留有的一层结缔组织层。融合筋膜内部是致密的、不可分离的。与迁移筋膜不一样,融合筋膜是有明确界限的薄层膜状结构。另一种是 Coffey[15] 的观点,把融合筋膜理解为融合间隙,是一层疏松的、可扩展的无血管间隙。笔者认可融合间隙的观点,并应用这个观点在第五章论述盆腔的膜解剖。

融合间隙的观点会改变我们对既往膜解剖的一些认识,比如对胰前、后筋膜的理解。传统的观点认为 Toldt 筋膜、Fredet 筋膜和 Treitz 筋膜都是融合筋膜,Toldt 筋膜在十二指第 2、3 段分为腹侧的胰前筋膜(Fredet 筋膜)和背侧的胰后筋膜(Treitz 筋膜)。换句话说,在肝曲部 Toldt 筋膜包绕胰头、十二指肠,可以分为背侧的 Treitz 筋膜和腹侧的胰前筋膜,这也就是 Takahashi 所认为的肝曲双重融合(图 4-21)。Hashiguchi[25] 认为 CME 手术分离至十二指肠时应于腹侧切断胰后筋膜,这时平面转为胰前筋膜和胰头十二指肠之间的平面(图 4-21 红色虚线)。第二种观点认为 Toldt 筋膜、Fredet 筋膜和 Treitz 筋膜都是融合间隙,比如 Fredet 筋膜就是升结肠系膜的脏腹膜与十二指肠和胰腺的脏腹膜融合产生的间隙[24],那么 CME 的手术层面就是走行于 Toldt 筋膜和 Fredet 筋膜(图 4-22)。

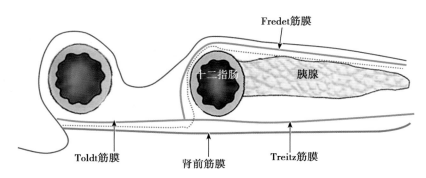

图 4-21　从融合筋膜观点理解完整结肠系膜切除术手术平面
红色虚线示胰前筋膜和胰头十二指肠之间的平面。

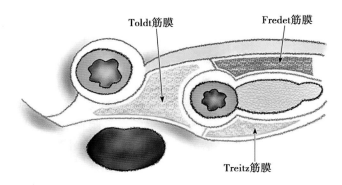

图 4-22　从融合间隙观点理解完整结肠系膜切除术手术平面

（刘海龙）

第十二节 右侧 Toldt 融合筋膜区

根据结肠与周围层面的关系,可将结肠划分为 4 个融合筋膜区域:①右侧 Toldt 融合筋膜区,包括盲肠、升结肠及其系膜;②胰头十二指肠前融合筋膜区,即结肠肝曲及其系膜;③横结肠-大网膜融合筋膜区,即横结肠区域;④左侧 Toldt 融合筋膜区,包括降结肠、乙状结肠及其系膜。以下按照区域划分分述各部结肠毗邻层面及其融合筋膜关系。

右侧 Toldt 融合筋膜区头侧界为十二指肠环下缘,内侧界为小肠系膜与后腹壁愈着缘,右侧与足侧边界为回盲部、升结肠及其系膜与后腹膜的愈着缘。在右侧 Toldt 融合筋膜区背侧依次存在后腹膜延续层面和泌尿生殖层 2 个层面,形成了右侧 Toldt 融合筋膜间隙、肾前间隙和肾后间隙等三个间隙。

一、后腹膜延续筋膜(原始后腹膜)

沿盲肠、升结肠与后腹膜愈着线偏结肠侧切开脏腹膜,进入疏松结缔组织间隙,沿此间隙拓展,可将盲肠、升结肠及其系膜游离,其背侧为后腹膜延续的单层膜样结构(图 4-23),继续向左侧拓展该间隙,可将全部小肠及其系膜自腹后壁游离。循该后腹膜层面,见该筋膜延伸至胰头十二指肠背侧,覆盖于肾周脂肪与下腔静脉浅面,与肝后及膈下腹膜相延续;向左侧延续为降结肠以及乙状结肠系膜右侧的脏腹膜。在胚胎早期,存在原始体腔,原始体腔膜应该是腹膜的雏形,也可称之为原始后腹膜(primary retroperitoneum)。Coffey 团队发现结肠系膜背侧与后腹膜延续筋膜表面均有连续的间皮细胞覆盖,其间为薄层网状结缔组织,这就是 Toldt 筋膜的本质,即腹腔脏器的背侧筋膜与原始后腹膜贴附形成的融合筋膜,其间存在可供分离的融合筋膜间隙,胰头十二指肠可理解为插在 Toldt 间隙内的一层结构。右半结肠游离时,可在结肠系膜背侧筋膜与后腹膜延续层面之间的网状结缔组织分离。尾侧入路时,有的术者首先自小肠系膜背侧入手,显露十二指肠水平部,在其腹侧进入胰头十二指肠前间隙,这样再向外侧游离 Toldt 筋膜,可以较完整地保留后腹膜延续筋膜。手术中的观察提示该层后腹膜延续筋膜的血供来自其下的泌尿生殖层。

二、泌尿生殖层

将该后腹膜延续筋膜向左侧翻起,可见其下肾周筋膜包被右侧肾上腺、肾脏及肾周脂肪,向尾侧走行,继续包被输尿管、生殖血管构成一个完整层面,具有明确外侧边界,即为"泌尿生殖层"。在肾平面,泌尿生殖层与肾前筋膜(Gerota fascia)、肾后筋膜(Zuckerkandl fascia)同义,肾前筋膜毗邻腹腔脏器,称为泌尿生殖层脏层;肾后筋膜毗邻腹后壁,称为泌尿生殖层壁层(图 4-24)。泌尿生殖层的层面向尾侧延续,大部进入盆腔,构成泌尿生殖层盆段;男性在输尿管外侧部分包含生殖血管、输精管至内环构成精索段。泌尿生殖层背侧为腰肌筋膜-腹横筋膜延续层面,泌尿生殖筋膜外侧缘借侧锥筋膜附着于腹横筋膜。泌尿生殖筋膜脏层与后腹膜延续筋膜之间为肾前间隙,泌尿生殖筋膜壁层后方与腰肌筋膜-腹横筋膜之间为肾后间隙。泌尿生殖层具有来自肾动脉、髂内动脉的血供系统,具有自身的淋巴引流,交感、副交感神经在其内腹腔干、SMA、肠系膜下动脉(IMA)根部周围形成腹腔神经丛、肠系膜上丛、

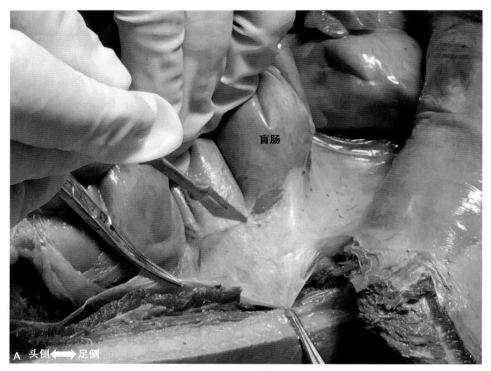

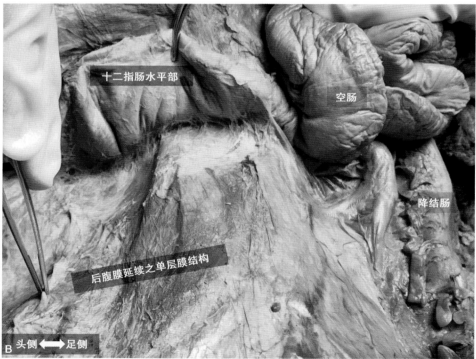

图 4-23　贴近结肠切开膜桥(A),可见右半结肠后方,与后腹膜相延续的单层膜结构(B)

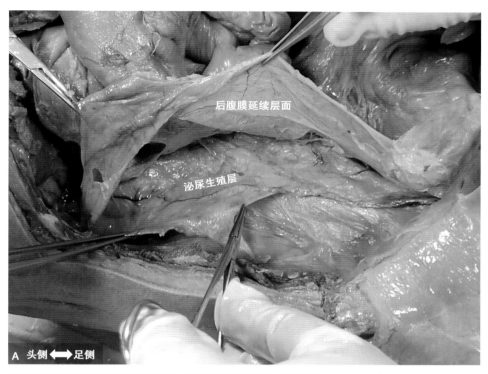

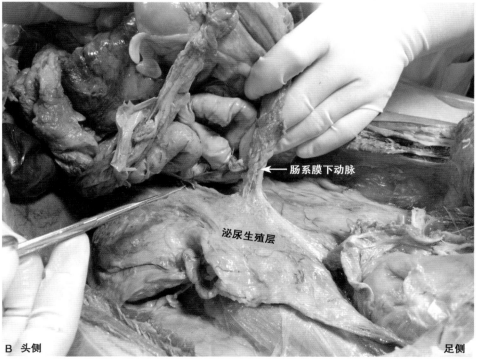

图 4-24 泌尿生殖层,向足侧延伸进入盆腔
A. 与后腹膜的关系;B. 与肠系膜下动脉的关系。

肠系膜下丛。例如,解剖与手术观察均提示,左半结肠系膜在 IMA 周围与泌尿生殖层相互沟通,位于泌尿生殖层内的肠系膜下丛神经分支出入左半结肠系膜,左半结肠系膜内的淋巴引流由此回流进入泌尿生殖层。

三、"尾侧入路"——右侧 Toldt 融合筋膜区的手术入路

回盲部、升结肠及其系膜筋膜背侧叶与后腹膜延续筋膜形成右侧 Toldt 融合筋膜。右半结肠系膜因脏腹膜下的脂肪多呈黄色,后腹膜外观发白[8],所以右半结肠与后腹膜愈着线呈黄白交界线,又称 Toldt 线/Monk 白线。在该线靠近结肠侧(黄色侧)切开即进入 Toldt 融合筋膜间隙,即右半结肠固有筋膜与后腹膜延续层面之间,即经典"尾侧入路"。实际上,严格地说,"尾侧"是一个胚胎学方位的概念,而成人解剖描述应为"足侧",故解剖与外科描述似应以"足侧入路"为妥。沿此间隙向头侧拓展,可至十二指肠环下缘,在十二指肠前方游离,进入胰头十二指肠前间隙;在十二指肠后方沿后腹膜游离,则进入胰头十二指肠后间隙(Treitz 间隙)(图 4-25)。

如果在 Toldt 线后腹膜侧(白色侧)切开,将进入后腹膜与泌尿生殖筋膜脏层(肾前筋膜,Gerota 筋膜)之间的肾前间隙,沿此间隙向头侧游离,将在后腹膜层面之后将胰头十二指肠一同游离向腹侧。既往开放手术要求距肿瘤 2cm 的后腹膜切开,这样一般会进入肾前间隙,将胰头十二指肠一同翻起,往往需要再切开后腹膜后显露十二指肠,以避免进入错误层面。

因为肾以下的泌尿生殖层逐渐变窄,如果在肾平面以下切开后腹膜,可能进入泌尿生殖层后方,向内侧游离可将输尿管、生殖血管游离至结肠侧,向头侧拓展进入肾后间隙可将右

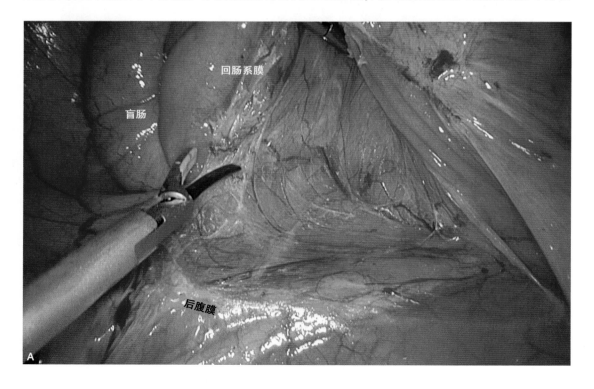

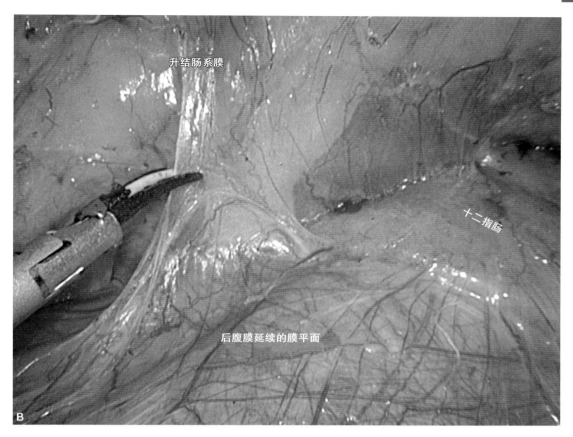

图 4-25　经过右侧 Toldt 融合筋膜区游离右半结肠的尾侧入路
A. 回盲部水平；B. 升结肠水平。

肾游离向前方。

内侧中间入路切开回结肠系膜后，其背侧的疏松组织间隙就是右侧 Toldt 融合筋膜间隙，由此向头侧拓展进入胰头十二指肠前间隙，有回结肠系膜背侧筋膜及十二指肠窗做指引，一般不易进入更深层次的间隙。

四、右侧 Toldt 融合筋膜区的手术层面

对于右侧 Toldt 融合筋膜区的结肠肿瘤，如果 T_1/T_2 期肿瘤，未穿破结肠肠壁，局限于结肠及其系膜内，可在 Toldt 融合间隙内游离。优点为层面清晰，易于拓展，十二指肠位于层面内，不易损伤。

如果为 T_3、T_4 期肿瘤，可在 Toldt 线之外侧切开后腹膜，进入后腹膜与肾前筋膜之间，后腹膜层面可作为抵御结肠癌侵犯的一层筋膜屏障。在此疏松间隙向头侧游离，可将胰头十二指肠游离至腹侧。需仔细辨认十二指肠并在十二指肠下缘离断后腹膜延续筋膜，再进入胰头十二指肠前间隙。如果 T_4 期肿瘤侵犯后腹膜、肾周脂肪，可深入泌尿生殖层内，切除部分肾周脂肪后，在十二指肠下缘依次切开肾周脂肪、后腹膜，再返回 Toldt 融合筋膜层面（图 4-26）。

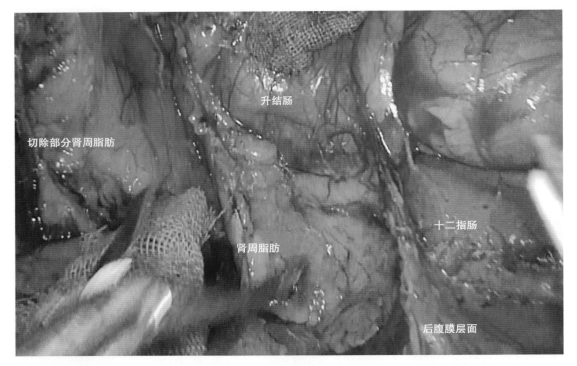

图 4-26 T$_{4b}$ 升结肠癌侵及肾周脂肪,联合切除部分肾周脂肪,显示右半结肠后毗邻层

回盲部、升结肠癌理论上不应采取尾侧入路,避免术中操作挤压、翻动肿瘤,而应采取内侧中间入路,首先高位结扎回结肠血管等供血、回流血管,然后再根据不同的侵犯深度而切除相应的结肠后层面。

(邱 健)

第十三节 胰头十二指肠前融合筋膜区

该区域头侧界为大网膜在十二指肠球部附着处,尾侧界为十二指肠环下缘,外侧界为十二指肠环外侧缘,内侧界为大网膜的右缘(其内标志为胃网膜右静脉)。

一、三系膜交汇

右侧 Toldt 融合筋膜间隙向头侧延续,被胰头十二指肠层面分隔,结肠肝曲及其系膜与胰头十二指肠间形成胰头十二指肠前间隙,胰头十二指肠与后腹膜延续筋膜形成胰头十二指肠后间隙。胰头十二指肠融合筋膜区背侧依次为胰头十二指肠、后腹膜延续筋膜(原始后腹膜)和泌尿生殖层 3 个层面。在胰头十二指肠前间隙内向左侧拓展,可见大网膜右缘,其内为幽门下静脉-胃网膜右静脉-Henle 干连线,越过此缘,该间隙与大网膜-横结肠融合筋膜区相贯通。该区域是胰头十二指肠系膜、结肠肝曲系膜、胃网膜右系膜静脉回流的交汇区,胰十二指肠上前静脉(anterior superior pancreatoduodenal vein,ASPDV)起自胰头,跨越胰头十二指肠前间隙,与引流结肠系膜的上右结肠静脉(superior right colonic vein,SRCV)、胃系膜的胃网膜右静脉(right gastroepiploic vein,RGEV),汇合构成肠系膜平面的Henle 干(图 4-27)。

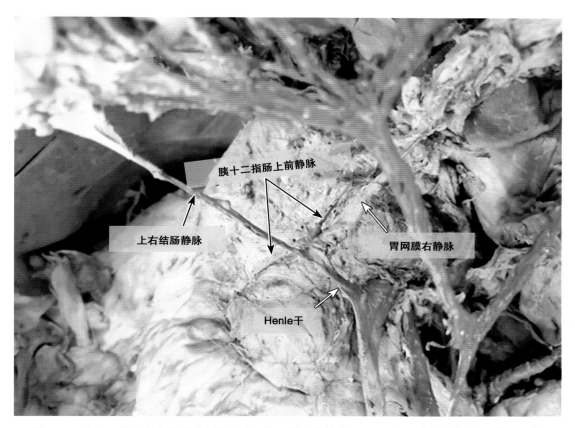

图 4-27　胰十二指肠前上静脉跨越胰头十二指肠前融合筋膜区,汇入胃网膜右静脉,与上右结肠静脉汇合构成 Henle 干

二、胰头十二指肠前融合筋膜区的手术安全策略

胰头十二指肠前融合筋膜区是结肠肝曲与胰头十二指肠直接贴附形成的,结肠肝曲的T_4期肿瘤可直接侵犯胰头十二指肠,需要进行术前影像检查充分评估。

该区域是结肠系膜、胰头十二指肠系膜及胃背侧系膜(大网膜)相互贴附融合区域,是SRCV、RGEV 与 ASPDV 三个系膜回流静脉的交汇处,三个不同系膜的回流静脉在胰头十二指肠前间隙形成变异复杂的 Henle 干,是右半结肠手术中最容易损伤出血的危险区域,控制静脉出血是手术的要点与难点所在。困难主要表现在:①如何在不同入路的层面拓展时定位 3 个系膜回流静脉;②如何安全地处理 Henle 干及其属支。

尾侧入路或内侧中间入路在 Toldt 融合筋膜间隙向头侧游离,越过十二指肠进入胰头十二指肠前间隙,在此疏松间隙内拓展首先遭遇的是横跨该间隙的 ASPDV,该血管出现率为

84.5%,较为恒定,发现 ASPDV,即可定位 Henle 干的下缘,从而对 Henle 干与 SMV 的位置关系做到心中有数。但此时不应急于分离 Henle 干或其属支,因为 Henle 干汇入 SMV 处尚未游离清楚,一旦此时出血,很难准确地控制 Henle 干及其属支,在血泊中盲目处理可能损伤 Henle 干或 SMV。发现 ASPDV 后,胰头十二指肠前间隙向头侧游离即告结束,不必努力游离 SRCV 与 REGV,避免该狭小空间内血管损伤出血。

发现 ASPDV 定位 Henle 干下缘后,改由内侧中间入路沿 SMV 上行,首先解剖处理回结肠血管、右结肠血管至 Henle 干下方。随后,解剖处理结肠中动脉(middle colonic artery,MCA)或其右支,继而沿 SMV 处理伴行的结肠中静脉(MCV)后,切开横结肠系膜根部及菲薄的大网膜筋膜,显露胰腺,沿胰颈下缘向胰头部游离,可以确定 Henle 干上缘,以及位于大网膜右缘内的 RGEV,我们称此过程为"横结肠系膜穿越"。自此,Henle 干与 SMV 上下界限关系完全确定,可以自 Henle 干顺藤摸瓜,处理其属支,此时就是发生出血,也可以得到稳妥的控制(图 4-28)。

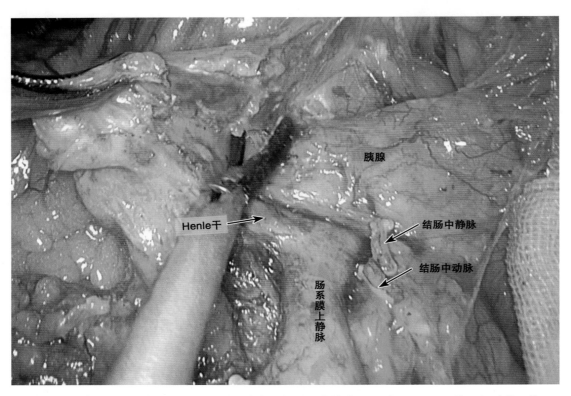

图 4-28 内侧中间入路或尾侧入路,通过胰十二指肠上前静脉可预测 Henle 干下缘。通过处理结肠中动脉、结肠中静脉,横结肠系膜穿越,在胰颈下缘发现 Henle 干上缘以及胃网膜右静脉,从而安全处理 Henle 干及其属支

(邱 健)

第十四节 横结肠-大网膜融合筋膜区

一、胃背侧系膜与大网膜

大网膜来自胃的背侧系膜,胚胎发育早期,胃背侧系膜呈矢状位,具有左、右两侧系膜筋膜,随胃的旋转大网膜转向左侧,而且膨胀形成网膜囊。胃背侧系膜的左侧系膜筋膜比较复杂,不但构成大网膜的外表面,它还包被在胰颈、胰体尾及脾脏的背侧与左侧的后腹膜延续筋膜形成左侧 Toldt 融合筋膜;而胃背侧系膜的右侧系膜筋膜则构成了网膜囊的内壁,被覆在胰体尾的腹侧。背侧系膜旋转、向左下膨胀,为其系膜筋膜的位置描述带来困难。一般从腹侧到背侧,左侧系膜筋膜构成大网膜第 1 层筋膜,并返转形成第 4 层筋膜,而右侧系膜筋膜构成第 2 层筋膜并返转形成第 3 层筋膜(图 4-29)。

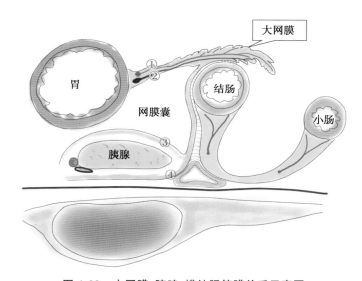

图 4-29 大网膜、胰腺、横结肠筋膜关系示意图

腹腔干发生在胃背侧系膜内,构成其系膜根部。其分支如脾动脉及其衍生的胃网膜左动脉、胃短动脉,供应胰体尾、脾、左半大网膜,即供应胃背侧系膜的头侧部分(包括背膜);另一个主要分支肝总动脉分出的胃十二指肠动脉及其分支胃网膜右动脉,则供应右半大网膜,即胃背侧系膜的尾侧部分。胃十二指肠动脉的分支胰十二指肠上动脉供应源自腹胰的头侧部分,而来自肠系膜上动脉的胰十二指肠下动脉供应源自腹胰的尾侧部分。胃左动脉、肝固有动脉等腹腔干分支供应的是胃十二指肠的腹侧系膜。

大网膜是胃背侧系膜的一部分,是由系膜筋膜被覆的一个功能层面。在被覆大网膜的两层筋膜内,除了背侧系膜的血管及位于其周围的淋巴、脂肪组织之外,胰体尾、脾也发生在两层筋膜之间。因此在胃癌手术时,胰下区如胃网膜右血管、胃网膜左血管周围,胰上区如胃后动脉、胃短动脉周围及脾动脉区、脾门区的淋巴清扫,实际上就是胃背侧系膜内的淋巴清扫,除了功能脏器(胰、脾)及其血供之外,从胃的滋养血管根部离断,达到系统性清扫胃背侧系膜内淋巴脂肪组织的目的。所以,胃背侧系膜内的清扫是围绕胰、脾的淋巴结清扫。自胰腺上缘脾动脉起始部离断胰腹、背两层筋膜(大网膜第3、4层筋膜)进入 Toldt 间隙内拓展至脾背侧,这样可以确定胰上区胃背侧系膜的界限,使得沿着脾血管的清扫达到安全高效的目的。

　　大网膜具有两侧的边界。其右侧边界是胃网膜右静脉及其属支,Henle 干是胃背侧系膜、右半结肠系膜及胰头十二指肠系膜静脉回流的交汇,这也反映了这些静脉的发生要晚于中肠的旋转与转位;大网膜的左侧边界是胃网膜左动、静脉,胃网膜左动脉往往与脾下极动脉共干,反映了大网膜与脾脏发育的密切关系。虽然大网膜可以延伸进入盆腔,但是网膜囊很少超过横结肠,横结肠以下的大网膜应由左侧系膜筋膜来源的第1、4层筋膜包被网膜血管分支及脂肪组织所构成。大网膜的第4层筋膜与横结肠前上结肠带浆膜呈膜性粘连,与横结肠系膜前页发生融合,大网膜内血管与横结肠系膜血管并无侧支循环沟通,血管走向可协助确定大网膜与横结肠的关系(图 4-30)。

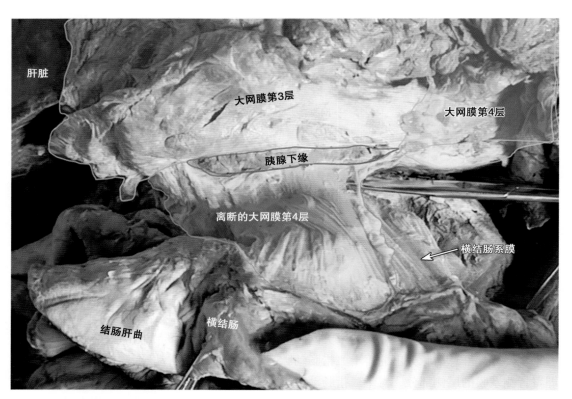

图 4-30　胰头十二指肠前融合筋膜区(包绕胰腺体尾部的大网膜在此处缺如)与大网膜融合筋膜区的相互关系

二、大网膜、横结肠系膜、胰腺的关系

　　沿胰头十二指肠前间隙向左侧拓展,越过大网膜右缘,切开大网膜与横结肠系膜缘愈着处,可见大网膜与横结肠系膜前叶之间为疏松结缔组织间隙。越过结肠中血管,沿横结肠系膜边缘血管弓分离大网膜,可见大网膜胃网膜右静脉血管、胃网膜左血管与胰腺下缘

间为无血管区,与横结肠系膜无血管区紧密愈着难以分离。大网膜在胰腺下缘水平与横结肠系膜分离,其第3层筋膜自腹侧、第4层筋膜自背侧包被胰腺体尾部、脾血管,向头侧延续(图4-31、图4-32),终止于腹主动脉前方。横结肠系膜前叶与左侧后腹膜相延续,与位于胰背侧的大网膜第4层之间构成胰后间隙,与左结肠后 Toldt 间隙相延续。横结肠系膜后叶与右侧后腹膜相延续,横结肠系膜前叶、后叶在胰腺下缘处缺乏脂肪填充、愈着紧密,难以分离。大网膜-横结肠融合筋膜区向右与胰头十二指肠前融合筋膜区相互移行,向左与左侧 Toldt 融合筋膜区相互移行,融合筋膜间隙相互联通,两者之间的解剖关系如图4-32所示。

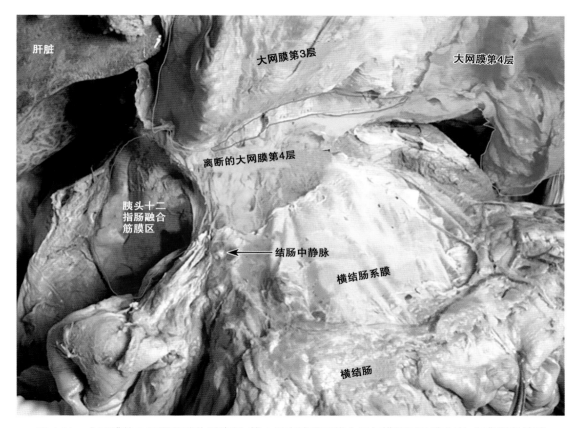

图4-31 大网膜第3层覆于胰体尾腹侧,第4层在胰腺下缘水平与横结肠系膜分离,自背侧包被胰腺体部,向头侧延续

三、大网膜-横结肠系膜融合区的外科层面

(一) 头侧入路

根据肿瘤的位置与浸润深度选择胃网膜血管弓内或血管弓外切除大网膜,或者胃-结肠系膜间入路保留大网膜。例如,T_4、T_3 期横结肠肿瘤应自胃网膜弓与胃壁间切开网膜,进入网膜囊,根部离断胃网膜血管,在胃网膜弓内彻底切除邻近大网膜;T_2、T_1 期横结肠肿瘤可自胃网膜血管弓外侧切开大网膜,进入网膜囊,切除邻近大网膜并清扫胃网膜右血管根部淋巴

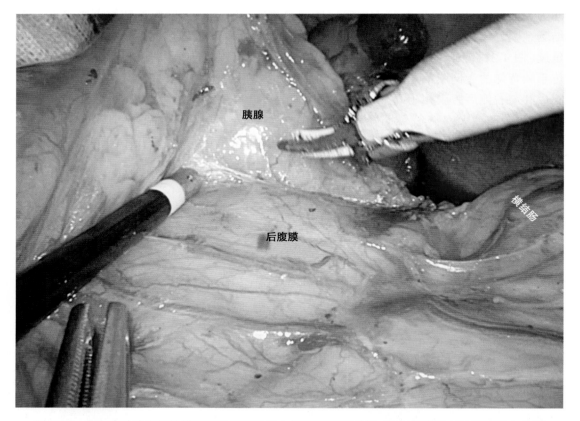

图 4-32 结肠中动脉左侧的横结肠系膜前叶与左侧后腹膜相延续，与大网膜第 4 层延续而来的胰腺背侧筋膜构成 Toldt 融合筋膜

结（No. 6 淋巴结）；而 T₂、T₁ 期的盲肠肿瘤可自大网膜与横结肠带的愈着缘切开，进入网膜囊，在胰腺下缘切开大网膜第 3、4 层筋膜，进入大网膜与横结肠系膜前叶形成的融合间隙，完全保留胃网膜右系膜。很少看到选择完全头侧入路向足侧解剖处理 SMV、SMA 分支如 MCV、MCA 分支，一般选择联合入路。如选择足侧入路或内侧中间入路，自下而上进入胰头十二指肠融合筋膜区，首先确定 ASPDV，即 Henle 干的下缘，再通过头侧入路，解剖 RGEV，从而确定 Henle 干上缘，头、足侧夹击，安全有序地处理胰头十二指肠融合筋膜区内的 Henle 干及其属支，这种手术方式称为联合入路。

（二）横结肠系膜穿越

由内侧中间入路上行，结肠中血管位置相对固定且变异率低，自根部游离 MCA、MCV，并且以其为解剖标志，沿着血管走行，纵行依次切开横结肠系膜、胰腺下方的大网膜第 4 和第 3 层筋膜，可进入网膜囊。扩大右半结肠切除，可自 MCA 左侧进入网膜囊，处理 MCA/MCV；右半结肠切除，可自 MCA 右侧进入网膜囊，离断 MCA 右支。进入网膜囊后，沿胰腺表面向右侧游离，可发现 RGEV，从而完成对 Henle 干的迂回包抄处理，这样可类似联合入路安全地处理胰头十二指肠前间隙的 Henle 干及其属支。由此胰头十二指肠前融合筋膜区的血管处理会变得简单快捷，避免了联合入路时腹腔镜下的场景转换，可以流畅、高效、安全地完成右半结肠根治性切除术,我们称这一操作为"横结肠系膜穿越"或"微头侧入路"(图4-33)。在结肠脾曲癌手术中,如果涉及结肠中动脉左支的清扫,也可以利用横结肠系膜穿越,达到降低横结肠左半系膜根部切除难度的目的。

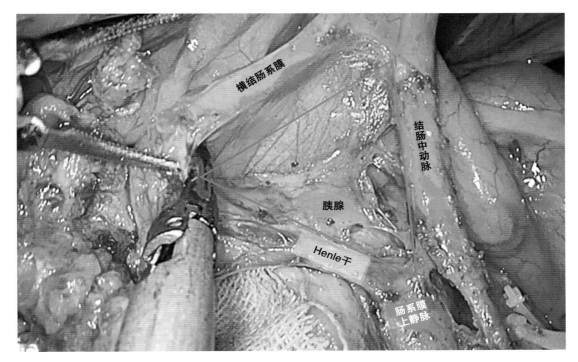

图 4-33　横结肠系膜穿越

(邱　健)

第十五节　左侧 Toldt 融合筋膜区

左半结肠及其系膜来自后肠,具有典型的背侧系膜发育特征,其系膜根部位于肠系膜下动脉。在胚胎发育过程中,左半结肠倒伏向左侧后腹壁,其左侧系膜筋膜与左侧原始后腹膜贴附形成 Toldt 融合筋膜,左侧 Toldt 融合筋膜背侧为泌尿生殖层(图4-34)。在左半结肠系膜未被左侧 Toldt 融合筋膜覆盖的区域,结肠系膜与泌尿生殖层直接贴附,其间为疏松的融合筋膜间隙。左半结肠系膜在肠系膜下动脉周围与泌尿生殖层相延续,位于泌尿生殖层内的肠系膜下神经丛分支经此进入左半结肠,而左半结肠内的淋巴管经此汇入泌尿生殖层(图4-35)。左半结肠、右半结肠的毗邻平面以及筋膜关系可见图4-36。

一、结肠脾曲游离的入路选择

(一)头侧入路

该入路游离结肠脾曲一般有两种目的,使用不同的游离方式:①结肠脾曲癌根治。T_4、T_3 者需在胃网膜左血管弓与胃壁间游离,联合切除左半大网膜,自根部离断胃网膜左

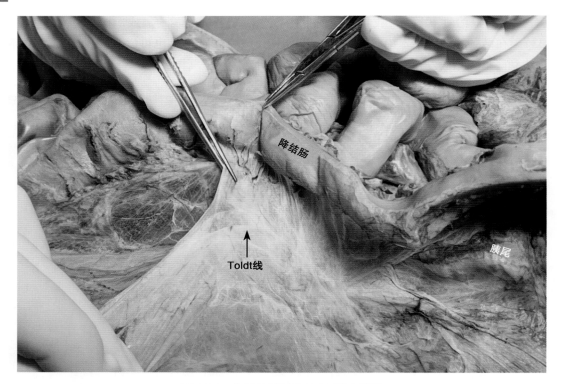

图 4-34 左半结肠后的 Toldt 融合筋膜

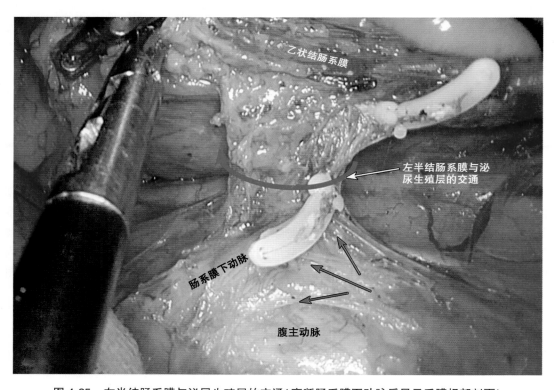

图 4-35 左半结肠系膜与泌尿生殖层的交通 (离断肠系膜下动脉后显示系膜根部剖面)

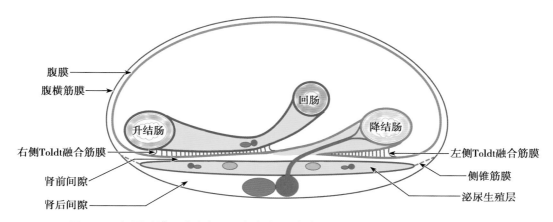

图 4-36　经肠系膜下动脉水平面左半结肠、右半结肠毗邻层面及筋膜关系模式图

血管并清扫其周围淋巴结,必要时清扫脾门区淋巴结(图 4-37A);T_2、T_1 者于胃网膜左血管弓外游离,联合切除邻近大网膜,可保留胃网膜左血管,清扫其周围淋巴结。②左半结肠、直肠手术减少吻合张力。可以自大网膜与横结肠带愈着缘切开,进入网膜囊,在胰尾下缘切开大网膜第 3、4 层筋膜,进入大网膜与横结肠系膜前叶形成的融合筋膜间隙游离,保留大网膜(图 4-37B)。该入路在直视下,易于辨认胰腺下缘,筋膜层次清晰,不易损伤。

（二）内侧入路

该入路游离结肠脾曲也有两种目的及游离方式。①结肠脾曲癌、左半结肠癌根治时离断横结肠根部。在腹主动脉前方,降结肠系膜与后腹膜移行之黄白交界处切开,进入降结肠系膜与泌尿生殖筋膜脏层之间的融合间隙,向左侧游离,在左 Toldt 筋膜后方拓展层面,在胰腺下缘离断横结肠系膜前叶,其前叶与原始后腹膜相延续,沿胰腺表面向左侧游离;脾区癌根据肿瘤分期,可向右离断结肠中血管左支,纵向离断大网膜第 3、4 层进入网膜囊。与头侧入路、外侧入路联合清扫胃网膜左血管周围淋巴结(图 4-38)。②减少直肠手术吻合张力。无须离断横结肠系膜,向左侧在左 Toldt 筋膜前方拓展层面,与头侧入路、外侧入路联合可以游离结肠脾曲。

（三）外侧入路(足侧入路)

外侧入路可作为头侧入路、内侧入路的联合辅助入路,三个入路包抄协作,是脾曲最安全的游离方式。自左半结肠外侧 Toldt 线偏内侧切开,进入 Toldt 融合筋膜,在左半结肠固有筋膜与原始后腹膜之间分离,把原始后腹膜遗留在肾前筋膜表面。这样不会进入胰腺背侧游离,避免损伤。

进一步引申,术者可站于患者足侧,自乙状结肠开始,自足侧视野,可更充分地游离左半结肠及其系膜,这个特殊入路称为"足侧入路"(图 4-39)。

结肠脾曲的游离是联合使用三个入路的结果,应该根据不同脾区游离的目的采取不同的游离入路次序。例如,在直肠癌根治游离脾曲达到延长近端结肠长度的目的时,首先采取头侧网膜囊入路,可直视下确定胰腺、横结肠系膜、脾脏之间的关系,既是安全的游离,又是充分的游离;而脾曲癌根治时,首先采取内侧入路可以有计划地处理肠系膜下血管,又可以衔接横结肠系膜的处理(MCA 左支的清扫)并过渡到胰腺表面进入网膜囊,与头侧入路无缝

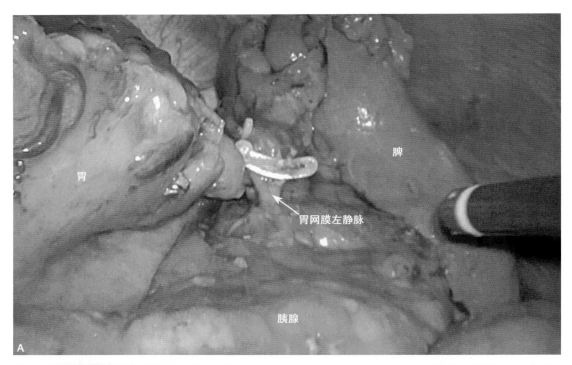

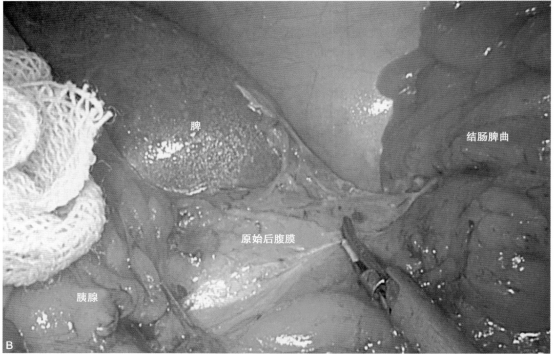

图 4-37　胃网膜左弓内清扫（A），保留大网膜的脾区游离（B）

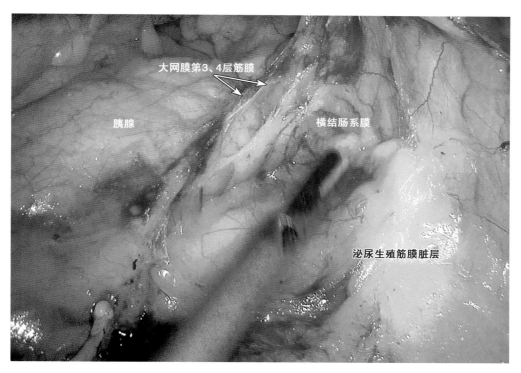

图 4-38 内侧入路以胰腺为标志,离断横结肠系膜根部

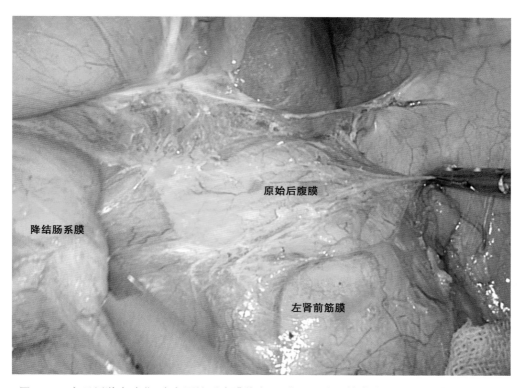

图 4-39 自足侧游离脾曲,应自原始后腹膜前方,而非泌尿生殖筋膜脏层(肾前筋膜)前方游离

衔接,笔者的习惯是先内侧入路,再头侧入路,然后通过外侧入路去做胃网膜左血管根部的清扫,达到程序化安全高效的目的。

二、左半结肠的膜关系

左半结肠背侧由前至后的膜层次关系为系膜筋膜、Toldt 融合筋膜、泌尿生殖筋膜脏层,在腹主动脉前方无 Toldt 融合筋膜,此处左半结肠系膜的固有筋膜与泌尿生殖筋膜脏层直接毗邻(图 4-40)。

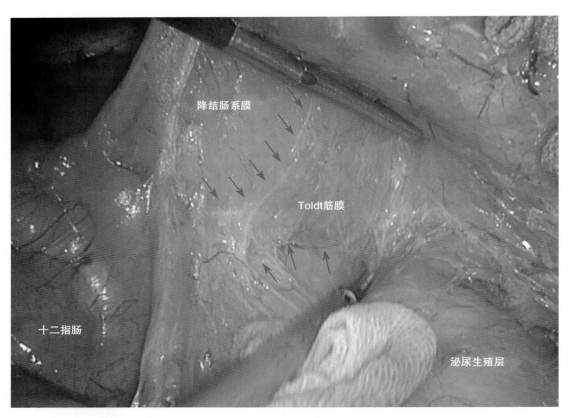

图 4-40 左半结肠背侧筋膜关系
红色箭头所示为 Toldt 筋膜。

(一) 左半结肠的外侧入路

左半结肠系膜外侧可以观察到较为明确的 Toldt 线,同时乙状结肠外侧透过后腹膜可以观察到生殖血管等泌尿生殖层的解剖结构,根据这些解剖标志外侧入路可以准确地进入游离间隙并易于保持拓展平面。发现输尿管即可转为内侧入路的游离。

自 Toldt 线内侧 5mm 切开,向内侧游离,可进入降结肠系膜筋膜与原始后腹膜融合筋膜之间。对于直肠癌根治术等游离左半结肠时,仅考虑充分游离左半结肠,无肿瘤泄露之虞,故可使用该方法。将原始后腹膜遗留在泌尿生殖筋膜脏层表面,这样在胰腺下缘处,左半结肠脾曲与胰腺间存在明确的间隙,这是胃背侧系膜与结肠背侧系膜的融合间隙。这样左半结肠的游离不会直接延伸至胰腺背侧,避免发生不必要的游离与损伤(图 4-41)。

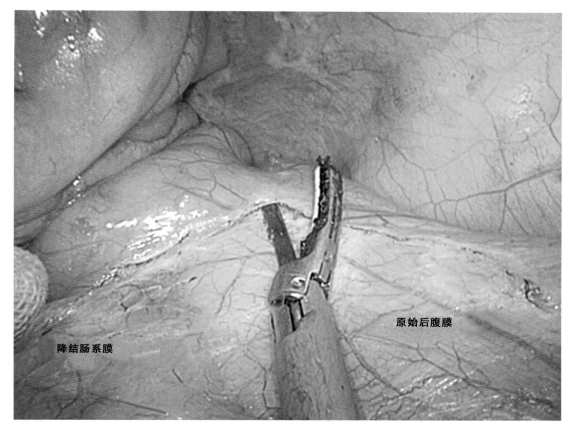

图 4-41 降结肠系膜筋膜与原始后腹膜融合筋膜之间的平面

　　如果自 Toldt 线外侧 5mm 切开,向内侧游离,可进入原始后腹膜与泌尿生殖筋膜脏层之间。左半结肠癌根治时,原始后腹膜可作为屏蔽肿瘤泄露的一层有效屏障。但是这个间隙的游离,将会沿着原始后腹膜背侧延伸至胰腺后方,因此,需要在结肠脾曲背侧离断原始后腹膜,使游离平面自原始后腹膜背侧进入其腹侧,这样可以有效避免深入胰腺后方。游离了的原始后腹膜贴附在乙状结肠系膜背侧,造成乙状结肠系膜难以展开,需要随后的裁剪才能将乙状结肠系膜有效延长(图 4-42)。

　　(二) 左半结肠的内侧入路

　　乙状结肠及其系膜延续为上段直肠及其系膜,基本延续了左半结肠的膜关系。但是,在骶岬前方,直肠上段系膜后方即是泌尿生殖层,直肠系膜筋膜与泌尿生殖筋膜脏层(Gerota筋膜)构成了融合筋膜间隙,该间隙由后腹膜敷盖形成膜桥。乙状结肠系膜及上段直肠系膜后方的游离,首先沿腹膜反折延长线切开后腹膜,切勿过深,切开过深可以直接进入直肠系膜或泌尿生殖层从而迷失层面。向两侧牵拉切开的后腹膜,可以发现乙状结肠固有筋膜与泌尿生殖筋膜脏层(即 Gerota 筋膜,亦即腹下神经前筋膜)之间的疏松间隙。直肠系膜与泌尿生殖层的供血系统各自独立,所以根据微细血管的不同走向,可以协助确定直肠系膜与泌尿生殖层之间的间隙(图 4-43)。在此间隙内向左侧的游离,可以看到介于乙状结肠固有筋膜与泌尿生殖筋膜脏层之间的 Toldt 融合筋膜(图 4-44)。

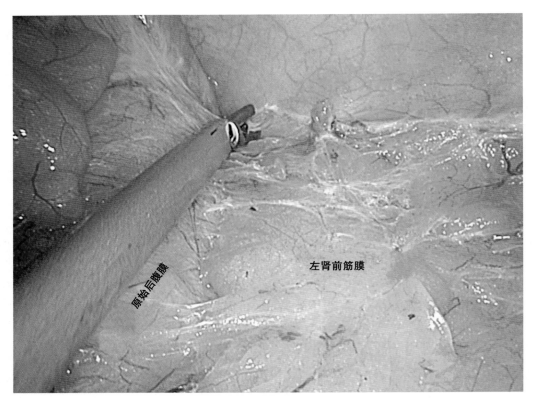

图 4-42 原始后腹膜与泌尿生殖筋膜脏层之间的平面

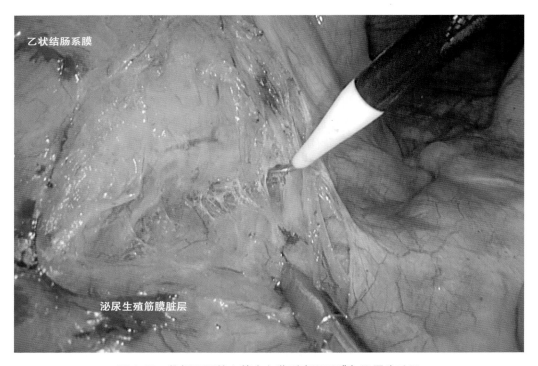

图 4-43 依据不同的血管方向鉴别直肠系膜与泌尿生殖层

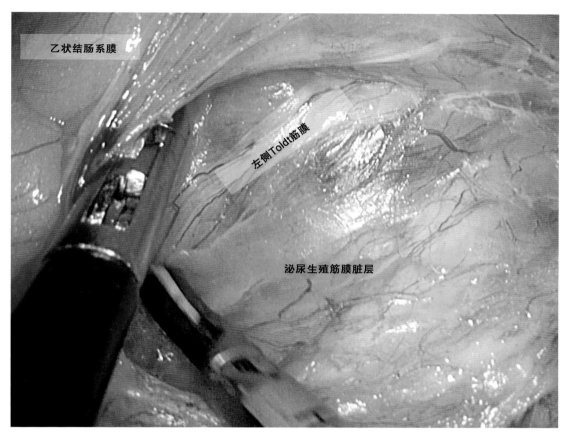

图 4-44　乙状结肠固有筋膜与泌尿生殖筋膜脏层之间的 Toldt 融合筋膜

　　在直肠癌根治术中,可首先采用外侧入路,自 Toldt 线内侧切开,通过观察生殖血管表面的膜关系游离,将原始后腹膜遗留在泌尿生殖筋膜脏层的表面,直至明确输尿管位置,然后可通过内侧入路入手,在 Toldt 筋膜前方与外侧入路的游离平面贯通,这样可以有效降低直肠上段系膜的游离难度。如果自 Toldt 线外侧 5mm 切开,向内侧游离,分离层面在原始后腹膜与泌尿生殖筋膜脏层之间,即 Toldt 融合筋膜后方,而内侧入路贴近乙状结肠系膜背侧的游离,将进入 Toldt 融合筋膜前方,这种游离往往因为内外侧平面分居 Toldt 筋膜前后而"错层"。理解乙状结肠(直肠上段)系膜、Toldt 融合筋膜、泌尿生殖层的相互位置关系可以有效避免游离的错层现象。

　　(三)　左、右侧 Toldt 融合筋膜的潜在联系

　　从胚胎发育理论来说,原肠具备连续性的背侧系膜,在背侧系膜的表面存在左侧系膜筋膜与右侧系膜筋膜,左侧系膜筋膜与原始体腔左后壁的原始后腹膜延续,右侧系膜筋膜与原始体腔右后壁原始后腹膜相延续,此时,系膜筋膜与原始后腹膜表面已经分化出了间皮细胞。两层系膜筋膜间包被系膜血管、神经、淋巴与结缔组织,这些神经、淋巴与结缔组织围绕在腹腔干、肠系膜上动脉、肠系膜下动脉周围与泌尿生殖层相延续,构成系膜根(图4-45)。

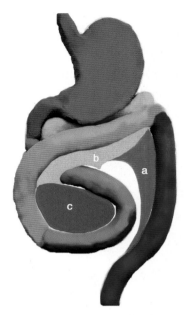

图 4-45　左、右侧 Toldt 融合筋膜关系

a 为左侧 Toldt 融合筋膜；b 为横结肠系膜前页；c 为右侧 Toldt 融合筋膜。

　　左半结肠系膜延续了背侧系膜的典型表现，随着它与原始体腔左后壁的贴附，左侧系膜筋膜与原始后腹膜贴附形成了左侧 Toldt 融合筋膜。结肠中动脉左侧的横结肠系膜也部分参与构成了左侧 Toldt 融合筋膜。但是随着中肠的旋转，中肠背侧系膜的左侧筋膜反转成右半结肠以及小肠的背侧筋膜，该筋膜与原始体腔右后壁的原始后腹膜贴附，形成了右侧 Toldt 融合筋膜。所以左、右侧 Toldt 融合筋膜都是由背侧系膜的左侧筋膜分别与左、右侧原始后腹膜贴附愈着形成的，左、右侧 Toldt 融合筋膜间隙借由大网膜-横结肠系膜融合筋膜间隙、胰头十二指肠前融合筋膜间隙相互沟通（图 4-45）。

　　结肠外科膜解剖的求源，离不开对胚胎发育过程中，原肠及其系膜发育所形成的空间构象的理解。认识结肠不同区域膜解剖的特点，有助于将系统解剖学、局部解剖学与临床应用解剖学结合起来，更精准、更高效、更安全、高质量地实施结肠外科手术。

（邱　健）

参 考 文 献

［1］HAYES M A. Abdominopelvic fasciae. Am J Anat,1950,87(1):119-161.

［2］MACLENNAN G T. Hinman's atlas of urosurgical anatomy(2nd ed.). Philadelphia:Elsevier Inc. 2012:
67-150.

［3］MIRILAS P,SKANDALAKIS J E. Surgical anatomy of the retroperitoneal spaces-part I:embryogenesis and
anatomy. Am Surg,2009,75(11):1091-1097.

［4］ISHIKAWA K,NAKAO S,MURAKAMI G,et al. Preliminary embryological study of the radiological concept of
retroperitoneal interfascial planes:what are the interfascial planes?. Surg Radiol Anat, 2014, 36(10):

1079-1087.

[5] MEYERS M A. The extraperitoneal spaces：normal and pathologic anatomy//Meyers'dynamic radiology of the abdomen. New York：Springer,2010：109-202.

[6] DODDS W J,DARWEESH R M,LAWSON T L,et al. The retroperitoneal spaces revisited. AJR Am J Roentgenol,1986,147(6)：1155-1161.

[7] MOLMENTI E P,BALFE D M,KANTERMAN R Y,et al. Anatomy of the retroperitoneum：observations of the distribution of pathologic fluid collections. Radiology,1996,200(1)：95-103.

[8] AIZENSTEIN R I,OWENS C,SABNIS S,et al. The perinephric space and renal fascia：review of normal anatomy,pathology,and pathways of disease spread. Crit Rev Diagn Imaging,1997,38(4)：325-367.

[9] ISHIKAWA K,NAKAO S,NAKAMURO M,et al. The retroperitoneal interfascial planes：current overview and future perspectives. Acute Med Surg,2016,3(3)：219-229.

[10] LEE S L,KU Y M,RHA S E. Comprehensive reviews of the interfascial plane of the retroperitoneum：normal anatomy and pathologic entities. Emerg Radiol,2010,17(1)：3-11.

[11] SATO T,HASHIMOTO M. Morphological analysis of the fascial lamination of the trunk. Bull Tokyo Med Dent Univ,1984,31(1)：21-32.

[12] RAPTOPOULOS V,KLEINMAN P K,MARKS S Jr. ,et al. Renal fascial pathway：posterior extension of pancreatic effusions within the anterior pararenal space. Radiology,1986,158(2)：367-374.

[13] MARKS S C Jr. ,RAPTOPOULOS V,KLEINMAN P,et al. The anatomical basis for retrorenal extensions of pancreatic effusions：the role of the renal fasciae. Surg Radiol Anat,1986,8(2)：89-97.

[14] 邱剑光,高新,朱建国,等. 肾周腹膜后隙腔镜下解剖特征及其临床应用. 中华泌尿外科杂志,2005(2)：19-21.

[15] COFFEY J C,DILLON M,SEHGAL R,et al. Mesenteric-Based Surgery Exploits Gastrointestinal,Peritoneal,Mesenteric and Fascial Continuity from Duodenojejunal Flexure to the Anorectal Junction—A Review. Dig Surg,2015,32(4)：291-300.

[16] CULLIGAN K,COFFEY J C,KIRAN R P,et al. The mesocolon：a prospective observational study. Colorectal Dis,2012,14(4)：421-428；discussion 428-430.

[17] ASAKAGE N. Paradigm shift regarding the transversalis fascia,preperitoneal space,and Retzius'space. Hernia,2018,22(3)：499-506.

[18] MATSUBARA A,MURAKAMI G,NIIKURA H,et al. Development of the human retroperitoneal fasciae. Cells Tissues Organs,2009,190(5)：286-296.

[19] KINUGASA Y,NIIKURA H,MURAKAMI G,et al. Development of the human hypogastric nerve sheath with special reference to the topohistology between the nerve sheath and other prevertebral fascial structures. Clin Anat,2008,21(6)：558-567.

[20] RAPTOPOULOS V,TOULIOPOULOS P,LEI Q F,et al. Medial border of the perirenal space：CT and anatomic correlation. Radiology,1997,205(3)：777-784.

[21] COFFIN A,BOULAY-COLETTA I,SEBBAG-SFEZ D,et al. Radioanatomy of the retroperitoneal space. Diagn Interv Imaging,2015,96(2)：171-186.

[22] RAPTOPOULOS V,LEI Q F,TOULIOPOULOS P,et al. Why perirenal disease does not extend into the pelvis：the importance of closure of the cone of the renal fasciae. Ajr Am J Roentgenol,1995,164(5)：1179-1184.

[23] CHO B H,KIMURA W,SONG C H,et al. An investigation of the embryologic development of the fascia used

as the basis for pancreaticoduodenal mobilization. J Hepatobiliary Pancreat Surg,2009,16(6):824-831.

[24] GARCIA-GRANERO A,PELLINO G,FRASSON M,et al. The fusion fascia of Fredet:an important embryo-logical landmark for complete mesocolic excision and D3-lymphadenectomy in right colon cancer. Surg En-dosc,2019,33(11):3842-3850.

[25] HASHIGUCHI Y. Anatomic basis based on embryologic plane and vascular variation.∥Kim N,Sugihara K, Liang J T. Surgical treatment of colorectal cancer. Singapore:Springer,2018:231-240.

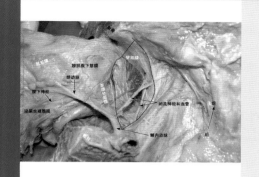

第五章

直肠外科的膜解剖

传统手术是以器官为中心，而膜解剖是以系膜为中心，因而改变了传统的手术方式，采取了膜→间隙（层次）→手术的模式。基于膜解剖的手术模式，本节笔者以直肠癌手术为例，尝试从以下 3 个方面来建立膜解剖的理论体系：膜解剖系统、膜解剖要素以及膜解剖机制。①膜解剖系统就是把腹盆腔与外科手术相关筋膜和间隙的解剖学范围界定出来；②膜与膜之间构成间隙，膜解剖要素就是定位间隙内的血管和神经；③膜解剖机制是明确膜解剖根治肿瘤的原因，并以此为依据确定哪个间隙作为手术层次。基于该理论体系的膜解剖，可以制定统一的结直肠微创手术标准，模式化手术操作，减少不同医疗机构之间手术疗效的差异。

第一节　盆腔筋膜的分类

经典解剖包括 *Gray's Anatomy* 都把盆腔的筋膜划分为脏筋膜（visceral fascia）和壁筋膜（parietal fascia）两大类，但 *Terminologia anatomica*（1998）以及日本学者 Ercoli 认为盆腔筋膜存在第三类筋膜——浆膜外筋膜（extraserosal pelvic fascia）[1]（图 5-1）。这里还有一个解剖名词：盆腔内筋膜（endopelvic fascia），盆腔内筋膜的定义实际并不确切，容易造成混淆，早期的解剖专著将盆腔内筋膜多划分为脏筋膜[2-3]，但在盆底功能性外科中却多指壁筋膜[4]，而在泌尿外科文献中却经常把盆腔内筋膜用于指代脏、壁筋膜交界处[5]，实际应为盆筋膜腱弓，目前包括 *Gray's Anatomy*（第 41 版）在内的很多解剖学文献都把脏、壁筋膜统称为盆腔内筋膜。

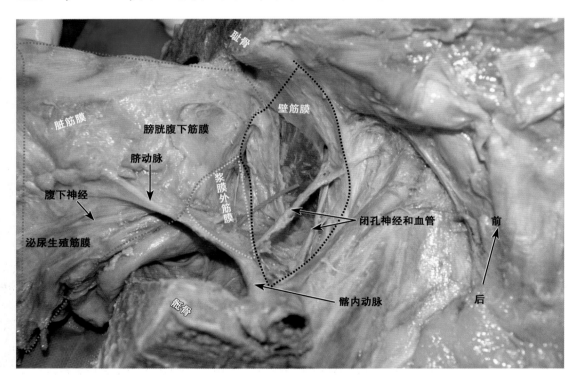

图 5-1　盆腔的筋膜可以分为脏筋膜、壁筋膜和浆膜外筋膜

壁筋膜是指覆盖于盆壁肌肉和骨内表面的筋膜，虽然之前对骶前筋膜（presacral fascia）的划分存在争议，但目前包括 *Gray's Anatomy*（第 41 版）以及美国结肠和直肠外科医师学会（ASCRS）的教科书在内已认可骶前筋膜是壁筋膜的一部分。因此目前认为盆腔壁筋膜包括闭孔筋膜、梨状

肌筋膜、盆膈上筋膜和骶前筋膜（图 5-2）。壁筋膜在盆腔局部增厚形成一些特殊解剖结构，如肛提肌腱弓（arcus tendinous levator ani，ALTA）、盆筋膜腱弓（arcus tendinous fasciae pelvis，ATFP）、直肠阴道筋膜腱弓（tendinous arch of rectovaginal fascia）和耻骨膀胱韧带（pubovesical ligament）。

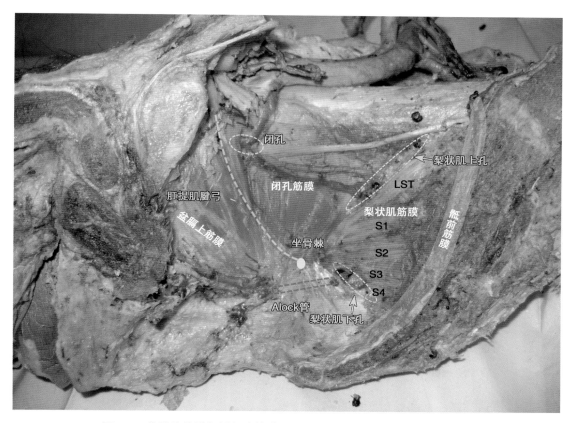

图 5-2　盆腔壁筋膜包括闭孔筋膜、梨状肌筋膜、盆膈上筋膜和骶前筋膜

　　着重谈一下盆筋膜腱弓与肛提肌腱弓。盆筋膜腱弓也称为盆腔内筋膜的白线（white line），是闭孔筋膜位于耻骨联合与坐骨棘之间的增厚部分。肛提肌腱弓位于盆筋膜腱弓外侧，其起点在闭孔管前方 2cm，从外侧汇入盆筋膜腱弓并与盆筋膜腱弓后 1/3 融合[6]（图 5-3）。肛提肌腱弓是肛提肌起始端，盆筋膜腱弓是膀胱腹下筋膜和泌尿生殖筋膜在盆底的止点。这里还有个解剖名词直肠阴道筋膜腱弓，也有认为实际就是直肠阴道隔，它从内侧汇入盆筋膜腱弓。肛提肌腱弓与直肠阴道筋膜腱汇入盆筋膜腱弓处是同一汇合点，都在盆筋膜腱弓后 1/3 处[7]。

　　盆腔的壁筋膜延续自腹壁的腹横筋膜，Anson 和 McVay 在《Surgical Anatomy》（第 5 版）里认为腹横筋膜因其覆盖的部位而有不同的名称，如髂腰筋膜、腰方肌筋膜、闭孔筋膜和盆膈上、下筋膜，而 Gray's Anatomy（第 41 版）更是明确提出腹横筋膜与盆壁筋膜相延续。Hollinshead 进一步对盆腔壁筋膜的延续进行了描述：闭孔筋膜在肛提肌腱弓处分为三个部分，一部分覆盖于闭孔内肌表面，并进入坐骨直肠窝，另外两部则分别覆盖于肛提肌和尾骨肌深、浅两面形成盆膈上、下筋膜[2]（图 5-4）。

　　盆脏筋膜是指包绕在盆腔内脏器表面的筋膜，在脏器周围分别形成筋膜鞘、筋膜隔及韧带等。按照其解剖学定义实际是个广义的解剖名词，但在盆腔脏筋膜是个特殊的解剖术语，

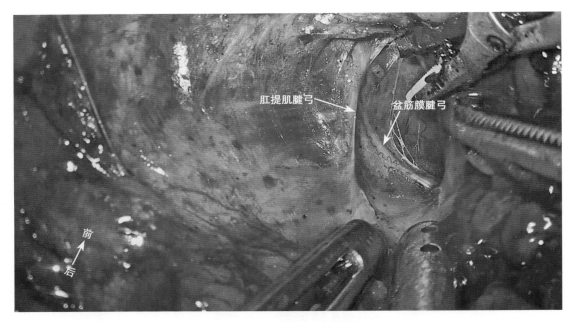

图 5-3　盆筋膜腱弓与肛提肌腱弓

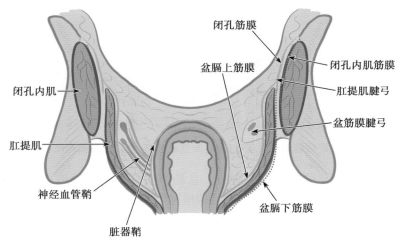

图 5-4　盆腔壁筋膜的延续

由于 Heald、高桥孝和 Diop 等著名学者对盆腔脏筋膜的描述,盆腔的脏筋膜定义发生了变化,已变成专有解剖名词、且已为临床医生所广泛接受[8-10];脏筋膜特指直肠侧后方的一层致密筋膜,呈现为"吊床样"从直肠侧后方托起直肠。经典解剖认为直肠固有筋膜是脏筋膜的一部分,因而直肠系膜就是由脏筋膜所包绕而形成的[11]。盆腔脏筋膜实际就是 1952 年Bellocq 和 1970 年 Rouviere 所描述的脏器纤维鞘(the fibrous visceralsheath)和直肠纤维鞘(the fibrous sheath of the rectum)[10]。脏筋膜除包围器官而形成膀胱、直肠、阴道的筋膜外,还包括耻骨宫颈筋膜、直肠阴道筋膜、宫骶韧带、直肠骶骨筋膜。

　　脏筋膜发生于脏壁中胚层,壁筋膜发生于体壁中胚层,因此从胚胎学来讲,脏壁筋膜实际是连续的,在盆腔器官穿过盆膈或尿生殖膈时,盆膈上筋膜(壁筋膜)向上反折延续于器官形成脏筋膜,因此盆腔的脏筋膜和壁筋膜的划分是人为的。脏、壁筋膜反折对直肠系膜终点的界定有指导意义,直肠系膜被认为是由脏筋膜包裹的直肠侧后方的脂肪及其血管和淋巴组织[11],那么脏筋膜的终点就应该是直肠系膜的终点。由于脏筋膜的终点是脏、壁筋膜反折,那么直肠系膜的终点也应该是脏、壁筋膜反折,这与笔者的临床观察是一致的,切开脏、壁筋膜反折进入盆膈裂孔,可以发现已无直肠系膜(图5-5)。

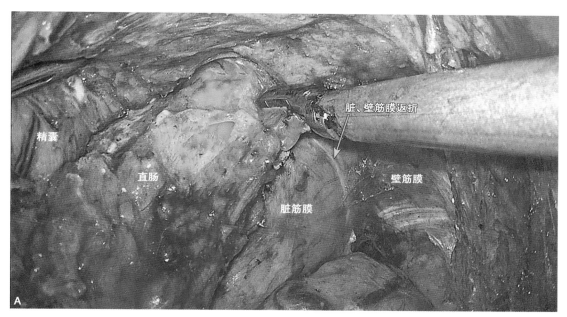

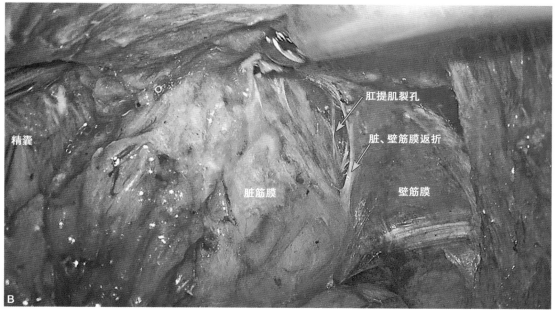

图 5-5　直肠系膜的终点

A.直肠穿过盆膈处可见呈现为白色线状的脏壁筋膜反折;B.打开脏壁筋膜反折可进入肛提肌裂孔,在反折以下已不存在直肠系膜。

浆膜外筋膜是指脏、壁筋膜之间，包含有神经、血管的结缔组织（图 5-1）。Ercoli 认为浆膜外筋膜主要包括子宫旁组织、宫颈旁组织、膀胱上韧带、直肠侧韧带和骶前筋膜[1]，实际上传统解剖认为神经血管鞘是由脏筋膜形成的。壁筋膜、脏筋膜和浆膜外筋膜分别相当于 Hollinshead 所述的壁-膈膜筋膜（parietal-diaphragmatic fascia），脏筋膜鞘和隔，神经血管鞘和韧带三部分[2]。

（林谋斌　李阿建）

第二节　膜解剖系统

膜解剖系统就是把与外科手术相关筋膜和间隙的解剖学范围界定出来。笔者提出了盆腔"四筋膜、三间隙"理论，即直肠固有筋膜（fascia propria of the rectum）、泌尿生殖筋膜（urogenital fascia）、膀胱腹下筋膜（vesicohypogastric fascia）和壁筋膜（parietal fascia）构成了直肠癌立体清扫术的三个间隙（图 5-6），内间隙为直肠固有筋膜和泌尿生殖筋膜深层之间的 Okabayashi 直肠旁间隙；中间隙为泌尿生殖筋膜深层与浅层之间的 Latzko 直肠旁间隙；外间隙为泌尿生殖筋膜浅层与壁筋膜（闭孔内肌表面）之间的膀胱旁间隙。当然在这个膜解剖系统中还存在其他重要的筋膜，比如 Denonvilliers 筋膜、Waldeyer 筋膜以及 Toldt 筋膜等，在"四筋膜"将盆腔划分为"三间隙"的框架下，这些筋膜对手术层面以及盆腔神经定位具有重要作用。

对于筋膜与间隙的理解需要明确几个概念。第一，膜解剖研究的是与手术相关的外科

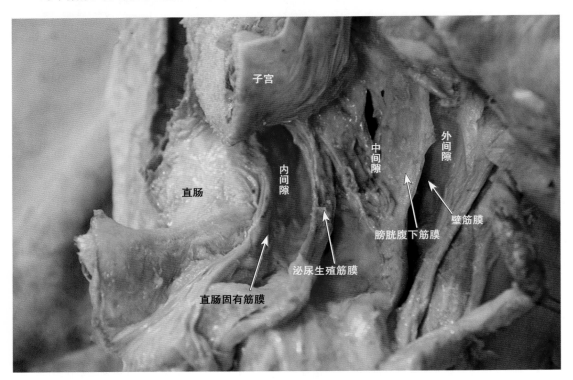

图 5-6　盆腔由四层筋膜构成了三个间隙

筋膜,而非所有的腹盆腔的各层筋膜;第二,对于筋膜和间隙的理解超出了传统大体解剖的认识,有些筋膜和间隙是由于手术操作造成的,在大体解剖中并不存在,比如主韧带、直肠旁间隙等。第三,应从整体性和延续性来理解膜的概念。目前,对于膜解剖的认识很多是基于腹腔镜手术的观察,视野的局限性容易忽略对筋膜整体性的考虑,进而造成对筋膜局部认识上的分歧,进而把整体筋膜的一部分来加以命名,比如泌尿生殖筋膜、腹下神经前筋膜、脏筋膜实际是同一筋膜的不同部分[12],这也是目前造成膜解剖名词混乱的主要原因。因此,从筋膜的整体性和延续性建立膜解剖系统,可以统一"百家争鸣"的膜解剖学说。

一、泌尿生殖筋膜:"鞘"的观点

(一) 泌尿生殖筋膜鞘的经典认识

首先介绍泌尿生殖筋膜,这是因为泌尿生殖筋膜是理解盆腔膜解剖的核心,也是引起盆腔膜解剖争议的主要原因。

泌尿生殖筋膜这个解剖名词最早来源于疝外科,1997 年 Stoppa、Diarra 在对"精索鞘"的解剖学描述中,把精索鞘的延续筋膜肾前、后筋膜改称为泌尿生殖筋膜[13-14]。1999 年 Muntean 从结直肠外科角度描述了泌尿生殖筋膜[15]。之所以用泌尿生殖筋膜来代替肾周筋膜,是因为这两层筋膜不但包裹了来源于中胚层的泌尿器官如肾脏、输尿管,而且还存在有生殖器官如睾丸和输精管。肾前、肾后筋膜在肾下极贴近,两者之间包含有肾脏、输尿管、生殖血管和腹下神经向盆腔延伸,形成一个"三明治"样的筋膜鞘称为泌尿生殖筋膜,因此泌尿生殖筋膜实际上是个鞘状结构(图 5-7),也被称为泌尿生殖鞘(urogenital sheath)[15]。

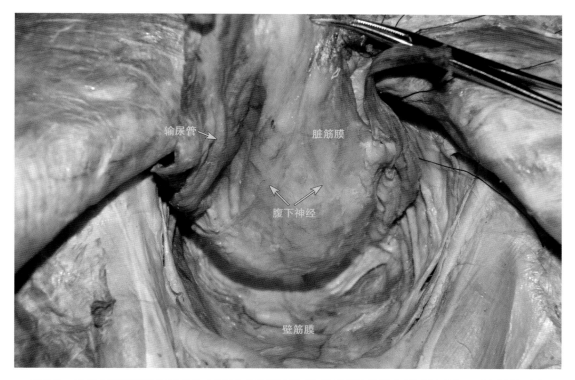

图 5-7　泌尿生殖筋膜为双层结构,两层之间有腹下神经、输尿管和性腺血管而呈现为"三明治样"形态

肾前、后筋膜及其中输尿管形成"三明治"样结构,这个结构特征最早1935年Hinman就已经注意到,并命名为输尿管鞘(ureteral sheath)[16],1977年Woodburne将其称之为输尿管周围筋膜(periureteric fascia)[16],1988年Sato因这两层筋膜包围输尿管和腹下神经和盆丛,而称之为输尿管腹下筋膜(ureterohypogastric fascia)[17],现在更多被称为输尿管腹下神经筋膜(ureterohypogastric nerve fascia)。1997年Diarra和1999年Muntean发现肾筋膜的延伸包围输尿管、生殖血管或腹下神经形成筋膜鞘而称之为泌尿生殖筋膜(urogenital fascia)[14-15]。2014年Yang将其称为泌尿生殖腹下鞘(urogenital-hypogastric sheath)[18]。2018年邱健称之为泌尿生殖层(urogenital stratum)[19]。

肾前、后筋膜延续成为泌尿生殖筋膜的前、后两层向盆腔延续,其间包含有输尿管、生殖血管、腹下神经等而形成一个鞘状结构。目前认为泌尿生殖筋膜在盆腔的分布呈现为"Y"形,分为三个部分,包括主体部分、前外侧的精索鞘(spermatic sheath)和前内侧的膀胱腹下筋膜(图5-8)。作为泌尿生殖筋膜的延伸部分,精索鞘和膀胱腹下筋膜都是双层结构。主体部分在骶前向耻骨延伸,两侧附着于盆筋膜腱弓,可托起盆腔器官,因此泌尿生殖筋膜主体部分相当于Diarra所述的骶-直肠-生殖耻骨层(sacro-recto-genitopubic lamina)[14]。前外侧部分在外环处进入腹股沟管形成精索鞘,也称睾丸精索筋膜(testiculodeferential fascia)。精索鞘的外侧界是性腺血管,内侧界是输精管,顶端是内环[13]。无论是日本还是西方解剖都认为泌尿生殖筋膜前内侧延续至膀胱侧壁形成膀胱腹下筋膜。日本学者认为腹膜下筋膜两层包含髂内血管、脐内侧韧带向前内侧,逐步移行至膀胱的前方,形成了两个三角形的筋膜:脐膀胱前筋膜和膀胱腹下筋膜,脐膀胱前筋膜是膀胱腹下筋膜在脐部顶端的三角形部分[3]。但日本学者认为膀胱腹下筋膜两层之间包含有脐尿管,西方传统解剖则认为,由于膀胱和脐尿管是来源于内胚层泄殖腔,因而不可能位于脐膀胱前筋膜两层之间,而是位于脐膀胱前筋膜和腹膜之间。

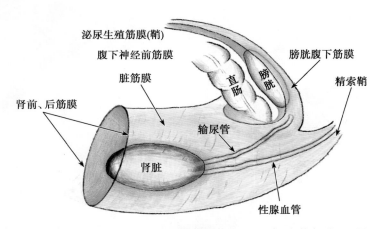

图5-8 经典解剖认为泌尿生殖筋膜的三部分组成:主体部分(泌尿生殖筋膜)、膀胱腹下筋膜和精索鞘

应明确泌尿生殖筋膜和腹膜下筋膜是同一解剖结构。在日本解剖学文献中,往往采用腹膜下筋膜来代替肾周筋膜,腹膜下筋膜可分为浅、深两层,深层延续到腹后壁改称为肾前筋膜,浅层延续到腹后壁改称为肾后筋膜[9]。因此腹膜下筋膜的深、浅两层实际上也就是泌尿生殖筋膜的深、浅两层。注意:这里的深层和浅层与第二章所述一致,是以体表和腹腔为参照,以"浅层(靠近体表)"和"深层(靠近腹腔)"来表述。

（二）泌尿生殖筋膜的新认识

通过解剖研究,笔者提出了泌尿生殖筋膜的两个新认识,这两个认识构成了笔者提出的保留泌尿生殖筋膜 TME 和"两间隙"侧方淋巴结清扫术的解剖基础。

1. 泌尿生殖筋膜与 Heald、高桥孝描述的脏筋膜实际上是同一解剖结构[8-9]。Heald 虽然发表过多篇有关 TME 的解剖文章,无论是手术观察还是尸体解剖研究,对脏筋膜的解剖学范围和特征并没有太多描写,只是反复强调脏筋膜构成了直肠系膜,脏、壁筋膜是手术的"神圣平面"。但 Heald 在提及腹下神经时论述道:"Already it is possible to see the hypogastric nerve descending in the visceral fascia. . ."[8],实际上是认可腹下神经是走行于脏筋膜的。对脏筋膜作出具体描述的是高桥孝,高桥孝认为这是一层连续的筋膜,在直肠后方称为脏筋膜,侧方延续为髂内血管鞘,前侧方称为膀胱腹下筋膜[9]。笔者的解剖研究证实,在直肠侧后方确实存在包含有腹下神经和输尿管的筋膜,也就是泌尿生殖筋膜,这层筋膜是盆腔最为致密的结缔组织层,呈现为"吊床样",可以托起盆腔所有的器官包括直肠、子宫及膀胱等。从腹侧观察,这层筋膜在侧方延伸为髂血管鞘,并附着于盆筋膜腱弓(图 5-9);从背侧观察,该筋膜在前侧方延伸为膀胱腹下筋膜(图 5-10)。这层筋膜和高桥孝对脏筋膜的描述也是完全一致的,因此泌尿生殖筋膜就是脏筋膜。

2. 与传统观点不同,笔者认为泌尿生殖筋膜深层在男性延续至前列腺、精囊处,女性延续至宫颈、阴道处。泌尿生殖筋膜在直肠后方结合紧密,两层之间包含有腹下神经,在直肠

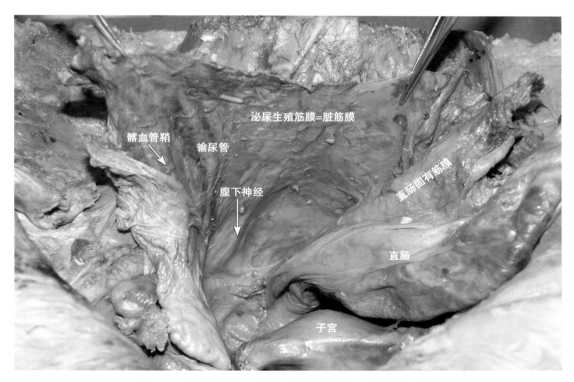

图 5-9 从腹侧观察,泌尿生殖筋膜在侧方延续为髂血管鞘

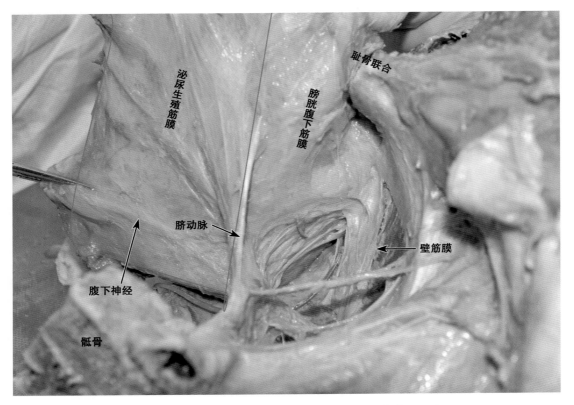

图 5-10 从背侧观察,泌尿生殖筋膜与膀胱腹下筋膜相延续

侧方泌尿生殖筋膜的两层结合疏松,可以在输尿管外侧分离,泌尿生殖筋膜的深层薄而透明,形态上呈现为覆盖于腹下神经的单层筋膜,因此也称为腹下神经前筋膜(prehypogastric nerve fascia)。深层延续至前侧方,覆盖于腹下神经表面称为腹下神经前筋膜;浅层延续至前侧方,被覆于髂内动脉外表面称为膀胱腹下筋膜。因此并非传统解剖所认为的泌尿生殖筋膜两层都延续为膀胱腹下筋膜,膀胱腹下筋膜实际上是一个单层结构。

笔者通过 Sato 的"神经血管通路"理论,来阐明对泌尿生殖筋膜的新认识。圆筒壁即体壁的结构可以分为多个层次,类似"洋葱"样,以躯干肌肉层中心轴对称的分为内侧和外侧并各有四层,外侧从腹侧到背侧为皮肤、浅筋膜(camper 筋膜)、深筋膜(scarpa 筋膜)、腹筋膜的覆盖层(the investing layer of the abdominal fascia)[3],相对应的内侧从背侧到腹侧为腹膜、腹膜下筋膜的深层、腹膜下筋膜的浅层、腹横筋膜。无论是是内侧、外侧,都要注意的 2~3 层之间的这个层次。内侧这个层次是指腹膜下筋膜浅层和深层之间,Sato 称之为筋膜间间隙(interfascial space),是一个神经血管通路(neurovascular corridor),主动脉、下腔静脉、肾和输尿管、腹下神经和盆丛都走行于这个层面[3]。这个解剖学概念构成了日本盆腔外科的解剖核心,无论是 Sato 的"洋葱皮"理论、高桥孝的《大肠癌根治术》还是三毛牧夫的《以筋膜解剖和组织胚胎学为基础的手术技巧》的论述,这个解剖"定律"都是"金标准"一般的存在。

那么这个位于泌尿生殖筋膜两层之间的"神经血管通路"延伸至盆腔是如何分布的?先来看看解剖学文献的描述。

（1）经典解剖学著作：包括 *Gray's Anatomy*（第 41 版）将肾前、后筋膜描述为位于主动脉、腔静脉大血管的腹、背侧（图 5-11），但对于肾前、后筋膜在盆腔的延续几乎没有描述。

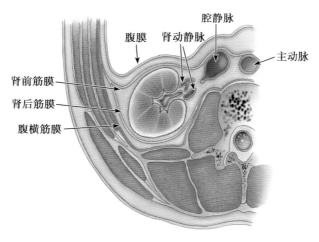

图 5-11 在肾水平主动脉、腔静脉位于肾前后筋膜之间

（2）Sato 提出体壁筋膜的"洋葱皮"理论：对腹膜下筋膜与髂内血管的关系进行了图示[3]，仔细研究一下 Sato 的原始示意图（5-12），可以发现腹膜下筋膜浅层位于髂内血管的背侧、腹横筋膜的深侧，伴随腹横筋膜走行，类似于腹横筋膜的"深层"，换言之，髂内血管及其分支位于腹膜下筋膜深、浅两层之间。如果按照前述肾前、后筋膜层面来推导，腹膜下筋膜深浅两层、肾前后筋膜与大血管的位置关系一致。

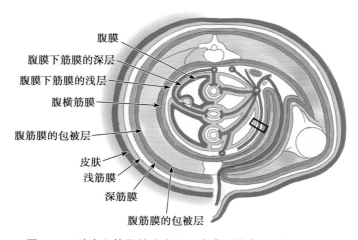

图 5-12 髂内血管及其分支位于腹膜下筋膜深、浅两层之间

实际对盆腔泌尿生殖筋膜两层之间这个"神经血管通路"非常难以理解，笔者反复强调，对盆腔筋膜的理解一定要从整体性和延续性来理解。泌尿生殖筋膜实际原本是一整块筋膜（图 5-13），如果在输尿管外侧切开，并将输尿管牵向内侧，则可以显示泌尿生殖筋膜分成了深层和浅层两个部分，靠近体表的为浅层，靠近腹腔的为深层（图 5-14），其中浅层部分（外

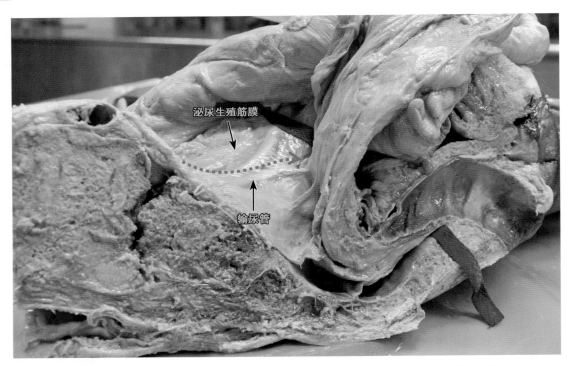

图 5-13　泌尿生殖筋膜是分布于盆腔的连续性筋膜(红色箭头为输尿管外侧切开线)

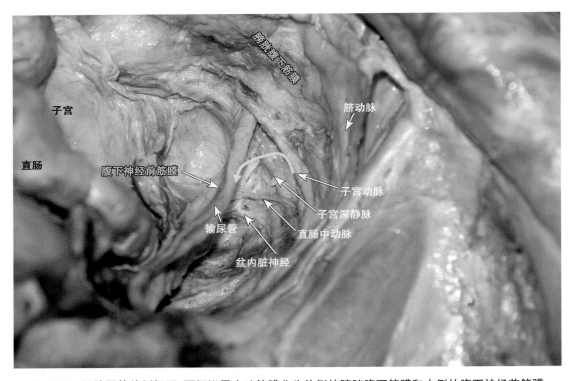

图 5-14　沿输尿管外侧切开,可把泌尿生殖筋膜分为外侧的膀胱腹下筋膜和内侧的腹下神经前筋膜

侧)在盆腔侧方延续为膀胱腹下筋膜;深层部分(内侧)位于腹下神经表面,因而有学者称之为腹下神经前筋膜[20]。但是由于泌尿生殖筋膜两层之间除腹下神经外,还包含有输尿管、性腺血管等,因此腹下神经前筋膜的称谓并不能全面反映其解剖特征。

沿输尿管外侧切开(图 5-15 蓝色箭头所示),实际就是打开泌尿生殖筋膜深、浅两层,应特别注意泌尿生殖筋膜浅层绕过髂内血管转至髂内血管外表面,泌尿生殖筋膜两层呈现为环状把髂内血管包绕在其中(图 5-15)。泌尿生殖筋膜深层、浅层和壁筋膜的分布展现了如 Sato 所述的"洋葱皮"样结构。在泌尿生殖筋膜深、浅两层之间存在有髂内血管分支、腹下神经、盆丛都位于这两层之间,这就是 Sato 所述的"神经血管通路"(图 5-16)。由此可见,日本学者所述的腹膜下筋膜深、浅两层之间的"神经血管通路",在盆腔则位于泌尿生殖筋膜深、浅两层之间,而非传统上认为的脏筋膜(泌尿生殖筋膜)和壁筋膜之间。这个新认识可以解释很多日本学者在盆腔解剖上的矛盾,比如腹膜下筋膜浅层延续为壁筋膜[9](图 5-12),而腹横筋膜延续为壁筋膜是个公认的解剖事实[21]。Sato 等日本学者建立的被我们奉行多年的"神定律"应该被改写。

泌尿生殖筋膜在直肠后方呈现为结合紧密的双层结构,难以分离(图 5-15 中红箭头所示),但在直肠侧方两层结构容易分离,分为深层(内侧)的腹下神经前筋膜和浅层(外侧)的膀胱腹下筋膜。确切地讲,泌尿生殖筋膜深层(腹下神经前筋膜)位于两侧输尿管之间(图 5-17),而泌尿生殖筋膜浅层位于两侧脐动脉之间(图 5-15)。

泌尿生殖筋膜深层(腹下神经前筋膜)在女性分布至宫颈、阴道(图 5-18),男性分布至前列腺、精囊处(图 5-19);泌尿生殖筋膜浅层绕过髂内血管至膀胱侧壁形成膀胱腹下筋膜,

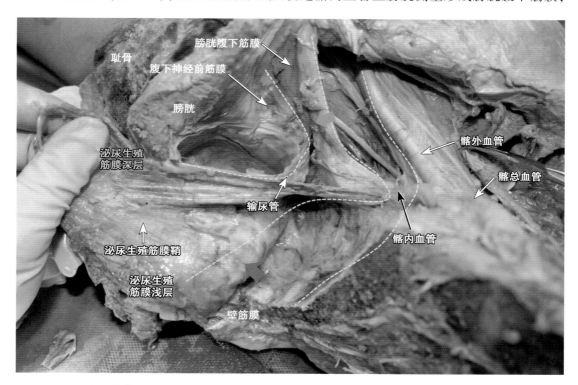

图 5-15　盆腔筋膜呈现为类似于"洋葱皮"样结构。红色箭头示骶前部分泌尿生殖筋膜为双层结构,蓝色箭头是泌尿生殖筋膜两层之间

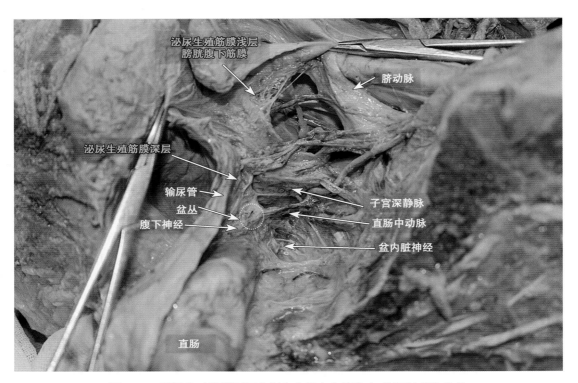

图 5-16 泌尿生殖筋膜两层之间存在髂内血管分支、腹下神经和盆丛

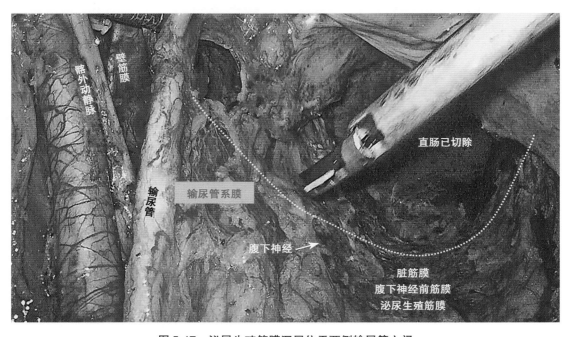

图 5-17 泌尿生殖筋膜深层位于两侧输尿管之间

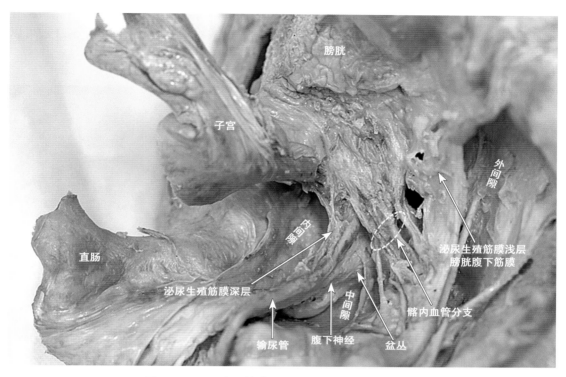

图 5-18　泌尿生殖筋膜深层在女性分布至宫颈、阴道

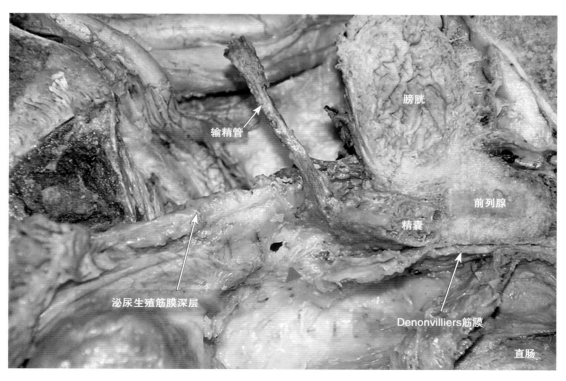

图 5-19　泌尿生殖筋膜深层在男性分布至前列腺、精囊

因此膀胱腹下筋膜为覆盖于髂内血管及其分支外表面的单层筋膜。泌尿生殖筋膜和膀胱腹下筋膜在盆底连接于盆筋膜腱弓（图 5-20），三者的解剖关系呈现为"V"形（图 5-21），可以想象为悬挂在绳子上的晾晒床单。

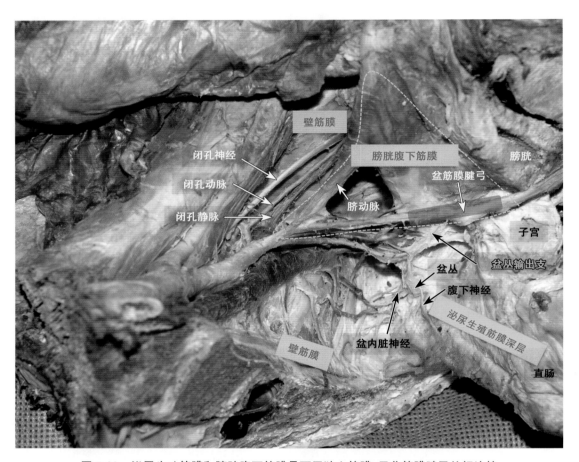

图 5-20　泌尿生殖筋膜和膀胱腹下筋膜是两层独立筋膜，于盆筋膜腱弓处相连接

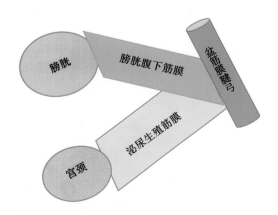

图 5-21　泌尿生殖筋膜和膀胱腹下筋膜呈现为"V"形

（林谋斌　李阿建）

二、泌尿生殖筋膜:"层"的观点

Tobin 把后腹膜结缔组织分为三层:外层、中间层和内层[22],外层是肌肉的包被筋膜,包括髂肌、腰大肌、腰方肌和膈肌等,现在统称为腹横筋膜,内层位于腹膜下,腹膜由间皮细胞层和基底膜组成,内层实际就是由去除间皮细胞层后遗留的基底膜的结缔组织层,内层的形成 Tobin 是用融合筋膜理论来解释的,脏壁腹膜融合后,间皮细胞层消失。中间层是位于腹膜和腹横筋膜之间所有的结缔组织,输尿管和精索血管也在中间层,通过外层和中间层之间的平面,可以把盆腔和腹腔所有的器官切除。Tobin 的这个观点是有胚胎学依据的。胚胎学相关研究认为,肾周筋膜所包被的层面发源于间介中胚层。胚胎第 5 周,间介中胚层向尾侧发展,与泄殖腔的脏壁中胚层相融汇,来自间介中胚层的中肾管和尿生殖窦接合,在间介中胚层内,先后衍生出肾上腺、前肾、中肾、后肾、中肾管、生殖嵴、苗勒氏管等胚胎发育中的重要结构。在这一层面内逐渐形成肾上腺、肾脏、输尿管、输精管、睾丸、子宫、输卵管、卵巢等器官,承担着泌尿、生殖等重要生理功能(图 5-22)。笔者将这一源于间介中胚层的功能层面称为泌尿生殖层(urogenital stratum)。因为这个层面结构远远超越了筋膜的范畴:与腹段泌尿生殖层内包含重要的功能脏器与结构类似,泌尿生殖层盆段内也包含了输尿管、输精管、腹下神经等重要结构,同时还存在下腹下神经丛及其伸入盆腔器官的神经分支(图 5-23),而且含有盆腔脏器回流的淋巴管与淋巴结,执行着重要的泌尿生殖功能以及控便功能,该层内填充着不同量的脂肪,呈现出个体化的厚度与外观。故此,笔者团队提出泌尿生殖层这一概念来更为准确地描述这一功能层结构,这一概念既有胚胎发育证据的支持,并且符合笔者的解剖学发现与临床实践。

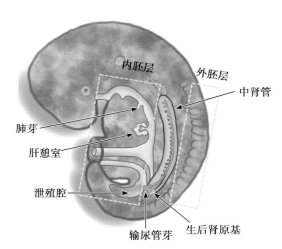

图 5-22　源于间介中胚层的功能层面称之为泌尿生殖层

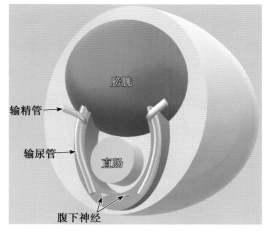

图 5-23　泌尿生殖层包含了输尿管、输精管、腹下神经等重要结构

类似于其他中胚层结构,泌尿生殖层在发育过程中,在其表面形成致密纤维结缔组织筋膜,称为泌尿生殖筋膜。泌尿生殖层延续自肾前、后筋膜,进入盆腔包绕直肠形成环层样结构,无法用前、后方位来描述筋膜的具体位置信息,所以把泌尿生殖层表面朝向腹、盆腔脏器的泌尿生殖筋膜统称为泌尿生殖筋膜脏层,相当于肾前筋膜;朝向体壁的泌尿生殖筋膜统称

为泌尿生殖筋膜壁层,相当于肾后筋膜。

（一）泌尿生殖层的解剖

1. **泌尿生殖层精索段** 在骨盆入口,泌尿生殖层的两侧翼向足侧走行,形成以输尿管为内侧界、生殖血管为外侧界和输精管为前界的三角形结构,形成泌尿生殖层的精索段（图5-24）。泌尿生殖层精索段的内侧与膀胱侧方固有筋膜相延续（图5-25）。泌尿生殖筋膜环形包绕生殖血管、输精管,经腹股沟管内环外出至腹股沟管形成Stoppa精索鞘[23],延续至睾丸（图5-26）。

2. **泌尿生殖层盆段** 泌尿生殖层盆段形态较为复杂,泌尿生殖筋膜脏层与壁层之间,是一个包含有多种重要结构的功能层面,不同部位结构各异,尤其在泌尿生殖层盆段的前下部,泌尿生殖筋膜脏层与壁层并不平行,这造成了直肠周围层面解剖研究的困难,必须分别描述泌尿生殖筋膜脏层与壁层的走行,才能真正明确脏、壁两层泌尿生殖筋膜之间的盆段泌尿生殖层结构。

（1）直肠后方的泌尿生殖层:在盆腔正中矢状切面,泌尿生殖层越过骶岬,进入盆腔后,位于直肠系膜与骶前筋膜之间下行,约于骶4椎体前方,融汇于直肠系膜。此处泌尿生殖层内的特征性结构,是包被于泌尿生殖筋膜·脏层与壁层之内的左、右腹下神经（图5-27）。

（2）直肠后侧方的泌尿生殖层:泌尿生殖层在直肠侧方下行,并与直肠侧方固有筋膜相融汇,泌尿生殖层与直肠固有筋膜融汇处是下腹下丛发出的直肠分支进入直肠处,其内可见血管伴行,形成中段直肠侧方结构（图5-28,图5-29）。

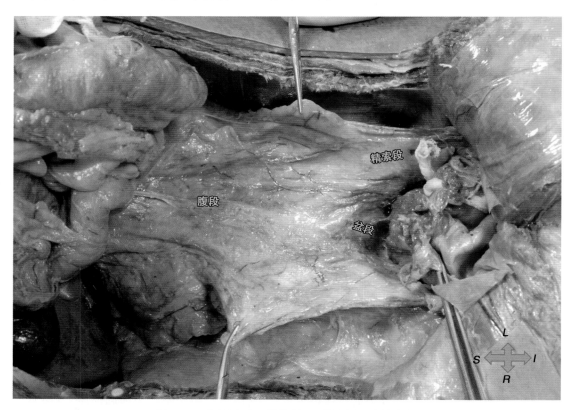

图5-24 泌尿生殖层的整体观,前外侧形成精索段

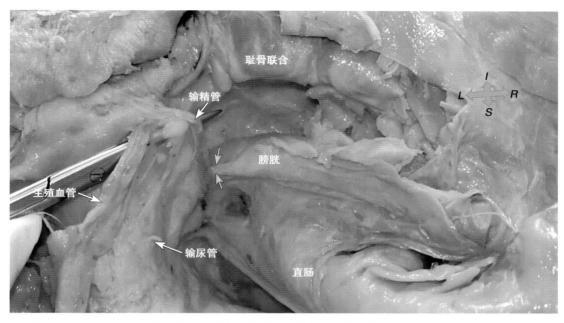

图 5-25　泌尿生殖层包含有性腺血管和输精管形成精索段。黄色箭头所指为泌尿生殖层与膀胱固有筋膜延续的头侧边界

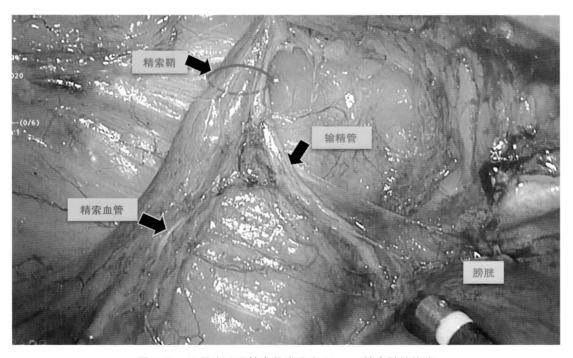

图 5-26　泌尿生殖层精索段或称为 Stoppa 精索鞘的构成

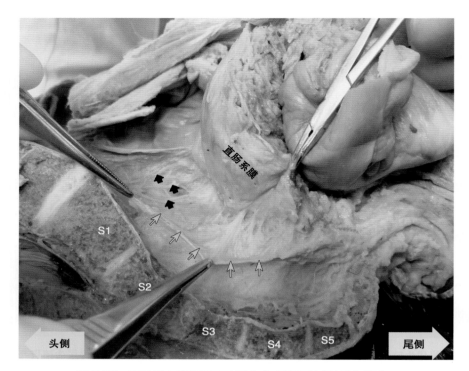

图 5-27　直肠后方的泌尿生殖层包含有腹下神经（黑色箭头）

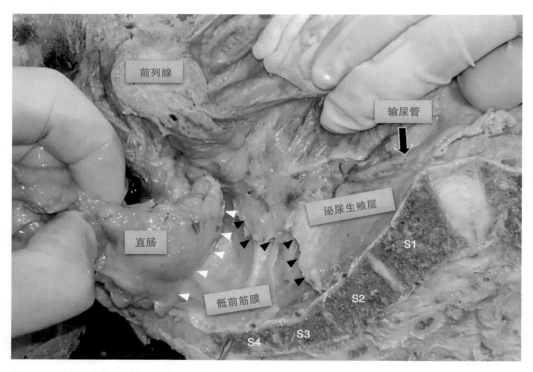

图 5-28　直肠后方、侧方泌尿生殖层自直肠固有筋膜融汇处离断。黑色箭头示泌尿生殖层离断线，白色箭头示直肠侧离断线

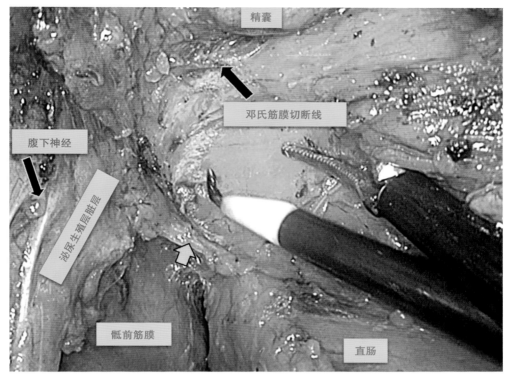

图 5-29 左侧方泌尿生殖层(黄色箭头)与直肠侧方固有筋膜的融汇(直肠中段侧韧带)

（3）直肠侧方的泌尿生殖筋膜脏层：被覆于腹下神经、输尿管表面向足侧延续，在直肠前侧方被覆于输精管内侧表面。两侧泌尿生殖筋膜脏层在直肠前侧方绕盆底腹膜反折前行，在直肠前方中线交汇并继续向足侧延续，构成精囊腺背侧固有筋膜，终于精囊腺-前列腺交界部（图 5-30）。Denonvilliers 筋膜起自于盆底腹膜反折线，位于泌尿生殖筋膜脏层与直肠固有筋膜之间（图 5-31）。

（4）直肠侧方的泌尿生殖筋膜壁层：被覆于盆腔内脏血管（脐动脉、膀胱上、下血管）层面的筋膜与膀胱、前列腺外侧固有筋膜相延续，必须去除包被膀胱血管表面的筋膜脂肪组织后，可清晰观察到泌尿生殖筋膜壁层融汇入膀胱侧方固有筋膜（图 5-32）。

（5）泌尿生殖层盆段内的结构：泌尿生殖层越过骶岬后，泌尿生殖筋膜脏、壁层间为脂肪组织填充，此处泌尿生殖层最薄，但泌尿生殖筋膜脏、壁两层易于辨识（图 5-33）。

直肠后侧方泌尿生殖层去除泌尿生殖筋膜脏层以及填充脂肪后，可见其内侧为腹下神经，向足侧延续下腹下神经丛（图 5-34）。

腹下神经外上方以及膀胱侧方泌尿生殖层内为输尿管、输精管以及分布至该结构的神经、血管、淋巴组织，并被脂肪所填充（图 5-35）。

（二）泌尿生殖层在直肠手术中的临床意义

泌尿生殖层腹段位于右侧结肠、左侧结肠以及 Toldt 融合筋膜的背侧，在左、右半结肠癌根治术中具有重要的临床意义。而泌尿生殖层盆段对直肠手术的临床指导价值尚未得到学术界的充分认识。

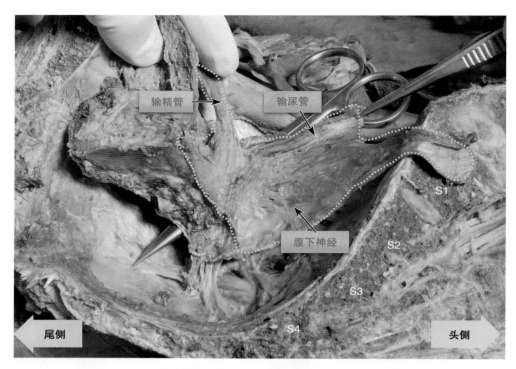

图 5-30　泌尿生殖筋膜的脏层在直肠前方止于精囊腺-前列腺交界部
黄色虚线区域内为泌尿生殖筋膜的脏层(直肠、骶前筋膜已去除)。

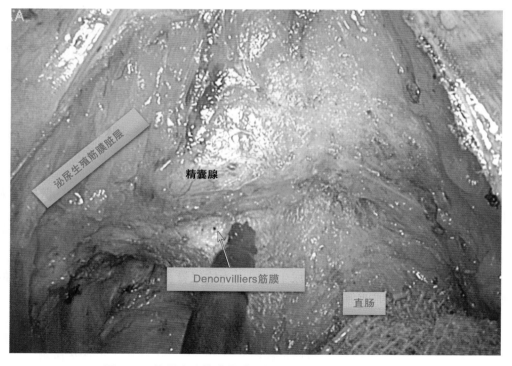

图 5-31　泌尿生殖筋膜的脏层与 Denonvilliers 筋膜的关系

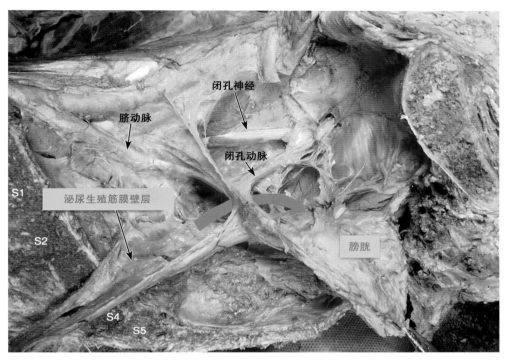

图 5-32　泌尿生殖筋膜壁层与膀胱固有筋膜的关系
蓝色箭头穿过膀胱上血管与膀胱下血管之间。

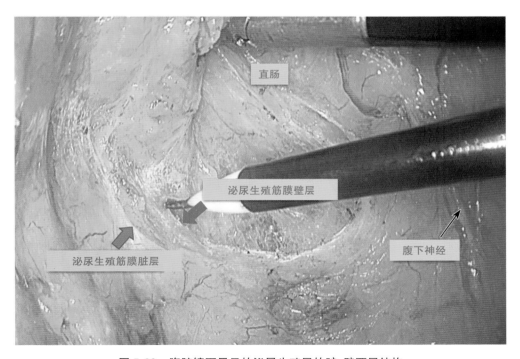

图 5-33　腹腔镜下显示的泌尿生殖层的脏、壁两层结构

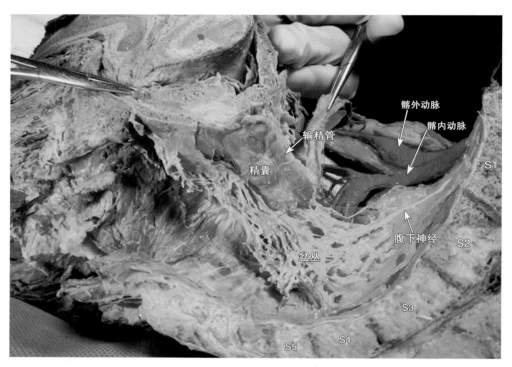

图 5-34 去除泌尿生殖筋膜的脏层(阴影所示)以及脂肪后,显示两层之间的腹下神经及盆丛

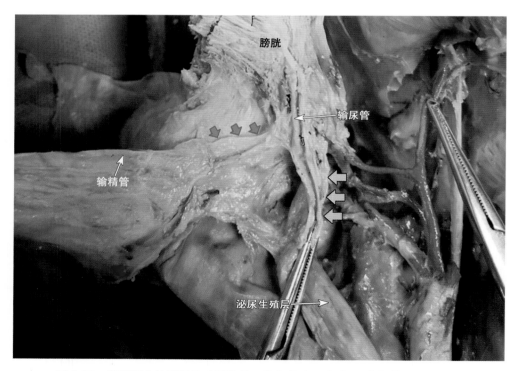

图 5-35 膀胱侧方的泌尿生殖层结构。蓝色箭头示为脏层,黄色箭头示为壁层

在 TME 手术中,因泌尿生殖层融汇入中段直肠后方与侧方,故在直肠中段后方,存在由直肠固有筋膜-泌尿生殖层-骶前筋膜之间分别形成的直肠后间隙、骶前间隙两个融合筋膜间隙。因泌尿生殖层内包含两侧腹下神经,所以在直肠后方的游离中,应在两腹下神经走行到直肠侧方,在两侧神经之间横行离断泌尿生殖层,从而由直肠后间隙进入骶前间隙;沿直肠两侧由后向前,利用直肠后间隙与骶前间隙的拓展,确定泌尿生殖层融合入直肠固有筋膜处,离断泌尿生殖层直至直肠中段方。

直肠中段前方泌尿生殖层内包含至膀胱、前列腺、精囊腺的内脏神经,Denonvilliers 筋膜位于泌尿生殖层与直肠固有筋膜之间,故直肠中段前方由泌尿生殖筋膜脏层-Denonvilliers 筋膜-直肠固有筋膜之间分别形成 Denonvilliers 筋膜前间隙与直肠前间隙两个融合筋膜间隙。可由直肠两侧泌尿生殖筋膜脏层与直肠固有筋膜之间游离向前拓展,完整保留包含腹下神经以及下腹下丛的泌尿生殖层。根据肿瘤生长部位与浸润深度,可在腹膜反折前方进入 Denonvilliers 筋膜前间隙游离,注意保留精囊腺表面的泌尿生殖筋膜脏层,不要裸露精囊腺,在精囊腺下缘弧形离断 Denonvilliers 筋膜;或在腹膜反折后方进入 Denonvilliers 筋膜后方,完整保留 Denonvilliers 筋膜。

直肠中段侧方泌尿生殖层内含下腹下神经丛,其主要直肠分支经泌尿生殖层伸入直肠侧方,构成直肠中段的侧韧带。直肠中段侧方的游离应在直肠后方游离平面和直肠前方游离平面建立之后,由此确定直肠侧方与泌尿生殖层的界面,可在横穿的直肠神经支之间发现泌尿生殖筋膜脏层—直肠固有筋膜之间潜在的融合筋膜间隙,可用超声刀安全离断直肠神经支,完整保护泌尿生殖层内的下腹下神经丛,最后离断融入直肠侧方的泌尿生殖层,完成直肠中段的游离。我们把这种游离方式称之为"双平面交汇法"。

在男性患者行侧方淋巴结清扫时,应沿输尿管与精索血管之间切开泌尿生殖层,在泌尿生殖筋膜壁层与膀胱血管层之间的间隙拓展,完整保留泌尿生殖筋膜壁层,确定清扫的前界,避免输尿管与盆腔植物神经损伤,达到根治与功能性、安全性的统一。

泌尿生殖层既是对腹膜后层面传统解剖概念的延伸,也是对盆腔内层面解剖认识的深化。需要在胚胎发育理论的指导下,采用整块躯干作为基础研究材料,遵循层面解剖的具体方法,精细解剖盆腔结构,才能发现、认识这一整体解剖学层面,相信这一层面解剖的描述将会对结直肠外科手术的学习与实践产生一定的推动作用。

(邱　健)

三、膀胱腹下筋膜

膀胱腹下筋膜的解剖多来自日本学者的研究。日本学者认为膀胱腹下筋膜是脏筋膜在前侧方的延续,并对膀胱腹下筋膜有过具体地描述,这是一个呈现为三角形的筋膜,界限为脐动脉、膀胱侧壁和膀胱下动脉[9]。笔者对膀胱腹下筋膜有三个不同的发现:①膀胱腹下筋膜止于盆筋膜腱弓,而非膀胱下动脉。由于膀胱腹下筋膜延伸至盆底,因而才能成为侧方淋巴结清扫的一个膜平面(图 5-36);②膀胱腹下筋膜是位于髂内血管脏支的深面(矢状位为髂内血管的外表面)的单层筋膜(图 5-37)。这个解剖对侧方淋巴结清扫非常重要。在采用膜解剖的方进行膀胱旁间隙清扫(闭孔淋巴结)时,如果按照膜解剖的方法,首先建立了膀胱

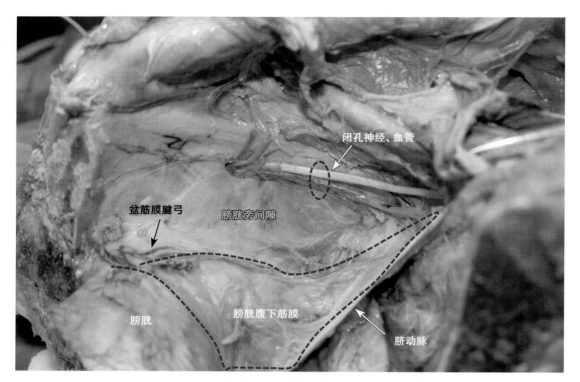

图 5-36 膀胱腹下筋膜下界位于盆筋膜腱弓

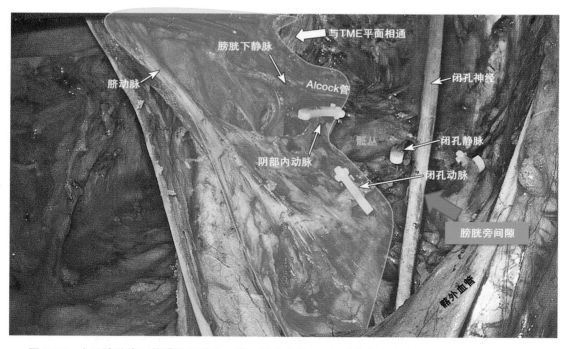

图 5-37 由于膀胱腹下筋膜位于髂内血管及其分支外表面,因此在膀胱旁间隙除了闭孔血管并无其他重要血管

腹下筋膜的膜平面，那么由于髂内血管脏支被膀胱腹下筋膜遮挡，在膀胱旁间隙除了闭孔血管并无其他重要血管，降低了手术清扫的难度，充分体现了由膜→间隙的膜解剖手术方法的优势。

（林谋斌）

四、Toldt 筋膜

Toldt 筋膜的解剖概念来源于 Carl Toldt 基于新鲜尸体解剖研究，他首次提出肠系膜不是简单的两层细胞（间皮细胞），而是包含了神经、血管和脂肪，他称之为固有系膜层（lamina mesenteria propria），并发现有一薄层结缔组织将肠系膜与后腹壁分开，这个薄层结缔组织称为 Toldt 筋膜。目前认为 Toldt 筋膜是结肠系膜背侧的脏腹膜与壁腹膜的融合后形成的，因此将其称为融合筋膜[24]。既往认为融合筋膜的产生是两层脏、壁腹膜两层间皮细胞融合后，间皮细胞消失而形成一层不可分离的结缔组织层[25]，融合筋膜的内部结构是无法剥离的。近年来发现虽然发生融合，但脏、壁腹膜的间皮细胞层仍然得以保留[26]，换言之结肠系膜和壁腹膜的解剖结构保持完整。笔者的组织学研究结果与此一致，并发现在这两个间皮细胞层之间是一层疏松结缔组织，其内有细小的血管和淋巴管，这个夹杂于结肠系膜的间皮细胞层和壁腹膜间皮细胞层之间的疏松结缔组织层就是 Toldt 筋膜（图5-38）。Coffey 在对 Toldt 筋膜定义时明确提出这是一个细隙样的结缔组织层[27]。正是因为存在两层间皮细胞层和其间的 Toldt 筋膜"三明治"样的解剖，使得 Toldt 筋膜构成了游离全部结直肠系膜的天然性胚胎平面，因而成为完整结肠系膜切除术（CME）和 TME 的手术平面。

如果把 Toldt 筋膜认为是融合筋膜，融合筋膜本身是无法分离的，因而是不能作为手术层次的，就如我们不能在 Denonvilliers 筋膜内部进行手术一样。再则如果 Toldt 筋膜是融合筋膜，那就会变成一层独立的筋膜，但该层筋膜在盆腔的延续迄今未被观察和报道过。笔者认为，Toldt 筋膜并非是筋膜结构而是一层间隙，表现为系膜固有筋膜与腹膜下筋膜深层（肾前筋膜）之间潜在的、无血管的、易扩展的疏松结缔组织（图5-39A）。在腹部 Toldt 筋膜通常是通过所谓 Toldt 白线（white line of Toldt）来辨识，事实上这个白线是由于脏壁腹膜之间结缔织的密度不同而形成的（图5-39B）。Toldt 筋膜的性状并不统一，在乙结肠系膜以上，Toldt筋膜较为明显，表现为多层胶原的结构，而在乙结肠系膜以下则为细隙状，而经常被描述为"天使之发"或者"棉花糖样"（图5-40）。这个发现与 Coffey、Liang 等的描述是一致的[24,27]，因此 Toldt 筋膜应称为 Toldt 间隙更为合理。

沿 Toldt 间隙可以切除除肾脏以外所有器官，这个层面向上称为肝后层（retrohepatic lamina），Toldt 筋膜将系膜锚定在腹后壁上，构成了系膜和系膜床的分离平面，也是所有完整系膜切除手术的"神圣平面"。Coffey 认为，系膜与腹后壁的固定有中央型、中间型和周围型3个机制，其中 Toldt 筋膜构成了中间型机制，中央型机制为血管的悬吊点。比如肠系膜下动脉血管鞘周围的结缔组织是与 Toldt 筋膜相连的，周围型机制是腹膜反折[27]。这与我们的临床实践是一致的，完整系膜的切除需要切断血管、打开腹膜反折进入 Toldt间隙，从这个意义上讲，"膜手术"实际上就是采用分离等手术操作逆向还原胚胎发育的过程。

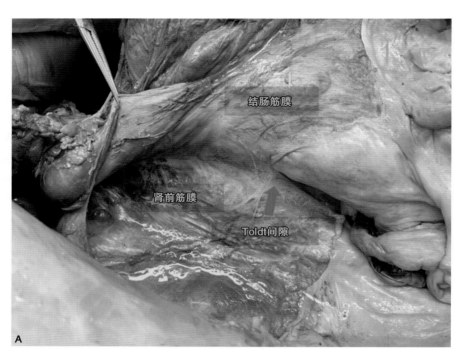

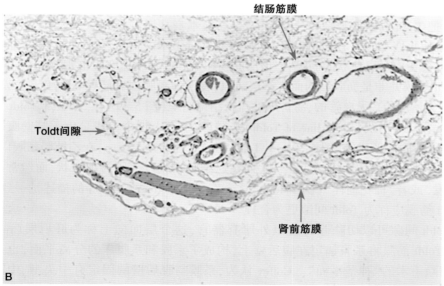

图 5-38 Toldt 筋膜实际是疏松的间隙

A. 尸体解剖显示的 Toldt 筋膜；B. Toldt's 筋膜的镜下观察（×20）。

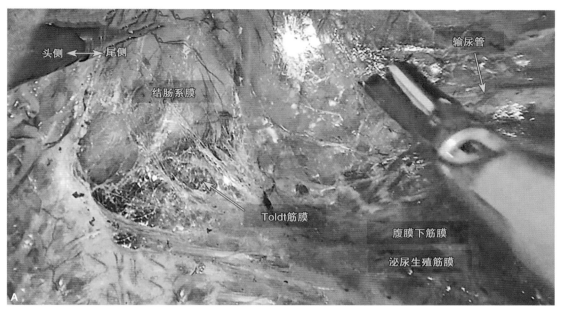

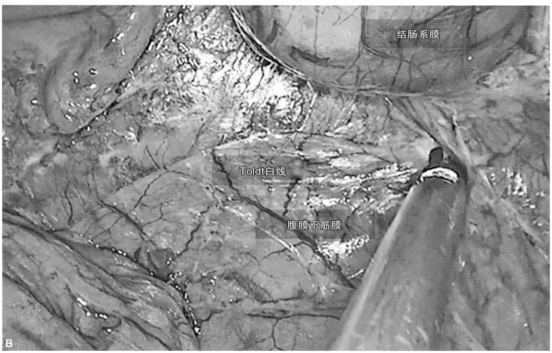

图 5-39 Toldt 筋膜因其疏松的特性而被认为是间隙（A），Toldt 筋膜在与壁筋膜交接处形成 Toldt 白线（B）

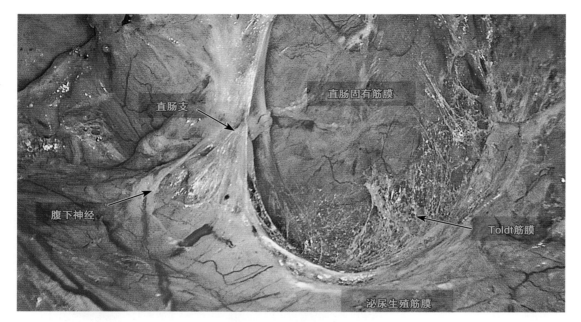

图 5-40　Toldt 筋膜在盆腔经常被描述为"天使之发"

（林谋斌　李阿建）

五、直肠固有筋膜

直肠固有筋膜（fascia propria of the rectum）是个重要的解剖名称，它构成了直肠系膜的边界，但同时也是个奇怪的术语，因为在文献中我们几乎看不到结肠固有筋膜的称谓。固有筋膜一般是指由致密结缔组织构成的，包裹肌肉、血管神经束和内脏器官的筋膜，现在多数学者包括 Heald 在内，都把直肠系膜表面包裹的一层纤维结缔组织膜称为直肠固有筋膜，并认为直肠固有筋膜是脏筋膜的一部分，但是包绕在直肠周围的筋膜是多层次的，因而这个定义是模糊不清的。因此解剖学上定义包裹直肠系膜的最内侧筋膜为直肠固有筋膜[28]。笔者通过尸体解剖和手术观察发现：直肠固有筋膜表现为包围直肠及其血管、脂肪组织的薄层筋膜（图 5-41）。直肠固有筋膜与脏筋膜（泌尿生殖筋膜）是融合的，但融合线并不固定，可以位于 $S_2 \sim S_4$ 水平处（图 5-42）。既往认为在 TME 手术中切开直肠骶骨筋膜后层次变得再次清楚，实际可能并非如此，应该是切开直肠固有筋膜和脏筋膜的融合，进入了脏、壁筋膜间平面，层面变得再次清晰。

明确了 Toldt 筋膜的概念，可以很容易理解脏筋膜和直肠固有筋膜的解剖关系，直肠固有筋膜和脏筋膜并无相关性，是两个相互独立的筋膜。位于 Toldt 筋膜腹侧、包围直肠系膜最内侧的、薄而透明的筋膜就是直肠固有筋膜，Muntean 称之为直肠筋膜（rectal fascia）[15]；位于 Toldt 筋膜背侧、包含有腹下神经的筋膜就是脏筋膜（泌尿生殖筋膜）；Toldt 筋膜就是位于直肠固有筋膜和脏筋膜之间的、由疏松结缔组织构成的无血管间隙，其延续到盆腔就是临床所说的"骶前间隙"，这个平面是外科医生在完成 TME 手术过程中实际采取的操作平面（图 5-42）。

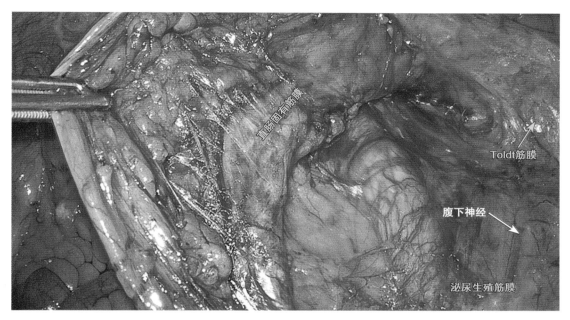

图 5-41　直肠固有筋膜是包绕直肠系膜的薄层筋膜

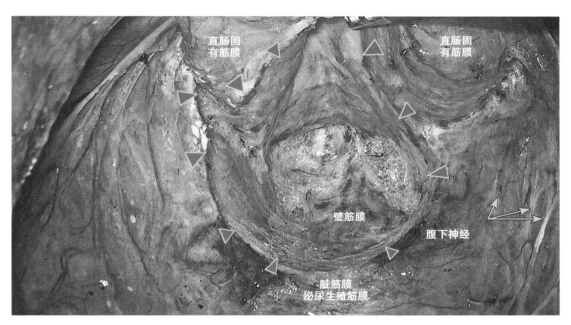

图 5-42　直肠固有筋膜、脏筋膜和壁筋膜的解剖关系。直肠固有筋膜和脏筋膜在 S₄ 水平处融合（红色三角为融合线）

（林谋斌　孙凌宇）

六、Denonvilliers 筋膜

根据 Nomina Anatomica 的命名规则,人名不能用于命名解剖结构,因此,Denonvilliers 筋膜不是规范用语,正式名称为直肠阴道筋膜(rectovaginal fascia)或直肠阴道隔(rectovaginal septum)。作为前列腺癌手术、直肠癌手术的重要解剖标记,"Denonvilliers 筋膜"这一名称在临床上仍被广泛使用,且不同学科有不同的理解。泌尿科认为 Denonvilliers 筋膜覆盖于前列腺和精囊的后表面,应称为前列腺精囊筋膜(prostatoseminal vesicular fascia)。目前认为,Denonvilliers 筋膜位于膜反折与会阴体之间,男性较明显,女性是否存在此筋膜及其性状如何争议较大。

(一) Denonvilliers 筋膜的胚胎起源

1836 年,法国人 Denonvilliers 在对 12 具男性会阴部的尸体解剖中首次发现在前列腺后方,精囊腺和直肠之间有一层清晰的肉膜样结构,并把它称为 prostato-peritoneal membrane。次年,他将这一发现发表在其巴黎大学的博士论文中,后人遂将这一膜样结构命名为 Denonvilliers 筋膜。目前关于 Denonvilliers 筋膜的起源主要有三种观点:①Cuneo 和 Veau 在 1899 年提出的腹膜融合学说,胚胎时期膀胱直肠陷凹处的胚胎腹膜相互贴近然后融合形成 Denonvilliers 筋膜[29];②Wesson 的间充质凝集学说,随着胚胎发育,膀胱直肠陷凹的两侧逐渐靠近,凹陷逐渐变扁,其中的间充质组织逐渐靠近、凝集后形成了最终的 Denonvilliers 筋膜[30];③Kim 的压力学说,Denonvilliers 筋膜是由胚胎发育过程中间充质组织被不断增大的直肠、精囊腺、前列腺、阴道产生的机械压力所挤压后形成的[31]。同时认为这一过程与肾脏发育过程中不断上移形成的肾前筋膜类似,把 Denonvilliers 筋膜归类为"移行筋膜"。鉴于针对胎儿的研究结果表明在发育过程中并未见到腹膜融合的痕迹,故目前多数学者比较支持间充质理论。

(二) Denonvilliers 筋膜的形态

Denonvilliers 筋膜位于腹膜反折和会阴体之间,在男性较为明显,女性难以观察到。Denonvilliers 筋膜性状变化比较大,从薄而透明到致密的增厚[32]。男性 Denonvilliers 筋膜与直肠、精囊和前列腺的关系存在争议。Benoit 认为 Denonvilliers 筋膜来源于 Wolffian 的间充质,应该是膀胱、前列腺的一部分[33],而 Goligher 则认为 Denonvilliers 筋膜距离直肠更为接近[34]。林谋斌解剖研究证实:Denonvilliers 筋膜在后方与直肠有明显界限,容易分离,精囊水平以上 Denonvilliers 筋膜容易分离,而在精囊水平以下 Denonvilliers 筋膜与前列腺致密粘连[32](图 5-43)。这与临床实践相符合,TME 的手术平面经常在精囊水平以下,由 Denonvilliers 筋膜前方转到后方。

在女性由于外科医生在术中难以发现明确的类似于男性 Denonvilliers 筋膜的结构,因而在女性是否也存在 Denonvilliers 筋膜存在争议。尸体解剖研究显示仅 19% 的女性可以发现 Denonvilliers 筋膜[32],甚至有学者否定了女性 Denonvilliers 筋膜的存在,并认为可能是把碎片状的膜样结构误认为 Denonvilliers 筋膜[35],但也有很多的胚胎学、解剖学及组织学研究证实女性同样存在 Denonvilliers 筋膜,但更多称之为直肠阴道隔。对这一争议的解释,Milley 认为直肠阴道隔是一层半透明薄膜,前方与阴道后壁粘连紧密,正因为直肠阴道隔与阴道后壁关系更为紧密,才导致许多外科医生忽视或否定了它的存在[36]。张卫在手术中观察到约 20% 左右的女性在阴道后方可见到比较明显的 Denonvilliers 筋膜,呈倒

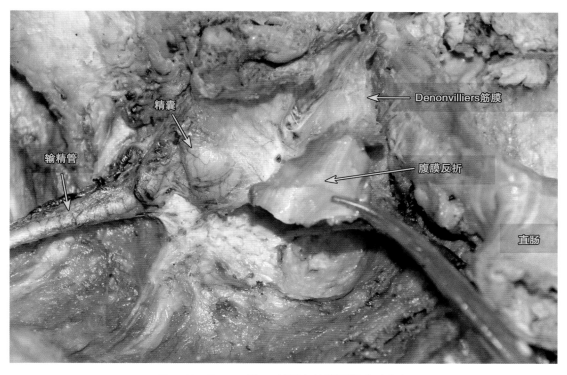

图 5-43　Denonvilliers 筋膜与精囊下部难以分离

三角形（图 5-44）[37]。Kim 证实了 Denonvilliers 筋膜实际存在 3 种形态：致密的单层状、多层状以及碎横断 Denonvilliers 筋膜之后即可见到疏松的直肠前间隙片状结构[38]。因此可能由于 Denonvilliers 筋膜存在不同的形态才导致对 Denonvilliers 筋膜存在不同的认识。

（三）Denonvilliers 筋膜的分层

对于 Denonvilliers 筋膜的分层有以下几种观点：①Denonvilliers 筋膜是单层膜结构。Kourambas 等通过尸体解剖认为 Denonvilliers 筋膜是没有明确侧方边界的单层膜，前方与前列腺粘连更为紧密，并与周围的盆壁筋膜、直肠旁筋膜共同在前列腺和直肠之间构成"H"样结构[39]。Ludwikowsk 则对 63 例从妊娠第 9 周到出生时期的胎儿标本研究后发现，从第 9 周开始，原始的 Denonvilliers 筋膜从尾侧会阴体开始向腹膜反折的方向自下而上逐渐形成，最终形成单层膜结构，同时向侧方加入到包裹着泌尿生殖器官的血管和神经的结缔组织中[40]。②Denonvilliers 筋膜是分为前后两叶的双层膜。Nana 等则通过尸体及胚胎研究认为 Denonvilliers 筋膜的两层之间有明确的间隙，前叶靠近前列腺，后叶则通过疏松结缔组织与直肠相隔[41]。国内张策等也支持双层结构，但他认为 Denonvilliers 筋膜前叶与骶前筋膜延续，后叶则与直肠固有筋膜延续，构成包绕直肠及其周围间隙的 2 层环状结构[42]。③Denonvilliers 筋膜为单层复合结构，即中央为单层，两侧呈分叶状。日本学者 Kinugasa 通过组织学研究后发现 Denonvilliers 筋膜在中央是单层，向两侧可分为 2~3 叶，有的终止于神经血管束，有的则向后外侧延续，清晰地将神经血管束与直肠系膜隔开[43]。Bertrand 则进一步通过解剖及三维重建技术对女性胎儿进行研究，模拟出 Denonvilliers 筋膜的结构：多层筋膜构成的中央紧密，两侧疏松的"Y"形结构[44]。

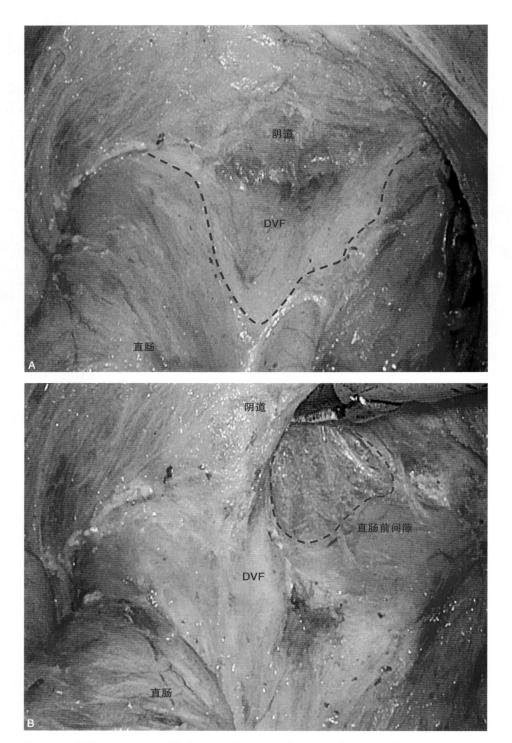

图 5-44　女性 Denonvilliers 筋膜呈倒三角形（A），横断 Denonvilliers 筋膜之后可以进入疏松的直肠前间隙（B）

如何解释这些不同的观点？林谋斌认为 Denonvilliers 筋膜是单层结构,所谓的 Denonvilliers 筋膜后叶实际就是直肠固有筋膜,这已被很多的尸体解剖和组织学研究所证实[16,45]。由于盆丛位于 Denonvilliers 筋膜和脏筋膜汇合处,此处神经纤维和直肠固有筋膜、Denonvilliers 筋膜形成片状的交织,难以分开。从盆丛的内侧起,在直肠的前方直肠固有筋膜和 Denonvilliers 筋膜又可以再次分开成为两层结构,容易误认为 Denonvilliers 筋膜分为两层(图 5-45)。

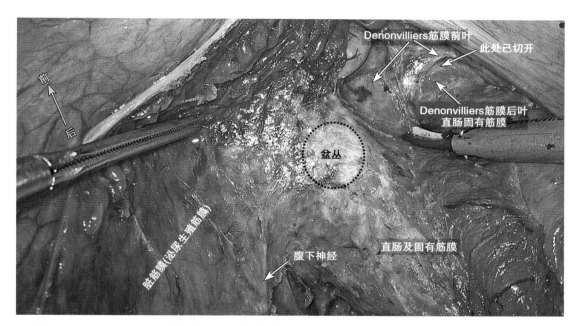

图 5-45　Denonvilliers 筋膜与直肠固有筋膜的关系,局部 Denonvilliers 筋膜、直肠固有筋膜和脏筋膜的融合

(四)　Denonvilliers 筋膜的解剖位置

脏筋膜从直肠侧后方向前呈弧形与 Denonvilliers 筋膜结合,在两者结合部的脏筋膜外侧紧贴盆丛(图 5-46)。换言之 Denonvilliers 筋膜位于两侧脏筋膜之间,而非位于两侧盆壁。

(五)　Denonvilliers 筋膜的临床意义

对结直肠外科医生而言,Denonvilliers 筋膜之所以重要是因为它与周围的泌尿生殖器官及其神经血管相毗邻,影响着直肠前方的分离平面。在 Denonvilliers 本人的初始描述中,Denonvilliers 筋膜在两侧消失于在膀胱底部包绕膀胱下静脉丛的致密蜂窝状组织,在前方与前列腺末端粘连紧密,在后方则与分隔膀胱和直肠的腹膜相邻;在尾侧,Denonvilliers 筋膜终于会阴体,借疏松结缔组织与直肠相隔,容易分离,而头侧则与精囊腺紧密相连;Denonvilliers 筋膜这一类似“肉膜”的结构主要由纤维组织构成,并呈扇形分布,肌纤维仅仅出现在筋膜的两侧[46]。从 Denonvilliers 的描述中可以看出这层筋膜更像是包裹泌尿生殖器官的膜结构。

Taguchi 曾描述在 Denonvilliers 筋膜前方存在许多来自两侧盆丛的神经交通支,并认为当一侧神经损伤后,其功能可通过这些神经交通支得到代偿[47],这与林谋斌的解剖发现是一致的[32](图 5-47)。其后,Kinugasa 等也通过研究发现在精囊腺后方,神经交通支和神经

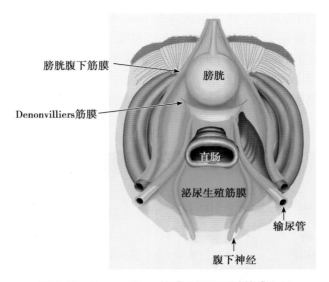

图 5-46 Denonvilliers 筋膜位于两侧脏筋膜之间

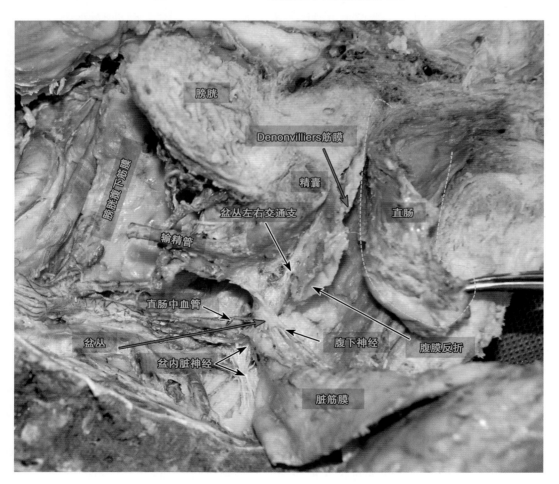

图 5-47 Denonvilliers 筋膜前方存在连接两侧盆丛的交通支

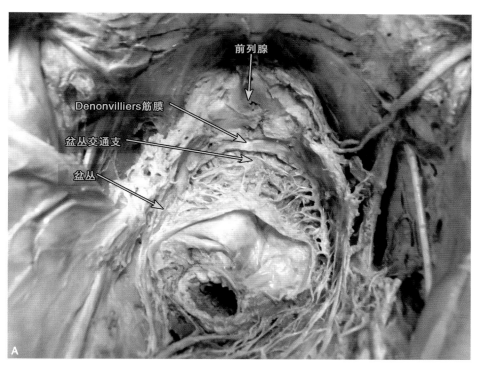

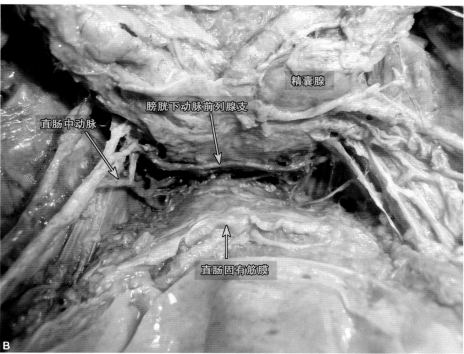

图 5-48　Denonvilliers 筋膜前方的血管和神经交通支 (已移去部分 Denonvilliers 筋膜)

节细胞与 Denonvilliers 筋膜紧密靠近,有些部分甚至包埋在 Denonvilliers 筋膜中,同时 Denonvilliers 筋膜向两侧延伸并分叶,包绕着神经血管束,将其与直肠系膜分开[43]。笔者也曾在尸体解剖中发现类似的毗邻关系(图 5-48),在移去上方的前列腺后可以看到许多来自两侧盆丛的神经分支在 Denonvilliers 筋膜前方相互交通,个别标本中还可见到来自膀胱下动脉的前列腺支穿行其中[48],相关研究则证实这些神经交通支的损伤与前列腺术后勃起功能障碍有关。

笔者认为,暂且不管 Denonvilliers 筋膜在侧方是如何走行,我们可以根据上述研究结果大致描绘出 Denonvilliers 筋膜与周围结构的关系:Denonvilliers 筋膜在后方借直肠前间隙与直肠相隔;前方与前列腺、精囊腺相互贴近,它们之间存在许多细小的神经交通支;Denonvilliers 筋膜以分两叶、多叶亦或与盆壁筋膜融合等方式向两侧逐渐延伸,最终向前包裹着位于前列腺后外侧的神经血管束,使其远离直肠。同时,笔者认为直肠前方的 TME 手术平面的选择并不是绝对的,应由肿瘤学安全性和神经保护这两方面因素共同决定。对于直肠后壁的肿瘤,直接在 Denonvilliers 筋膜后方进行分离,完整保留 Denonvilliers 筋膜。而对于直肠前壁或前外侧壁的肿瘤,术前则需充分评估环周切缘的情况,如能确保环周切缘阴性,则在 Denonvilliers 筋膜后方分离;如无法保证,则在 Denonvilliers 筋膜前方分离,牺牲部分神经以保证肿瘤根治,或经新辅助治疗后再行手术根治。

(朱晓明 张卫)

七、Waldeyer 筋膜、直肠骶骨筋膜和骶前筋膜

Waldeyer 筋膜、直肠骶骨筋膜(rectosacral fascia)和骶前筋膜(presacral fascia)在盆腔解剖中经常引起混淆,*Gray's Anatomy*(第 41 版)认为 Waldeyer 筋膜就是骶前筋膜,也有文献把 Waldeyer 筋膜和直肠骶骨筋膜等同[49],实际上这是三种不同的筋膜(图 5-49A)。

Waldeyer 在 1899 年描述直肠后间隙的时候并未提及直肠与骶骨间的筋膜,但通过他对直肠后间隙下界的描述[50],我们可以推测 Waldeyer 筋膜是肛提肌表面骶前筋膜和直肠脏筋膜的融合,位置相当于肛管直肠结合部水平[50]。

Chifflet 在 1956 年描述了直肠骶骨筋膜。总结直肠骶骨筋膜的解剖有以下几个特点:①位置不固定。既往多认为直肠骶骨筋膜位于骶 4 水平,相当于直肠肛管结合部上方 2~4cm[51]。但近些年解剖发现直肠骶骨筋膜可以出现在骶 1~4 水平。②性状不一致。直肠骶骨筋膜有不同的性状,从纤薄的透明到致密的增厚。③存在不恒定。97% 尸体解剖可以发现直肠骶骨筋膜[52],但仅 44% 腹腔镜直肠癌手术中可以观察到直肠骶骨筋膜[53]。

传统解剖认为直肠骶骨筋膜是骶前筋膜和直肠周围筋膜(perirectal fascia)融合而形成,直肠周围筋膜实际就是直肠系膜的筋膜[54]。直肠骶骨筋膜呈现为斜行走向于外上方,并贯穿于直肠固有筋膜、脏筋膜(泌尿生殖筋膜、腹下神经前筋膜)和骶前筋膜(壁筋膜)之间(图 5-49B)。

直肠骶骨筋膜把直肠后间隙分为上、下两个间隙。临床实践中,切断直肠骶骨筋膜,进入下间隙,覆盖于下间隙底部的筋膜就是 Waldeyer 筋膜,因此直肠骶骨筋膜、Waldeyer 筋膜是位于同一间隙、位置上下不同的两个筋膜(图 5-49)。

目前包括 *Gray's Anatomy*(第 41 版)在内的解剖文献已认可骶前筋膜是壁筋膜的增厚部分,骶前筋膜在文献中更多的是作为壁筋膜的一部分出现。

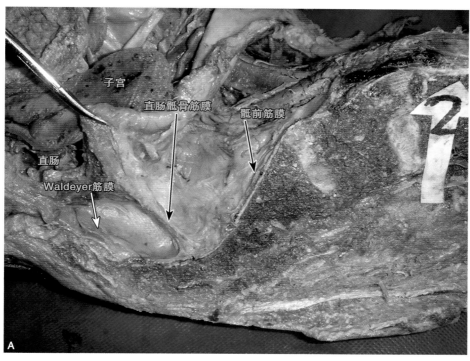

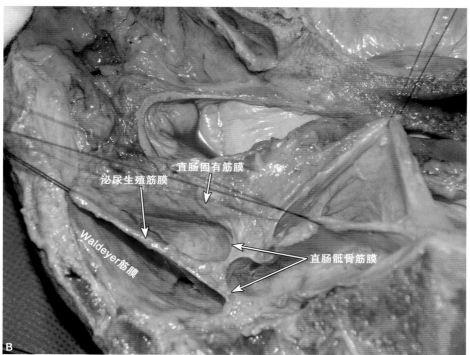

图 5-49 骶前筋膜为覆盖于骶骨前的壁筋膜（A），Waldeyer 筋膜位于直肠下间隙底部的筋膜，直肠骶骨筋膜是指连接骶前筋膜到直肠固有筋膜之间的筋膜（B）

（林谋斌）

八、直肠侧韧带

直肠侧韧带是直肠侧方的主要结构,它的存在使得直肠侧方的 TME 平面并不明确,游离相对困难。关于直肠侧韧带的争论主要集中在两方面:①直肠侧韧带存在的确定性;②直肠侧韧带的组成。对于这两方面的争议,目前主流观点认为直肠侧韧带的确存在,其内包含直肠中动脉、神经分支及淋巴管。但笔者从膜解剖和外科手术的角度考虑,认为将直肠侧方的这一结构称为直肠"侧系膜"可能更为合适。

(一) 直肠侧韧带存在的确定性

Miles 在 1908 年提出经腹会阴联合切除术(abdominoperineal resection,APR)时首次提及直肠侧韧带的概念。在他的描述中,直肠侧韧带是直肠两侧的束状增厚的结缔组织,连接直肠侧壁和输尿管入膀胱处,它是恒定出现的垂直于直肠的筋膜结构,需要用锐性切开。传统的手术操作在完成直肠前方和后方的分离后即可见到直肠侧韧带,并且强调可用食指和中指夹住直肠侧韧带,然后将其锐性切断。然而外科医生发现在直视下锐性分离直肠时并没有在侧方见到如前人所描述的致密结构。Jones 注意到在 TME 技术广泛应用前,在直肠侧方游离时用手指勾住组织然后将其切断是直肠癌手术的不可缺少的步骤,他认为正是这个步骤造成了直肠侧方存在韧带的假象。他在盆腔尸体标本上应用 TME 技术进行分离后发现直肠侧韧带并不存在,锐性分离即可完成直肠侧方的游离,侧方也并不存在血管需要结扎[55]。

Takahashi 和 Nano 则分别从手术和解剖的角度证实了侧韧带的存在。Takahashi 对 400 多例低位直肠癌手术进行分析后认为,直肠侧韧带是直肠周围间隙中的一束致密结缔组织,两端分别连接于中段直肠侧壁和髂内动脉内侧缘。他认为直肠侧韧带是在实际临床手术中存在的,并且是直肠癌发生侧方淋巴结转移的途径[56]。鉴于与当时解剖学结果的相悖,他认为直肠侧韧带是一个临床术语,而非解剖学术语。Nano 通过对 27 具新鲜尸体和 5 具尸体标本进行解剖后发现,直肠侧韧带是位于中段 1/3 直肠 3 点和 9 点方向的四边形结构,并且认为侧韧带是直肠系膜的延续[57]。在这之后的主流研究观点也都肯定了直肠侧韧带的存在。

直肠侧韧带周围的结构主要包括直肠中动脉、盆丛神经以及直肠周围筋膜。最早直肠中动脉被认为是直肠侧韧带中的恒定成分,Miles 在解释 APR 手术过程中就明确侧韧带中包含直肠中动脉。Church 在回顾了前人的研究后认为,直肠侧韧带位于直肠的侧后方,其中主要包含了结缔组织和盆丛神经,而直肠中动脉则位于直肠的前外侧,并且走行在侧韧带的远端[58]。Nano 虽然证实侧韧带的存在,但在其与直肠中动脉的关系上给出了自己看法[57]:直肠的侧方存在 3 个结构:直肠侧韧带、盆丛神经及其泌尿生殖束、直肠中动脉。直肠侧韧带在中段直肠的 3 点和 9 点方向起自直肠系膜,被直肠固有筋膜包绕并固定在盆壁筋膜上,其内含有延续自直肠系膜的脂肪组织,但无血管等重要结构;泌尿生殖束走行在侧韧带与盆壁筋膜固定处的上方;而直肠中动脉则位于侧韧带的远端,它和盆丛发出的部分神经分支从直肠的前外侧进入直肠,同时他将中动脉及其周围的直肠神经支称为"直肠侧方神经血管蒂"。

笔者认为,否认直肠侧韧带中包含直肠中动脉可能有以下两点原因:①直肠中动脉的出现率。文献中直肠中动脉在侧韧带中出现率差异很大,变化幅度从 22% ~ 100% 不等,这一差异导致部分学者不认为直肠中动脉恒定出现在侧韧带中;②直肠中动脉的直径的大小。出现率的差异很可能是因为直肠中动脉直径太小而被忽略,文献报道直肠中动脉的直径变化范围为 1.0 ~ 2.5mm,这种直径的血管可被能量外科器械直接切断而不出血,这导致外科医生在手术中很难发现中动脉的存在。笔者就曾在术中使用腹腔镜下超声寻找直肠中动脉(图 5-50),在超

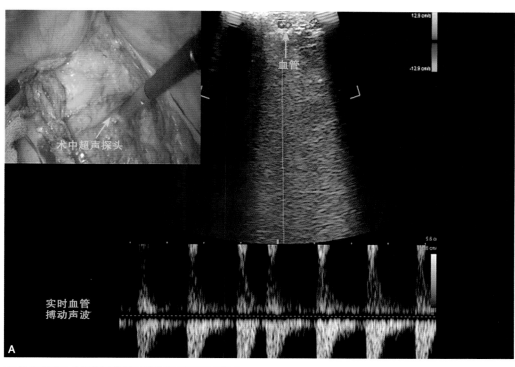

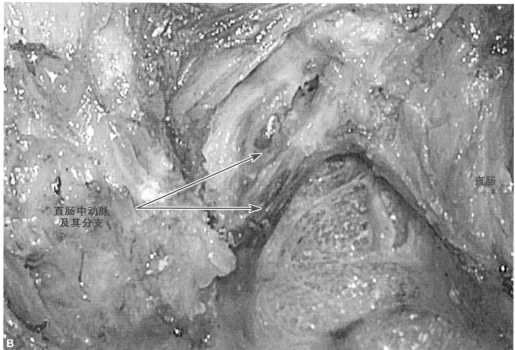

图 5-50 术中超声探及的直肠中动脉及其分支(A)及解剖后的显示(B)

声探及血管位置后再逐步将其裸化显露,然后用超声刀直接凝闭[37]。因而,Takahashi认为如果忽略血管的直径大小,直肠中动脉将会100%出现在侧韧带中[56]。同时,目前对于直肠中动脉被广泛接受的观点是,在腹膜反折以下穿过直肠固有筋膜进入直肠的动脉都可被视作直肠中动脉。因此,我们可认为直肠侧韧带中的确包含直肠中动脉。

(二)"直肠侧系膜"的概念

在明确了直肠侧韧带的存在及其周围关系后,我们不禁反过来思考:将直肠侧方这样一个与直肠系膜相通并且包含血管、神经、淋巴管的结构称之为韧带是否合适?曾有学者质疑侧韧带的说法,因为这一结构本身并不包含韧带的成分。因此笔者结合自身经验和理解,大胆地认为可将这一结构称为直肠"侧系膜",其原因有如下两点。首先,肠系膜是指两层腹膜包裹着器官的脂肪、血管、神经并将其固定在腹后壁的结构。目前已有证据表明,肠系膜是一个连续的整体,从小肠到结肠,其系膜均是以腹主动脉及其主要分支(肠系膜上、下动脉)为中轴呈扇面展开[27]。而从膜解剖的角度来看,直肠侧方结构形成的原因可能与腹主动脉分叉形成左右髂总动脉继而形成髂内外动脉的发生过程有关。左右髂内动脉裹挟着直肠系膜基底部走向侧方,并发出直肠中动脉从侧方进入直肠,同时由于盆丛神经的加入,这部分系膜也变的致密并将中段直肠固定在盆侧壁。因此,直肠侧方这一包含脂肪、神经及血管的结构可被视为直肠的侧方系膜,同时系膜的存在也为低位直肠癌的侧方淋巴结转移提供了解剖学基础。

其次,从外科手术的角度看,在直肠侧方的游离时,我们通常难以找到类似直肠后方和前方一样天然的平面,直肠侧表面也不如后方一样光滑(图5-51)[37]。目前直肠侧方分离的主要方法是从后方紧贴直肠固有筋膜表面逐步分离,这样做一方面可避免进入直肠系

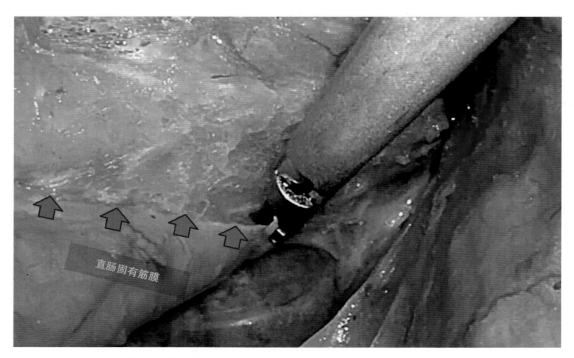

直肠固有筋膜

图5-51　直肠侧方结构:箭头下方为光滑的直肠固有筋膜,上方为相对粗糙的黄色脂肪

膜造成出血和肿瘤残余,另一方面可避免损伤盆侧壁的神经。但前述研究已表明直肠固有筋膜在侧方并不是连续的,因而直肠侧方的分离相对困难且不会获得光滑的切面。我们的术中经验也是如此,在直肠前后间隙当中紧贴直肠前后表面的固有筋膜从前后两个方向逐步对直肠侧方进行游离,而当我们越过这个区域接近肛提肌表面时,则会再次进入疏松的平面。因而,类比右半结肠的全结肠系膜切除术,我们可将直肠侧方的这一区域可视为"侧系膜"的根部,而相对粗糙的侧方切面即相当于整个直肠系膜"信封"的开口(图5-52)。

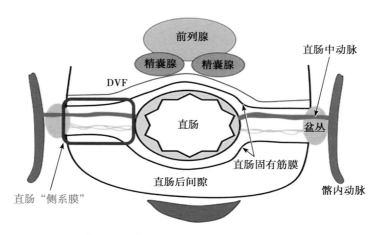

图 5-52   直肠侧系膜示意图:蓝色方框部分为直肠"侧系膜"

综上所述,直肠周围筋膜解剖较为复杂,即使在研究手段如此丰富的今天,人们仍旧未能全面的掌握和理解其解剖关系,仍然充满了争议,有待于进一步研究和挖掘。只有充分理解直肠周围筋膜和结构的解剖关系,才能帮助外科医生更好地把握 TME 手术的外科平面。

(朱晓明   张卫)

九、膜的整体性和延续性

(一) 肠系膜的连续性

肠系膜(mesentery)的连续性这个话题争论了几个世纪,争论的焦点在于升、降结肠系膜有无系膜。1855 年 Treves 提出升、降结肠是没有系膜的。他的这个观点影响了解剖学、胚胎学、外科学和放射学长达一个多世纪。我国 2018 年出版的高等学校教材《系统解剖学》(第 8 版)也认可升、降结肠无系膜,而是借助于结缔组织直接贴于腹后壁。1879 年,Toldt 虽然发现了升、降结肠的系膜,但他没有论及肠系膜连续性的问题。阐明这一问题的是爱尔兰医生 Calvin Coffey,他的研究证实,肠系膜是连续的,发自于肠系膜上动脉根部,呈扇形展开于十二指肠空肠曲到直肠,但肠系膜的连续性呈现为螺旋式排列。不仅如此,Coffey 认为胃系膜、十二直肠系膜和肠系膜都应该是连续的[59]。

(二) 肠系膜固有筋膜的连续性

由于肠系膜是从十二指肠空肠曲到直肠的连续性结构,那么包裹肠系膜的筋膜(固有筋膜)也应该是连续的。

　　从胚胎学上讲,来源于体壁中胚层的壁腹膜覆盖于腹腔表面,来源于脏壁中胚层的脏腹膜在原肠的腹侧和背侧向中线靠拢形成原始系膜。腹膜由间皮细胞和结缔组织形成,而筋膜仅由结缔组织组成,传统的理论认为脏、壁腹膜融合后由于间皮细胞消失,而只能分别改称为而"脏筋膜"和"壁筋膜"。现在的观点认为即使发生胚胎期的脏腹膜和壁腹膜的融合,脏、壁腹膜的间皮细胞层并不消失。但无论哪种观点,"脏筋膜"和"壁筋膜"都是保持连续性的结构。

　　这里有个重要的解剖概念需要明确,这是理解腹盆腔筋膜连续性的关键。刚刚讨论的脏、壁筋膜融合形成的"脏筋膜"和"壁筋膜"实际上是胚胎学上的定义,与解剖学上的脏筋膜和壁筋膜并不是一回事。胚胎学的"脏筋膜"实际上形成了消化道的固有筋膜,解剖学上脏筋膜脏定义实际是非常含糊的,指包绕在盆腔脏器和血管、神经周围的结缔组织的总称,是个广义的解剖名词。但在盆腔脏筋膜又成为专有名词,特指直肠后方的一层致密筋膜(实际就是泌尿生殖筋膜),笔者称之为狭义脏筋膜。胚胎学上的"壁筋膜"实际上形成了日本学者所称的腹膜下筋膜,而非解剖学上的壁筋膜,解剖学上的壁筋膜延续自腹横筋膜。但腹膜下筋膜的深层又形成了盆腔的狭义脏筋膜。由此可见,膜解剖理论的混乱实际与膜解剖名词不规范有很大关系,同一解剖名词可能表达的是不同的解剖结构。基于此笔者建议应摒弃脏筋膜和壁筋膜的解剖学名词。为了便于论述,本节胚胎学上的脏筋膜和壁筋膜都加双引号以示区别。

　　脏、壁腹膜融合后,或称为结肠系膜后叶脏腹膜与壁腹膜发生融合后,胚胎学上的"脏筋膜"实际上演变为消化道固有筋膜的一部分,由于胚胎期腹膜的延续性,"脏筋膜"也应该是连续的,形成了右半结肠、左半结肠、乙状结肠系膜的固有筋膜(或者称为结肠系膜的背侧叶),至盆腔即为直肠固有筋膜(图5-53)。对于腹腔"脏筋膜"的这个演变,近年来获得了越来越多学者的认可。

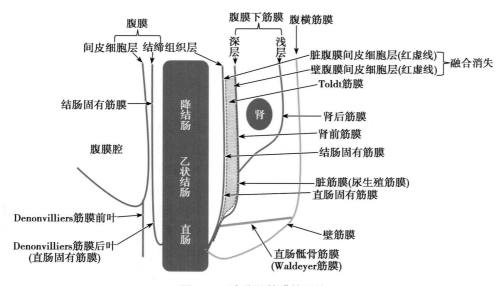

图 5-53　腹盆腔筋膜的延续
结肠系膜背侧腹膜与壁腹膜融合,间皮细胞层(红虚线)消失。

（三）腹膜下筋膜的连续性

腹膜下筋膜的连续性是 Tobin、Sato"圆筒壁"（cylindrical body）理论的核心思想[3,22]。日本学者 Sato、Takahashi 认为腹膜下筋膜可分为浅、深两层，深层延续到腹后壁改称为肾前筋膜，浅层延续到腹后壁改称为肾后筋膜[3,9]。欧美学者把这层筋膜称为腹膜前筋膜，分为深层的细隙层和浅层的膜层，这两层实际上分别相当于腹膜下筋膜的深层和浅层。肾前、肾后筋膜在肾下极是否融合也是有争议的。Takahashi 认为肾前、后筋膜向下不融合，腹膜下筋膜深层延续为盆腔的脏筋膜，而腹膜下筋膜浅层延续为盆腔的壁筋膜[9]。这两层之间构成的平面，Sato 称之为筋膜间间隙，是一个神经血管通道[3]。由于日本学者认为这两层最终形成脏、壁筋膜，因而主动脉、下腔静脉、肾和输尿管、髂内血管、腹下神经和盆丛都走行于这个层面。这个观点存在理论缺陷，两层筋膜不能衍生出盆腔的三层筋膜，直肠固有筋膜没有了来源，三毛牧夫认为在乙状结肠隐窝（sigmoid fossa）处，腹膜下筋膜深层的腹侧发出直肠固有筋膜。Takahashi 与他的观点略有差异：腹膜下筋膜深层从直肠背侧向头侧折返，在上腹下丛处再次和腹膜下筋膜深叶融合形成直肠固有筋膜。这两种观点都有悖于直肠系膜与结肠系膜的延续性的观点，CME 的手术平面完全是从 TME 推导出来的，这就否定了 CME 的核心解剖基础。

正如前述笔者认为，肾前、后筋膜或称为腹膜下筋膜深、浅层，在肾脏下极贴近，向盆腔延伸为泌尿生殖筋膜，泌尿生殖筋膜就是 Heald 所描写的脏筋膜。而壁筋膜实际上是由腹横筋膜延伸而来，这已被 *Gray's Anatomy* 所认可。

（四）Toldt 筋膜的连续性

由于肠系膜是连续的，从十二指肠空肠曲延续至直肠肛管交界处，因而包绕肠系膜的脏腹膜和壁腹膜融合产生的 Toldt 筋膜也应该是连续的。笔者对 Toldt 筋膜的分布进行了研究：Toldt 筋膜向上进入十二指肠、肝脏、脾脏和胰腺的背侧，可以延伸至右侧肝脏裸区和左侧膈下；向下可以延伸到直肠固有筋膜和脏筋膜（泌尿生殖筋膜）的汇合部；侧方向内侧的延伸不确切，有学者认为连接到主动脉外膜[24]，外侧的延伸被所谓的腹膜反折被打断，比如右侧的腹膜反折（右侧结肠旁沟）阻碍了右侧结肠系膜与 Toldt 筋膜平面的延伸，因此只有打开腹膜反折后才可以进入 Toldt 间隙。基于 Toldt 筋膜的分布，理论上沿着 Toldt 筋膜可以切除腹腔内除了肾脏以外的所有器官。

（五）结直肠手术平面的连续性

由于 Toldt 筋膜构成了结直肠系膜和腹膜下筋膜间的天然的胚胎性平面，因此 Toldt 筋膜成为了 CME 和 TME 的手术平面，Toldt 筋膜的连续性决定了 CME 和 TME 手术平面的连续性。Hohenberger 正是基于这个理论，在 TME 的基础上提出了 CME，CME 的手术平面完全是通过 TME 的手术平面推导出来的[60]。

基于以上四个连续性，我们阐释一下 TME 手术相关的膜平面：降结肠段的结肠固有筋膜向下依次延伸为乙状结肠固有筋膜和直肠固有筋膜；降结肠系膜和肾前筋膜之间的 Toldt 筋膜向下延伸为直肠固有筋膜与脏筋膜（泌尿生殖筋膜）之间的间隙；降结肠段的腹膜下筋膜筋膜向下延伸至盆腔为泌尿生殖筋膜（脏筋膜）（图 5-54）。

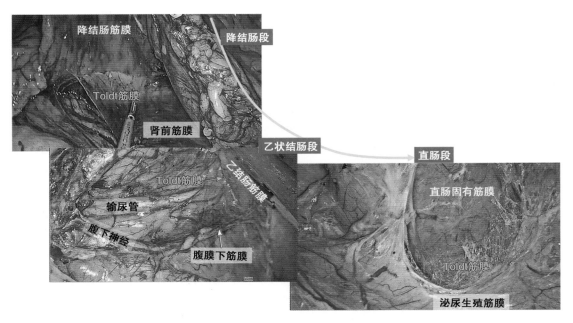

图 5-54　结直肠系膜的延续性

（六）图解腹盆腔筋膜的延续性

文字的阐述总是不能给人以直观的印象，特别是对解剖的描述，以下通过连续的尸体解剖照片来阐释重要的膜解剖概念。在阅读之前要记住一点也是本书反复强调的：脏筋膜、腹膜下筋膜、泌尿生殖筋膜是同一筋膜的不同部分（图 5-54~图 5-60）。

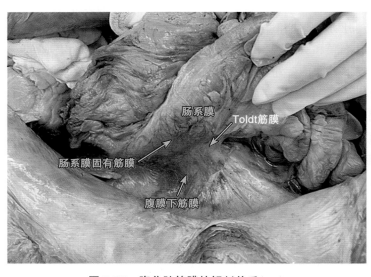

肠系膜、肠系膜固有筋膜、Toldt 筋膜和腹膜下筋膜的解剖关系

图 5-55　腹盆腔筋膜的解剖关系（一）

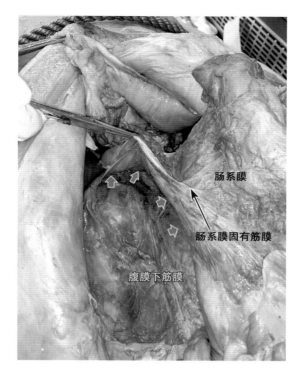

图 5-56 腹盆腔筋膜的解剖关系（二）

肠系膜的外表面包被有固有筋膜。Toldt 筋膜（红箭头）是疏松的蜂窝样组织，位于肠系膜与腹膜下筋膜之间的，称为 Toldt 间隙更合适

通过 Toldt 间隙可以切除肠系膜，甚至腹盆腔所有器官

图 5-57 腹盆腔筋膜的解剖关系（三）

沿 Toldt 间隙切除肠系膜时，还要切断血管

Toldt 筋膜、血管悬吊构成了肠系膜与腹后壁固定的中央型、中间型机制

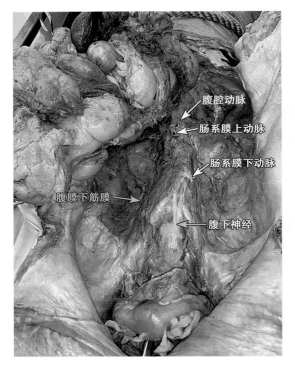

腹腔动脉

肠系膜上动脉

肠系膜下动脉

腹膜下筋膜

腹下神经

图 5-58　腹盆腔筋膜的解剖关系（四）

Toldt 间隙构成了肠系膜与腹后壁之间的分离平面，也就是 CME 和 TME 平面

这个平面向盆腔的延伸，可见包被有神经的腹膜下筋膜

肠系膜下动脉

上腹下丛

腹膜下筋膜

TME的手术平面

腹下神经

直肠系膜

图 5-59　腹盆腔筋膜的解剖关系（五）

TME 的手术平面，包被有腹下神经的腹膜下筋膜被保留了

- TME 手术实际并没有切除脏筋膜。
- 直肠固有筋膜不可能是脏筋膜。
- Toldt 筋膜延伸至直肠固有筋膜和脏筋膜之间

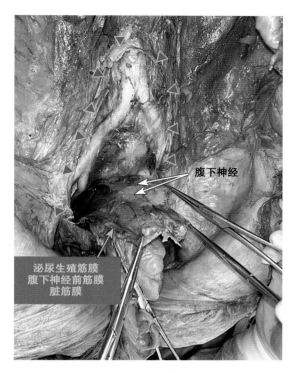

腹下神经

沿黄线切开,并将切下的腹膜下筋膜向下翻起,可见这层筋膜内包含腹下神经,这就是泌尿生殖筋膜、脏筋膜

泌尿生殖筋膜、腹膜下筋膜和脏筋膜是同一解剖结构

泌尿生殖筋膜
腹下神经前筋膜
脏筋膜

图 5-60　腹盆腔筋膜的解剖关系(六)

(林谋斌　孙凌宇)

第三节　膜解剖要素

膜解剖研究"膜"的目的实际是为了建立膜与膜之间的间隙,因为间隙才是手术层次。膜解剖要素就是对间隙内的血管和神经定位。所谓的淋巴结清扫无非就是骨骼化相应的血管及保护重要的神经,因此如果能对膜间隙内的血管和神经定位,无疑会简化手术操作,增加手术的安全性。

一、盆腔"四筋膜、三间隙"理论

基于对盆腔筋膜以及结直肠外科、妇科手术层面的分析,笔者提出了盆腔"四筋膜、三间隙"理论,四层筋膜即直肠固有筋膜、泌尿生殖筋膜深层、泌尿生殖筋膜浅层、和壁筋膜形成了构成了内、中、外三个间隙(图 5-6,图 5-61)。

经典解剖认为,直肠旁间隙是位于直肠/子宫和髂内血管之间的间隙,直肠旁间隙以输尿管为界,分为内侧直肠旁间隙(Okabayashi 间隙)和外侧直肠旁间隙(Latzko 间隙),而膀胱旁间隙是位于脐动脉与髂外静脉之间的间隙[61]。正如前述,直肠固有筋膜围绕直肠,泌尿生殖筋膜深层被覆于输尿管的腹侧面,泌尿生殖筋膜浅层被覆于脐动脉的背侧面,髂外血管延续为壁筋膜平面,因此从膜解剖角度来讲,内间隙即为内侧直肠旁间隙,实际位于直肠固有筋膜和泌尿生殖筋膜深层之间;中间隙即为外侧直肠旁间隙,实际位于泌

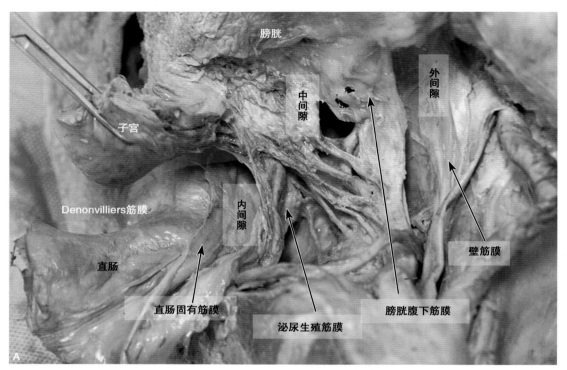

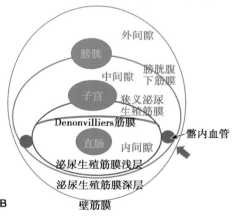

图 5-61 盆腔"四筋膜、三间隙"理论

A. 尸体解剖;B. 模式图。

尿生殖筋膜深层与浅层之间;外间隙即为膀胱旁间隙,实际位于泌尿生殖筋膜浅层和壁筋膜之间(图 5-62)。

这个解剖模型可以解释很多的解剖学说,比如体壁筋膜的"洋葱皮"理论,这四层筋膜呈现为环状分布,以及 2~3 层之间的"神经血管通路",也就是图 5-62 泌尿生殖筋膜深浅两层之间的层面。但要注意一点,虽然"三间隙"都是环状间隙,但并非文献所述间隙内部是完全相通的[62],比如在泌尿生殖筋膜在髂内血管分为深、浅两层处(图 5-61 红箭头所示),泌尿生殖筋膜深层与壁筋膜是致密结合的(图 5-63),导致中间隙的贯通阻断。

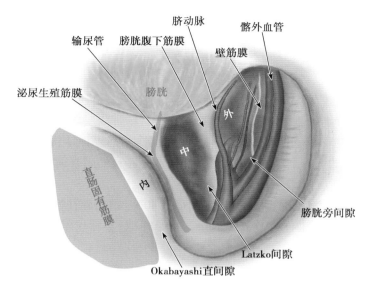

图 5-62　从膜解剖角度来解释盆腔间隙

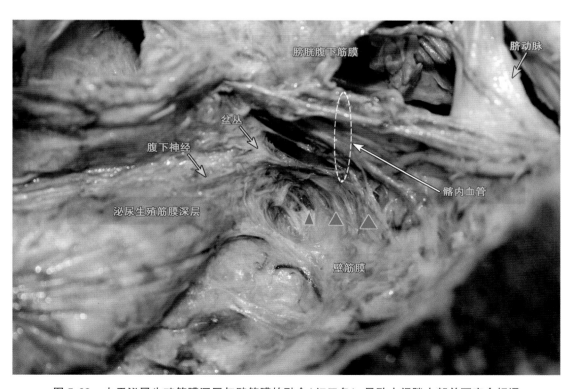

图 5-63　由于泌尿生殖筋膜深层与壁筋膜的融合(红三角)，导致中间隙内部并不完全相通

二、内间隙

对于直肠癌手术而言,内间隙位于直肠固有筋膜和泌尿生殖筋膜之间,在两侧内间隙之间实际只有直肠,并无重要神经、血管结构,因此也被称为脏腔室(visceral compartment)(图 5-61),拓展至整个盆腔,Cosma 认为脏腔室位于两侧骶耻骨韧带(sacropubic ligament)之间[62]。骶耻骨韧带是妇科解剖术语,该韧带发自脏、壁筋反折,在盆腔器官侧面从骶孔延伸到耻骨,分为三段,分别为骶子宫/阴道韧带、膀胱子宫韧带浅层以及耻骨膀胱韧带。但笔者尸体解剖始终没有发现在耻骨和骶孔之间存在连续性的筋膜样结构,因而认为在自然状态下直肠、子宫和膀胱的固有筋膜相互融合贴近的,盆腔器官的固有筋膜的侧方相延续形成了所谓骶直肠韧带。

内间隙存在盆丛发出支配直肠的神经支(图 5-40)。内间隙在妇科解剖中是内侧直肠旁间隙(位于输尿管内侧),也称为 Okabayashi 直肠旁间隙,实际也就是 Heald 所说的 TME 的神圣平面。

三、中间隙

中间隙位于泌尿生殖筋膜与膀胱腹下筋膜之间。中间隙也就是外侧直肠旁间隙(输尿管外侧)、Latzko 直肠旁间隙、内侧膀胱旁间隙(图 5-64)。中间隙主要的解剖结构是盆丛、盆内脏神经以及除闭孔血管外的髂内血管分支。

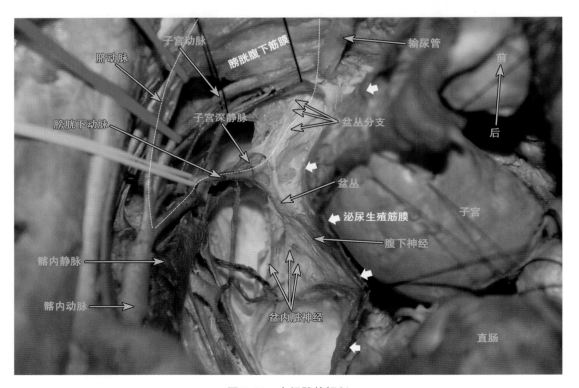

图 5-64 中间隙的解剖

（一）盆丛

1. 盆丛的位置　脏筋膜（泌尿生殖筋膜）包含腹下神经从直肠侧后方延伸与直肠前方的 Denonvilliers 筋膜汇合，盆丛位于脏筋膜（泌尿生殖筋膜）和 Denonvilliers 筋膜汇合处的外侧（图 5-47，图 5-65）。在膀胱腹下筋膜与脏筋膜的夹角处盆丛发出膀胱、子宫或精囊的分支。这里需要说明一下，很多文献错把盆丛的位置标注为神经血管束（neurovascular bundle，NVB），而 NVB 由盆丛的输出支和膀胱下血管等组成，位于前列腺底部，而盆丛位于精囊尖，两者呈现为前、后方向，但在术中由于直肠的牵拉提升而变为上、下方向。

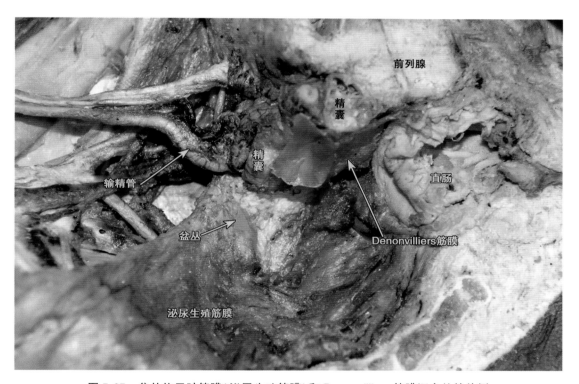

图 5-65　盆丛位于脏筋膜（泌尿生殖筋膜）和 Denonvilliers 筋膜汇合处的外侧

2. 盆丛的分型　传统解剖学观点为，盆丛是结缔组织包围的神经纤维群的网状集合体，由腹下神经、$S_2 \sim S_4$ 骶神经发出的副交感节前纤维（盆内脏神经）和骶交感干的节后纤维（骶内脏神经）共同组成，轮廓近似四边形，腹下神经与其后上方相连，盆内脏神经与其后下方相连，从其前上角到前边发出数条膀胱神经纤维[63]。笔者于 2011 年首次提出盆丛实际上可以分为两种类型[32]：融合状和弥散状，融合状即为传统解剖学描述的实体型结构（图 5-66），弥散状表现为片状神经-筋膜交织，并无固定的形态，神经和筋膜几乎不能分离（图 5-67）。弥散状的盆丛约占 22%，在腹腔镜下表现为斑块状的白色致密增厚，在手术中有时很难鉴别，容易损伤。同时由于弥散状盆丛与脏筋膜之间并无分界，采用锐性技术是无法完成分离的，保留部分脏筋膜是个安全的选择。

（二）髂内血管

髂内动脉在坐骨大孔上缘处分为前干和后干，两者的走行方向不一样，前干向前（坐骨棘方向）进入盆腔，后干向后（坐骨大孔方向）直接移行为臀上动脉，向后进入臀部。髂内动

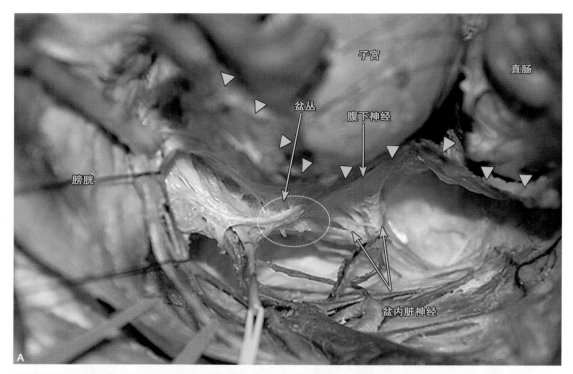

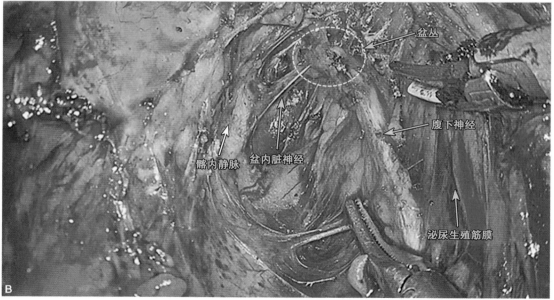

图 5-66 融合状盆丛

A. 尸体解剖；B. 手术观察。

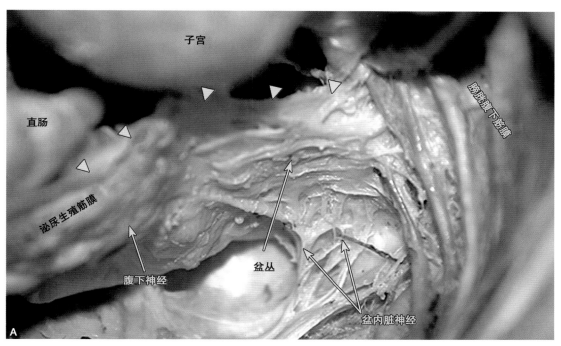

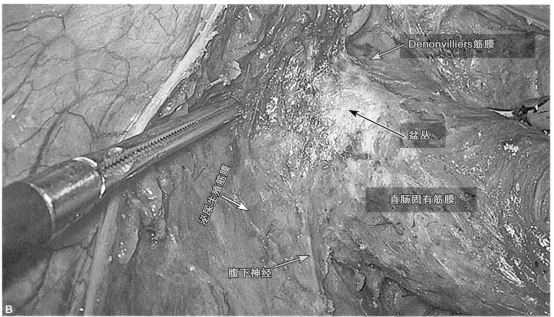

图 5-67 弥散状盆丛

A. 尸体解剖；B. 手术观察。

脉前干的主要分支有脐动脉、膀胱上动脉、闭孔动脉、直肠中动脉、膀胱下动脉、子宫动脉、臀下动脉、阴部内动脉(图 5-68)。后干主要发出三个分支髂腰动脉、骶外侧动脉和臀上动脉。髂内血管分支之间解剖关系复杂,大致呈现为从腹侧到背侧、从上到下的斜行平面。从腹侧到背侧依次为脐动脉、膀胱上动脉、子宫动脉、子宫深静脉、直肠中静脉、直肠中动脉。血管走向的起始部为冠状位向前,在接近盆腔脏器时转为矢状位并且出现血管交叉。

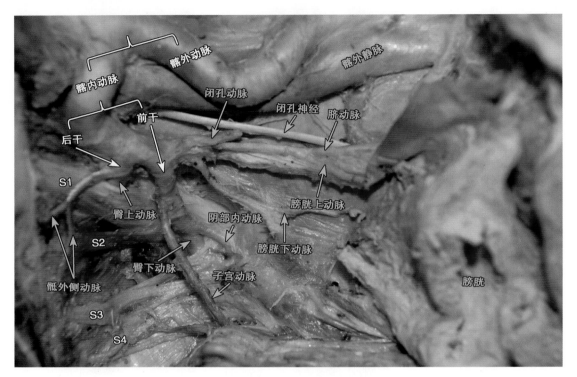

图 5-68 髂内血管的解剖

髂内动脉虽然分支比较多,但还是有一定的辨识的特征(图 5-69)。脐动脉是髂内动脉的第一分支,膀胱上动脉多与脐动脉共干,且位置恒定;位于输尿管上、下方的血管分别是子宫动脉和子宫深静脉。膀胱的静脉多汇入子宫浅、深静脉或髂内静脉,沿膀胱、子宫/阴道分布而呈现为矢状位,因此沿膀胱腹下筋膜接近膀胱和子宫清扫时应注意避免损伤膀胱静脉;臀下动脉和阴部内动脉是髂内动脉的两大分支。两者虽然都进入坐骨小孔,但臀下动脉是先穿入 S_2、S_3 之间,然后在 S_3 的后方进入坐骨小孔,而阴部内动脉是直接进入坐骨小孔,在盆腔走行的路径较长,因此也被称为髂内动脉的终末支。

膀胱下动脉是直肠癌髂内淋巴结容易转移的部位,由于膀胱下动脉是髂内血管的最后一个分支,且其下方即为梨状肌下孔,因此在侧方淋巴结清扫可以认为是血管清扫的远端。膀胱下动脉可以发自髂内动脉、子宫动脉或阴道动脉,很多经典解剖专著认为在女性并不存在膀胱下动脉,*Gray's Anatomy* 认为被卵巢动脉所取代,Olinger 的 *Human Gross Anatomy* 则认为被为子宫动脉所替代,而 Chantalat 的尸体研究发现女性膀胱下动脉是独立存在的,只是大多发自于脐动脉和子宫动脉的共干或者发自子宫动脉[64]。无论是哪种观点实际上都说明女性侧方淋巴结清扫手术实际上难以辨识明确的膀胱下动脉。

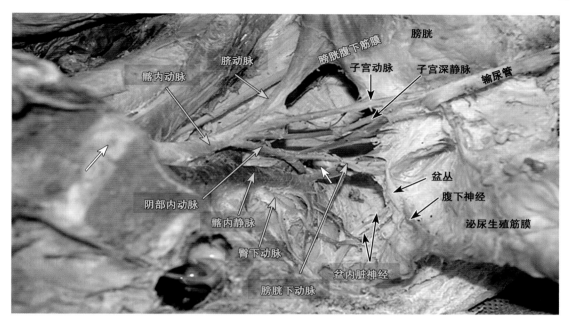

图 5-69 髂内血管分支的辨识

　　对于直肠癌侧方淋巴结清扫,髂内静脉的定位实际非常重要,髂内静脉的出血处理棘手,笔者通过大量尸体解剖研究并经临床证实:髂内静脉位于臀下动脉和阴部内动脉之间(图 5-69,图 5-70)。这个恒定的解剖关系可以借鉴用于术中判断髂内静脉的位置。

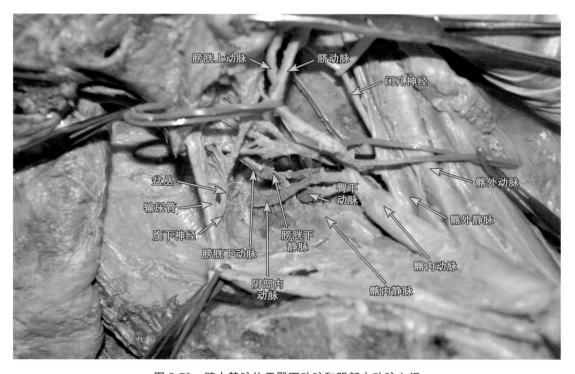

图 5-70 髂内静脉位于臀下动脉和阴部内动脉之间

四、外间隙

外间隙位于膀胱腹下筋膜和壁筋膜之间。外间隙是传统解剖认为的膀胱前间隙,与膀胱旁间隙和骶前间隙相连通。外间隙主要存在神经结构,如腰骶干、骶神经、骶丛、闭孔神经、坐骨神经等,以及闭孔血管。

(一) 骶丛

骶丛(sacral plexus)构成闭孔淋巴结清扫的背侧面的界限(图 5-71),同时阴茎背神经由其分支阴部神经发出,因此骶丛的解剖是直肠癌侧方淋巴结清扫的重要内容。骶丛由腰骶干、$S_1 \sim S_3$ 前支、部分 S_4 前支组成,而腰骶干由 L_4 前支部分纤维和 L_5 前支组成。有些解剖文献将骶丛分为真正的骶丛和阴部丛(pudendal plexus),前者由 $L_4 \sim S_3$ 组成,主要支配下肢和盆腔;后者由 $S_2 \sim S_4$ 组成,主要支配会阴。由于腰骶干连接腰丛和骶丛,因而出现了腰骶丛(lumbosacral plexus)的解剖概念,实际两者的分布区域和功能是完全不一样的[65]。骶丛位于梨状肌前方,发出五个主要的分支:臀上神经(superior gluteal nerve),臀下神经(inferior gluteal nerve),坐骨神经(sciatic nerve),股后皮神经(posterior femoral cutaneous nerve),阴部神经(pudendal nerve)。坐骨神经是其终末支,由 $L_4 \sim L_5$,$S_1 \sim S_3$ 组成。除了臀上神经,其余所有分支都从梨状肌下孔出盆腔。

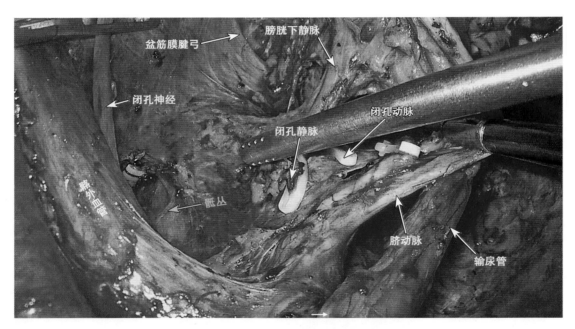

图 5-71 骶丛构成侧方淋巴结清扫的背侧面

骶丛位于梨状肌的腹侧,其表面被覆壁筋膜。骶丛与血管关系复杂,可以借此鉴别不同的骶神经。臀上动脉从髂内动脉后干发出,常于腰骶干和 S1 之间穿梨状肌上孔,臀下动脉由髂内动脉前干发出,穿过 $S_1 \sim S_2$ 或 $S_2 \sim S_3$ 之间(图 5-68,图 5-72)。但对于直肠癌侧方淋巴结清扫而言,臀上动脉和臀下动脉都不需常规显露,因此定位骶丛的位置是在闭孔血管于髂内血管发出处的下方(图 5-73)。

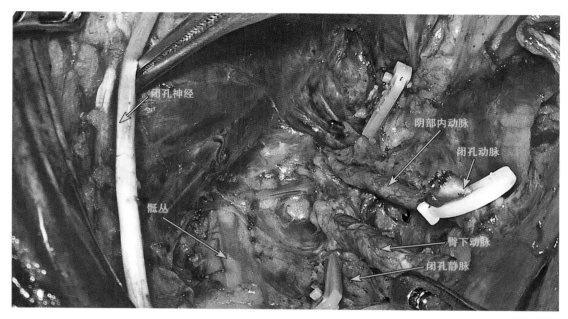

图 5-72　骶丛与臀下动脉的关系

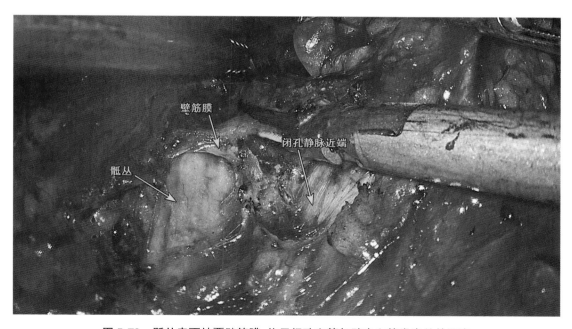

图 5-73　骶丛表面被覆壁筋膜,位于闭孔血管与髂内血管发出处的下方

（二）闭孔神经和血管

闭孔血管是髂内血管唯一向外侧发出的分支,也是膀胱腹下筋膜外侧的唯一髂内动脉分支(图)。闭孔血管的位置恒定,但闭孔动脉或闭孔静脉经常有一支缺如。在结扎闭孔血管远端时应注意死亡冠(corona mortis,crown of death)的解剖,以免造成意外出血。死亡冠位于耻骨上支后方,是髂内、外血管间的异常交通支,也称为变异的闭孔血管(图 5-74)。通常是指闭孔血管(动脉或静脉)与髂外血管(动脉或静脉)或腹壁下血管(动脉或静脉)之间的吻合支。死亡冠的发生率实际并不低,文献报道占 70%～80%,但动脉型的死亡冠发生率约占 30% 左右。

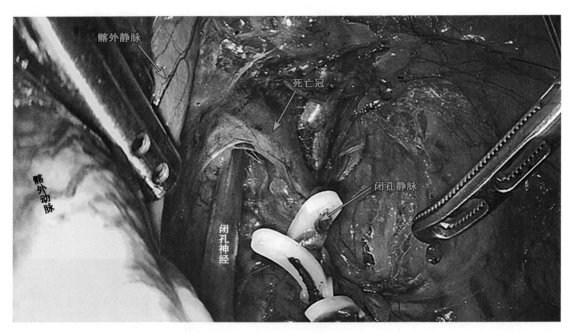

图 5-74　死亡冠

（林谋斌　江慧洪）

第四节　膜解剖机制

现代外科解剖学认为,"膜"并非单层筋膜结构,而是一个多层次的、可以扩展的平面或间隙,Molmenti 等的筋膜间平面(interfascial plane)以及 Ishikawa 等的联合筋膜平面(combined interfascial plane)概念的提出充分体现了这一观点[66-67]。因此,外科"膜解剖"实际上应该包括解剖平面和手术层次两方面的研究。膜解剖机制就是明确膜解剖根治肿瘤的原因,并以此为依据决定哪一层面作为手术层次或称为"神圣平面"。经典的对"神圣平面"的认识是"系膜信封"理论,近年来基于发生解剖学的观点,德国妇科医师 Höckel 提出了"腔室"理论[68],2016 年直肠全系膜切除术的提出者 Heald 也肯定了这一理论[69]。

一、"系膜信封"理论

（一）直肠系膜的解剖学范围

TME 虽然已成为直肠癌手术"金标准"，但奇怪的是对于"直肠系膜"我们几乎找不到确切的定义，Heald 也仅有零星描述，"直肠系膜来源于胚胎期的后肠系膜，由结缔组织和脂肪围绕直肠形成，直肠系膜被筋膜包围[70]。""直肠系膜来源于背系膜，是直肠周围完整脏系膜，被脏筋膜所包绕"[71]。现有的国内外较为明确的定义是：直肠系膜是指盆筋膜脏层所包裹的直肠背侧脂肪及其结缔组织、血管和淋巴组织[11]，似乎又与直肠前方的 Denonvilliers 筋膜无关。但对直肠系膜的解剖学范围的描述却是非常一致的，由侧后方的脏筋膜和前方的 Denonvilliers 筋膜构成，这些筋膜包绕器官、血供和淋巴引流等形成了类似"信封"样的系膜，构成了肿瘤细胞难以逾越的组织屏障，局限了肿瘤细胞的转移（图 5-75）。Heald 称之为依据胚胎来源确定的组织信封。

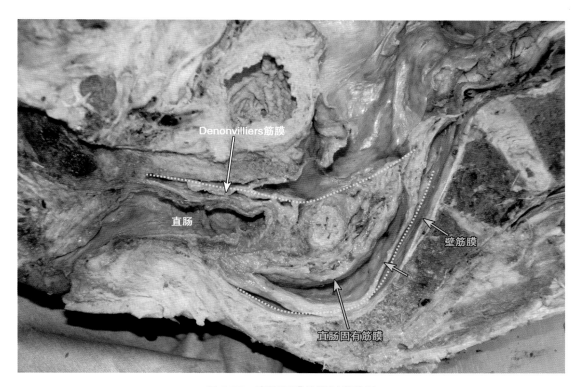

图 5-75　直肠系膜的解剖学范围

直肠系膜的解剖学范围取决于对脏筋膜的理解。正如笔者前面对脏筋膜和直肠固有筋膜关系的论述，这将形成两种不同的直肠系膜解剖学范围的认识。

第一种是传统解剖的观点，把直肠固有筋膜理解为脏筋膜的一部分，那么直肠系膜就是由脏筋膜和 Denonvilliers 筋膜形成的密闭"信封"（图 5-75 白箭头）。基于这个系膜的认识，可以完整切除系膜"信封"的手术层次位于脏、壁筋膜之间，也就是所谓的"神圣平面"[71]。

另一种观点是基于笔者的脏筋膜和直肠固有筋膜是两层独立筋膜的认识，这个概念的变化会引起对于直肠系膜解剖学范围认识的改变。直肠系膜的解剖学范围就是直肠固有筋膜包裹的直肠侧后方的脂肪、血管和淋巴组织,这可以通过腹腔镜手术证实(图5-41)。依据这个观点,Denonvilliers筋膜实际不参与形成直肠系膜,直肠系膜因而不能形成封闭的环状。

总结以上两个观点,直肠周围实际存在两个筋膜鞘:内层筋膜鞘由直肠固有筋膜组成(图5-75黄箭头),外层筋膜鞘由脏筋膜和Denonvilliers筋膜组成(图5-75白箭头)。

(二)"神圣平面"的跨层次转换

正如笔者在膜解剖系统中的描述,直肠侧后方的脏筋膜(泌尿生殖筋膜)与直肠前方的Denonvilliers筋膜相连接,这与经典解剖对TME手术平面的认识是一致的:后方位于的脏、壁筋膜之间,前方位于Denonvilliers筋膜前方。但在实际操作中,由于腹下神经位于脏筋膜,为了保护腹下神经,我们往往采取的手术平面是位于直肠固有筋膜和脏筋膜之间(切除内层筋膜鞘)。直肠固有筋膜与脏筋膜是融合的,但融合线不固定,可以位于$S_2 \sim S_4$水平,当切开这个融合后,手术平面实际转为脏、壁筋膜之间的平面,此时腹下神经已转为外侧方(图5-76)。由于现在的腹腔镜TME手术操作流程基本都是由后方→侧方→前方的顺序,因此侧后方的脏、壁筋膜平面自然转为Denonvilliers筋膜前方的平面(切除外层"筋膜鞘")。因此在临床实践中TME手术实际上是跨平面完成的,并没有完整切除脏筋膜(泌尿生殖筋膜),这可以通过TME+侧方淋巴结清扫时,泌尿生殖筋膜仍旧保留来得到证实。这就引出了另一个话题,如果在直肠后方已经没有做到脏筋膜的切除,强调直肠前方于Denonvilliers筋膜前间隙进行手术的必要性就值得商榷。

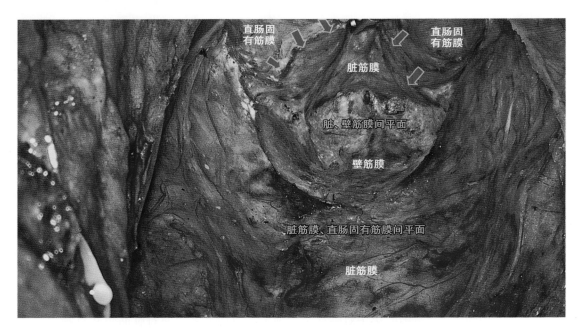

图5-76 TME手术平面的转换。红箭头为直肠固有筋膜和脏筋膜融合线

(三)以"系膜信封"理论来阐释TME

现在的膜解剖实际上基于"系膜信封"理论发展起来的。"系膜信封"理论在本质上并没有脱离传统肿瘤外科的思维。传统观点认为肿瘤细胞的转移是无序和没有方向的,并没有组织边界,因此手术强调肿瘤受累器官和邻近组织的广泛切除(wide excision),强调安全切缘。

　　"系膜信封"理论如果成立要满足两个条件:①"系膜信封"在解剖学上确实存在;②"系膜信封"在技术上可以做到完整切除。实际上,用"膜解剖"来阐释 TME 理论在这两个方面都存在缺陷。具体来说分为以下两个方面:

　　第一,直肠系膜由直肠固有筋膜从直肠侧后方包裹,因此前方是开放的,而正是由于前方 Denonvilliers 筋膜存在,使得直肠系膜在理论上成为一个封闭"信封"的可能(图 5-75)。但 Denonvilliers 筋膜不大可能成为"肿瘤难以逾越的平面",这是因为 Denonvilliers 筋膜在女性中是否存在一直存在争议。本团队进行的尸体解剖研究显示,仅 19% 的女性可以发现 Denonvilliers 筋膜[32]。至有学者否定了女性 Denonvilliers 筋膜的存在,并认为可能是把碎片状的膜样结构误认为了 Denonvilliers 筋膜。Kim 等利用组织学的方法,通过对 7~16 周胚胎和胎儿的观察,对 Denonvilliers 筋膜的争议给予了合理的解释,并证实了 Denonvilliers 筋膜实际存在 3 种形态:致密的单层状、多层状以及碎片状结构[31]。因此,如果作为 TME 核心理论基础的"系膜信封"存在不封闭的可能,那么是应该提出质疑的。

　　第二,经典解剖认为,盆丛是结缔组织包围的神经纤维群的网状集合体,轮廓为四角形,腹下神经与其后上方相连,盆内脏神经与其后下方相连,从其前上角到前边发出数条膀胱神经纤维。笔者团队的解剖研究发现,盆丛实际上可以分为两种类型:聚集型和为弥散型,聚集型就是经典解剖所描述的四边形盆丛,弥散型表现为片状神经-筋膜交织,并无固定的形态,神经和筋膜之间几乎不能分离[32](图 5-67)。另外,盆丛的具体位置位于脏筋膜与 Denonvilliers 筋膜汇合部的外侧(图 5-65),因而位于直肠的前侧方。这与日本学者的观点是不一样的,高桥孝认为,盆丛位于直肠侧方、脏筋膜的外侧,直肠中动脉穿过盆丛。鉴于盆丛的形态和位置,笔者以为即使进入 TME 的正确层面也不能保证系膜的完整切除。TME 的理论平面实际上位于脏筋膜和腹下神经之间,对于弥散型的盆丛,无论是锐性还是钝性分离,都很难将脏筋膜和腹下神经分离。即使是聚集型盆丛,由于盆丛位于脏筋膜和 Denonvilliers 筋膜汇合部的外侧,为了避免损伤盆丛,即使采用 Heald 所倡导的"U"形切除(图 5-77),也不可避免地遗留有直肠前侧方的系膜。

二、"腔室"理论

(一)"腔室"理论的内容

　　"系膜信封"理论并不能从解剖学上阐释 TME 改善预后的原因,但是基于发生解剖学(ontogenetic anatomy)的"腔室"理论却能给予完美的解释。"腔室"理论认为肿瘤细胞的转移并不是随机的,而是在相当长的一段时间内滞留于同一胚胎起源(原基)的"腔室"内,或称"形态发生学单位"组织内[72]。这个现象在临床上是经常可以观察到的,比如早期的肿瘤往往局限于"腔室"内,盆腔 MRI 显示 100% 的 I B 期、95% Ⅱ期宫颈癌患者,肿瘤局限于 Müllerian 腔室,85% 的 $pT_{1~3}$ 外阴癌患者的肿瘤局限于尿生殖窦外侧腔室[73]。肿瘤细胞局限在"腔室"内并不是由于传统观点所认为的筋膜阻挡,而是因为边界的抑制效应造成的。事实上,由原基形成的"腔室并非总是有筋膜包裹。边界(boundary)在遗传学上是个常见现象,其形成的确切机制也非常明确[74]。所谓的原基是指以后发展为一个专一组织、器官或躯体一部分的细胞基团,可以想象如果没有边界效应,那将无法维持在特定的位置形成特定的细胞形貌,进而也无法组建一个正确的三维构造的器官。由边界划分的细胞谱系限制的区域在发育学上称为隔间。最典型的例子就是果蝇翅芽的发育,分为前、后、背、腹四个隔间,相互之间细胞互不混合来控制翅的构造[75]。

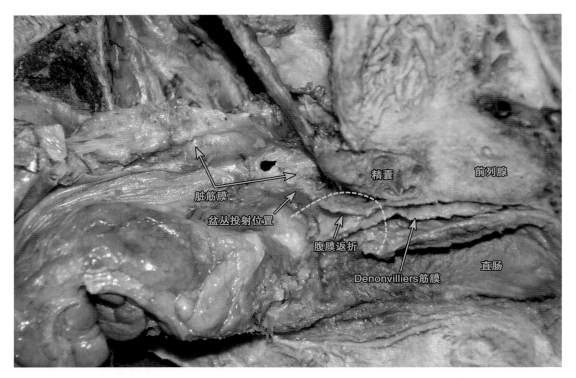

图 5-77　为避免损伤盆丛,临床上采用"U"形切除 Denonvilliers 筋膜

依据"腔室"理论,TME 根治肿瘤的原因在于完整切除了直肠"腔室",直肠"腔室"来源于原始直肠,包括直肠及其系膜。腔室理论可以很好地解释"系膜信封"理论的二个解剖缺陷:"腔室"并不是筋膜形成的封闭"信封",完整"腔室"的切除而不是切缘决定了预后。也解释了两个平面的困惑,直肠"腔室"无论是通过直肠固有筋膜和脏筋膜之间的平面,还是脏、壁筋膜之间的平面都可以做到完整的切除。

（二）"腔室"理论与传统肿瘤外科观点的差异

传统肿瘤外科强调广泛切除以获得切缘的安全距离,切除范围是不固定的,"腔室"理论强调"腔室"的完整切除,切除范围是恒定的。这个分歧实际体现了两个理论的核心思想的差异。实际上,功能解剖学上的一个器官可能涉及多个"腔室",同样一个"腔室"也可能涉及多个器官,因此如果手术以器官而非"腔室"为中心,那么可能会导致"腔室"没有完整切除,"腔室"理论认为这才是切缘阳性引起肿瘤复发的真正原因。近期的研究在乳腺癌、宫颈癌以及外阴癌中并没有观察到切缘距离与肿瘤复发的相关性[76-78],质疑了现今肿瘤外科手术的原则。Höckel 的临床实践则进一步从正、反两面支持了"腔室"理论,他采用"腔室"切除治疗宫颈癌和外阴部癌,即使手术切缘距"腔室"的边缘<1mm 也不予放疗,肿瘤的局部控制率仍可达到或超过 98%[79]。在对宫颈癌术后复发患者的 MRI 研究中,Höckel 发现手术残留了阴道穹窿头侧的 Müllerian 腔室组织是肿瘤复发的重要原因[80]。

对于肿瘤的转移,"腔室"理论也有着不一样的理解。"腔室"理论认为肿瘤晚期出现跨腔室转移并非肿瘤进展,而是由于肿瘤的表型发生变化,比如 I B ~ Ⅲ B 期宫颈癌患者肿瘤组织的氧张力随着肿瘤分期的增加而降低,但Ⅳ期患者氧张力反而上升,也有可能是因为

"腔室"之间出现炎症或纤维化促进肿瘤转移[73]。至于肿瘤的转移的部位取决于组织的胚胎源性,比如泄殖腔分隔腹侧的为尿生殖窦和背侧的原始直肠,而尿生殖窦的头侧形成尿道,Müllerian 管与尿生殖窦的成分形成原基发育为子宫。因此子宫与尿道的胚胎源性比直肠更为接近(类似于父子和叔侄的关系),这是临床经常可以观察到子宫的肿瘤容易侵犯尿道而很少侵犯直肠的原因。Höcke 的一组病例显示在 149 例进展期宫颈癌患者中,34 例侵犯尿道而仅有 6 例侵犯直肠[73]。

(三)"腔室"理论体系的框架

"腔室"理论来源于妇科,有许多不同于功能性解剖的概念。在发育过程中,受精卵(zygote)演变为桑椹胚(morula),桑椹胚形态如草莓,而原基就如草莓的一个个凹陷,在不同的发育阶段形成不同范围的组织,分别称为亚腔室(subcompartment)、腔室和元腔室(metacompartment)[73]。约在妊娠第 4 周,内、中、外胚层细胞的迁移、增殖,逐步在盆腔形成原始的四个元腔室。约在 5~8 周,元腔室细胞的相互作用形成明确的上皮-间质复合物,原基实际上就是胚胎早期可以识别的能够决定形态发生的上皮-间质复合物,原基形成后在空间上划分了各自的区域,在以后细胞的分化过程中,相互区域之间的细胞是绝对不会混合的,每个区域的原基决定各自细胞的分化,这就是发生学上的腔室。在腔室内以后逐步发育形成更小的区域分界称为亚腔室。

以女性生殖管道发育为例来说明"腔室"解剖,女性生殖管道在发育过程中由三个原基形成三个腔室(图 5-78)。

1. Müllerian 腔室　两侧中肾旁管(Müllerian 管)下端开口于尿生殖窦腔内形成的隆起为窦结节(Müller 结节)。Müllerian 管下段以后汇合,汇合部的头侧形成子宫,汇合部的尾侧则形成上段阴道,未汇合的 Müllerian 管上、中段则分化形成输卵管。这个由中肾旁管-中肾管-Müllerian 结节复合体形成的腔室称为 Müllerian 腔室。Müllerian 腔室又可进一步分为上、中、下三个亚腔室,上段亚腔室包括输卵管(不含伞部)、输卵管系膜,中段亚腔室包括宫体和子宫系膜(阔韧带),下段亚腔室位于腹膜反折下方,包括宫颈、近端 2/3 阴道及其包裹的血管神经致密结缔组织(腹膜下子宫系膜)[69](图 5-79)。"腔室"理论在临床上首次得到证明的应用就是治疗宫颈癌,基于 Müllerian 腔室的全子宫系膜切除术(total mesometrial resection,TMMR)。对ⅠB~ⅡA、部分ⅡB 宫颈癌患者,Höckel 采用 TMMR 并不进行术后放疗,平均随访时间为 41 个月,无复发生存率以及 5 年整体生存率分别为 94% 和 96%[80]。

2. 尿生殖窦内侧腔室　汇合的 Müllerian 管下端处的 Müller 结节与窦阴道球融合形成阴道板。阴道板由下至上逐渐管道化,第 5 月时变成管状形成下段阴道,因此阴道上、下段来源是不同的。这个由尿生殖窦深部-阴道板复合体形成的腔室称为尿生殖窦内侧腔室。

3. 尿生殖窦外侧腔室　早在妊娠第 3~4 周,后肠的尾侧部分扩张形成泄殖腔,来自原条的中胚层细胞延伸入泄殖腔膜,在中央和两侧分别形成隆起,以后发育成阴蒂、小阴唇和大阴唇。这个由尿生殖窦浅部-生殖褶复合体形成的腔室称为尿生殖窦外侧腔室。

与基于功能性解剖的 TNM 分期不同,发育解剖学建立了基于腔室的发育学肿瘤分期(ontogenetic tumor stage,oT),oT1~4 期分别为肿瘤侵犯亚腔室、腔室、晚期元腔室和早期元腔室。依据不同的腔室采取不同的手术切除范围。比如对于 oT4 期女性生殖管道肿瘤发生多个腔室的转移,可以采取扩大的盆腔内切除术(extended endopelvic resection),切除范围包括 Müllerian 腔室、膀胱腔室甚至直肠腔室[73]。

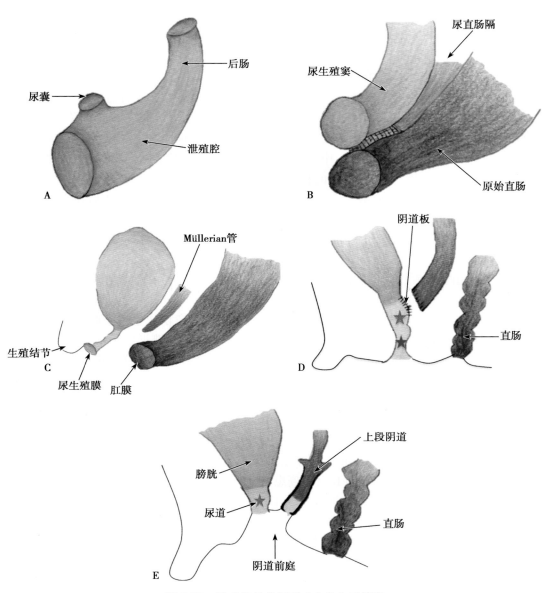

图 5-78 泄殖腔的分隔形成女性生殖管道

A. 泄殖腔;B. 尿直肠隔与泄殖腔膜的融合导致泄殖腔的分隔为腹侧的尿生殖窦和背侧的原始直肠;
C. Müllerian 管在尿直肠隔中下降;D. 尿直肠窦以中肾管开口为界分为浅部(红星所示,发育为膀胱、尿道)和深部(蓝星所示,发育为阴道前庭),Müllerian 管下端处的 Müller 结节与窦阴道球融合形成阴道板;E. 阴道板的管化形成下段阴道。

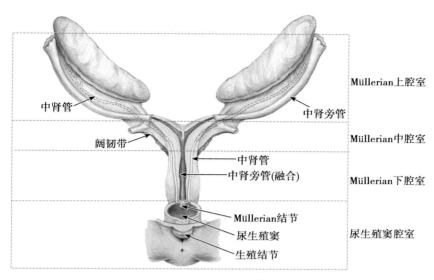

图 5-79 Müllerian 腔室分为上、中、下三个亚腔室

（四）"直肠腔室"的思考

虽然盆腔解剖结构的发生主要有三个来源，尿生殖窦、中肾旁管和中肾管（图 5-80），但是要明确腔室理论所认可的胚胎来源实际非常困难，比如尿生殖窦上、中、下段分别参与形成膀胱、尿道和生殖器。因此"直肠腔室"的具体界限及亚腔室的划分目前并不明确。胚胎学上，尿直肠隔与泄殖腔膜的融合导致泄殖腔的分隔，这是肛直肠和尿生殖系统发生的关键，Gupta 因而称之为"伟大的分隔"[81]，泄殖腔膜也随之被分为背侧的肛膜和腹侧的尿生殖膜，肛膜外方的外胚层向内凹陷形成原肛，发育为齿状线下段的肠管，而齿线上方的直肠来源于后肠（内胚层），因此"直肠腔室"至少存在两个亚腔室。但是具体的划分实际非常复杂，比如尿直肠隔实际是中胚层来源的，Höckel 将其划入尿生殖窦内侧腔室，因而直肠癌手

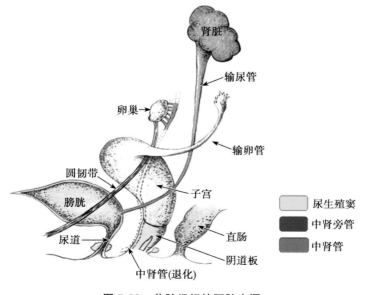

图 5-80 盆腔组织的胚胎来源

245

术 Denonvilliers 筋膜是否应该切除值得商榷。尿直肠隔也把泄殖腔肌肉组织分为前、后侧，前侧肌肉组织以后分化为会阴浅横肌、球海绵体肌、坐骨海绵体肌以及会阴膜，而后侧肌肉组织则分化为外括约肌。现在已明确直肠系膜和内括约肌是同一胚胎来源，而外括约肌来源于中胚层的骶椎体节。那么经腹会阴联合直肠癌根治术（Miles 手术）切除了外括约肌、部分肛提肌，较之于经腹前切除术就并不一定能够增加肿瘤的根治性。内、外括约肌是两个胚胎不同胚胎源性的观点，也为直肠癌经括约肌间切除术（ISR）提供了理论基础。

（五）未来与展望

膜解剖和"腔室"理论都是以胚胎学为基础发展起来的，但却反映了不同的肿瘤外科理念。"腔室"理论提出了新的肿瘤根治原则：完整切除肿瘤所在的腔室，手术部位不再是以器官为中心，而是同一原基来源的"腔室"组织。因此，以原基为导向，界定出人体的"形态发生单位"是今后工作的重点。同时，应对肿瘤细胞局限在同一胚层来源的组织内的分子机制进行研究，这有可能揭示出肿瘤发生和转移的新机制。

（林谋斌　陈鑫）

第五节　基于膜解剖的直肠癌手术的临床实践

一、直肠侧方膜解剖完整对盆丛神经保护的意义

全直肠系膜切除术是治疗中下段直肠癌的标准术式，其要求在保证肿瘤根治前提下，尽可能保留肛门括约肌、性功能和排尿功能。Açar 曾提出，TME 术中自主神经损伤有 4 个常见部位：①肠系膜下动脉根部（肠系膜下丛）；②骶岬前方（腹下神经）；③直肠两侧壁（盆丛）；④直肠前壁靠近精囊腺的后外侧[神经血管束（neurovascular bundle，NVB）][82]。其中，与单纯交感神经成分损伤相比，盆丛和 NVB 损伤对患者术后性功能、特别是男性勃起功能的影响更为明显[83]。TME 术后性功能障碍发生率较高，在术前性活跃的患者中，81% 的男性术后报告有不同程度的勃起功能障碍，而 79% 女性有不同程度的性功能障碍[定义为女性性功能指数 female sexual function index，FSFI）<26.55 分][84]。此外，由于腹膜反折以下直肠两侧间隙狭窄致密，难以分离，手术层面偏外容易损伤盆丛及其分支，偏内则进入直肠系膜内，因此直肠侧壁的游离一直被认为是 TME 手术的难点。本文基于本中心研究结果，从膜解剖角度出发，对直肠骶骨筋膜的解剖研究进行论述，以期为术中盆丛神经的保护提供参考。

（一）腹膜反折下直肠两侧间隙的膜解剖研究进展

1. 传统认识　传统的直肠膜解剖理论侧重于描述直肠周围筋膜和间隙的环形分布模式。我国张策等[85]、欧美 Runkel[86] 及日本的渡边昌彦等[87] 均认为，以直肠系膜为中心，直肠固有筋膜、骶前筋膜（或称腹下神经前筋膜）和盆壁肌肌膜自内向外呈环形分布。从横断面看，腹膜反折下直肠周围的筋膜结构以直肠系膜为中心，呈两个互不交叉的环圈。内环圈为前后相互移行的邓氏筋膜后叶和直肠固有筋膜，外环圈为前后相互移行的邓氏筋膜前叶和腹下神经前筋膜（图 5-81A）。从传统观点看，正确的 TME 游离平面位于这两个环圈之间，见图 5-51A 红色虚线[51]。

2. 新近发现　笔者团队研究发现，传统理论未认识到直肠骶骨筋膜对直肠环周筋膜分布模式以及手术切割线的影响。直肠后方的腹下神经前筋膜与直肠固有筋膜在 $S_3 \sim S_4$ 骶骨水平

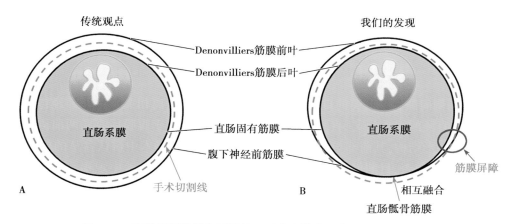

图 5-81　直肠周围筋膜和间隙的环形分布模式示意图（王枭杰绘制）

A. 传统观点认为，以直肠系膜为中心，呈两个互不交叉的环圈；B. 笔者团队发现，因直肠骶骨筋膜的影响，实际外科切割线需要切断一层筋膜屏障（即直肠骶骨筋膜分出前外侧的腹下神经前筋膜处）。

发生融合，形成直肠骶骨筋膜[51]。从横断面看，S$_4$骶骨水平及以下内外两个环圈在直肠后方发生局部相互融合（即直肠骶骨筋膜）。由于直肠骶骨筋膜在直肠侧方重新分开为前内侧的直肠固有筋膜（移行为邓氏筋膜后叶）与前外侧的腹下神经前筋膜（移行为邓氏筋膜前叶）（图 5-82），

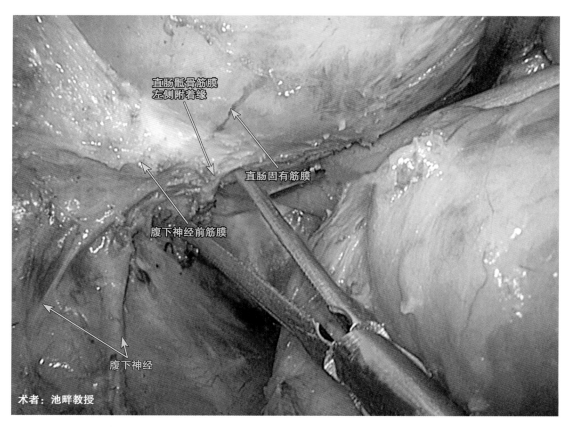

图 5-82　沿着直肠后方离断的直肠骶骨筋膜附着缘，向右观察，可见该水平以下右侧间隙下半部分仍为融合筋膜，即直肠骶骨筋膜。该融合筋膜在侧方上半部重新分开为直肠固有筋膜（内侧）与腹下神经前筋膜（外侧）

其分出前外侧的腹下神经前筋膜处需要术中进行离断,否则,从下向上行侧方间隙分离,即进入盆丛(图5-81B)。因此,TME环周间隙的分离策略应根据该筋膜障碍进行相应调整。

(二) 直肠侧间隙的自主神经系统与筋膜的解剖关系

1. 与直肠侧间隙分离相关的自主神经 与直肠侧间隙分离相关的自主神经包括:①盆丛发出的支配直肠的细小分支(直肠丛);②NVB,男性盆丛位于腹膜后直肠两前侧方向,呈一个有孔的四边形结构,其前部与精囊腺尾部相对,故精囊腺是术中辨认盆丛的标志(图5-83)。侧韧带存在与否,目前仍有争议。结合近年文献复习和笔者术中观察,直肠两侧并未观察到真正的韧带样致密结缔组织结构,取而代之的是由盆丛发出的许多细小直肠支神经纤维和由髂内动脉发出的相伴行细小血管(侧向型直肠中动脉)[88-89]。与疏松的直肠后间隙分离不同,由于直肠侧间隙中有众多细小神经支和小血管穿行,导致该间隙非常致密,难以观察到典型的"天使之发"结构,从而使手术分离更为困难。此外,直肠两侧前方的NVB亦发出细小直肠支,与从NVB发出的前侧型直肠中动脉伴行,共同反折支配直肠(图5-84)。该区域亦是直肠环周游离出现出血的高危区域[88-89]。

2. 直肠骶骨筋膜与盆丛的关系 直肠骶骨筋膜参与了侧韧带的形成,并由于前述的融合过程,直肠骶骨筋膜向两侧移行,在直肠侧方中部重新分成内侧叶和外侧叶。内侧叶为直肠固有筋膜,向前移行为邓氏筋膜后叶,术中应予以完整保留;外侧叶为腹下神经前筋膜,向

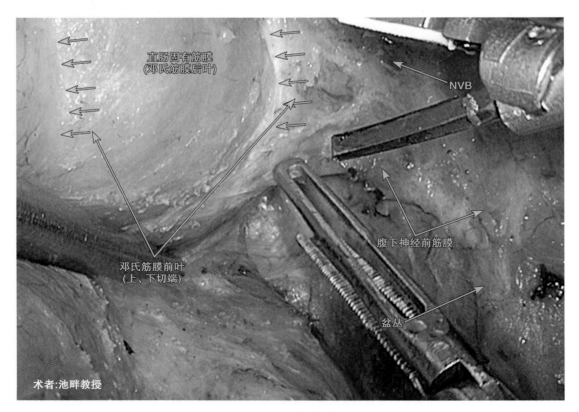

图 5-83 直肠前侧方的神经

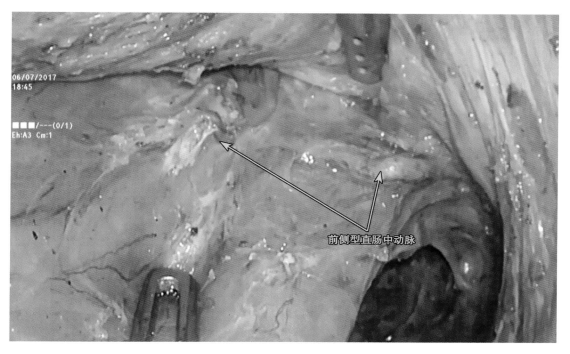

图 5-84 由神经血管束发出的前侧型直肠中动脉

前移行为邓氏筋膜前叶。而"腹下神经前筋膜-邓氏筋膜前叶移行区"在直肠两前侧方与盆丛主体呈致密融合(图 5-85)黄色虚线框。因此,分离直肠后间隙后,如果沿着直肠骶骨筋膜外侧叶从下向上强行分离,则易切入与"腹下神经前筋膜-邓氏筋膜前叶移行区"相融合的盆丛主体,而导致损伤(图 5-86)。另一方面,如果从后贸然切开该筋膜屏障,则容易同时切破直肠固有筋膜,进入系膜内,可能造成癌结节残留。

(三) 直肠侧间隙分离策略

在腹膜反折下,因直肠骶骨筋膜在直肠侧方中部重新分开为前内侧的邓氏筋膜后叶(直肠固有筋膜)与前外侧的邓氏筋膜前叶。侧方的前上方有间隙存在,后下方是直肠骶骨筋膜的融合区,故从上向下较从下向上更易找到直肠侧方间隙,这就是为什么行 TME 时应首先分离直肠后方间隙,再分离直肠前方间隙,横断邓氏筋膜前叶后,即很容易找到直肠前侧方间隙,以此导向将整个侧方间隙完全分离至盆底。

1. **分离直肠后间隙** 应于 S_4 椎体水平在直肠后方弧形切断直肠骶骨筋膜,从直肠后间隙进入肛提肌上间隙,如不及时离断,则会沿腹下神经前筋膜表面向上切开进入直肠系膜内,可见骶前大片脂肪组织残留。

2. **分离直肠前方间隙** 先进入邓氏筋膜前间隙,男性患者在距两侧精囊腺底部上0.5cm,女性距腹膜反折下约5cm,相当于两侧 NVB 内侧水平,倒"U"形切断邓氏筋膜前叶,从而保护邓氏筋膜前叶前外侧的 NVB 主干,沿着邓氏筋膜后间隙从上向下分离直肠侧前方间隙,从而保护与"腹下神经前筋膜-邓氏筋膜前叶移行区"相融合的盆丛神经主体,并逐步切断盆丛发出的细小直肠支(图 5-87)。

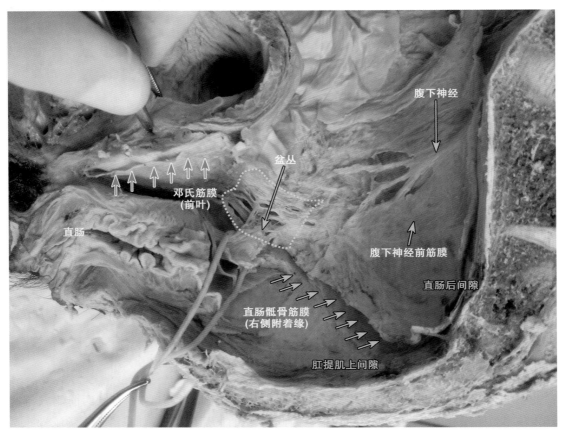

图 5-85 直肠骶骨筋膜与盆丛的关系尸体解剖图

切开直肠骶骨筋膜的右侧附着缘,盆丛在直肠前侧方发出多支细小直肠支,呈束状穿过"腹下神经前筋膜-邓氏筋膜前叶移行区",支配直肠。盆丛主体与"腹下神经前筋膜-邓氏筋膜前叶移行区"相融合。

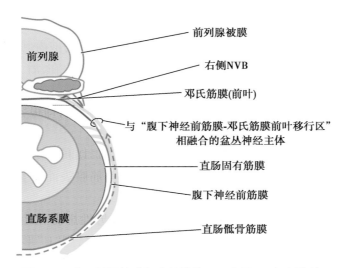

图 5-86 直肠骶骨筋膜与盆丛的关系示意图(王枭杰绘制)

分离直肠后间隙后,沿着直肠骶骨筋膜外侧叶从下向上强行分离,易损伤与"腹下神经前筋膜-邓氏筋膜前叶移行区"相融合的盆丛主体。

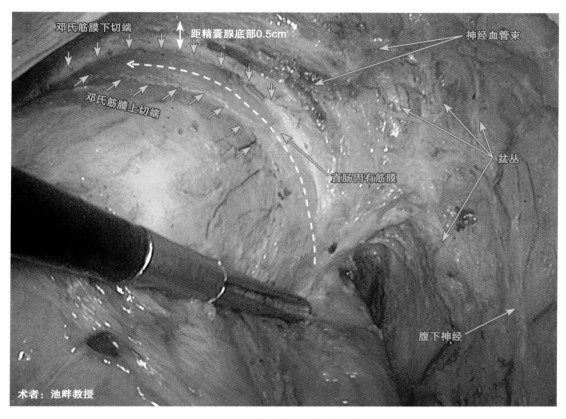

图 5-87　直肠前方间隙的分离

3. 直肠前后间隙均充分扩展后　此时,可见直肠侧间隙仅遗留少量未分离区,即残留的直肠骶骨筋膜的两侧附着缘("筋膜屏障"),最后予以切断,方可保证直肠侧方膜的完整,并保护盆丛与 NVB(图 5-88)。

遵循以上分离方式,笔者团队对既往 164 例低位直肠癌(硬式直肠镜下肿瘤距肛缘 ≤ 7cm)微创术后患者进行随访,排除术前已有明显前列腺症状的 17 例患者后,发现术后泌尿功能总体优良率[即国际前列腺症状评分(international prostate symptom score,IPSS)≤7分]可达 98.0%。勃起功能方面,纳入的 92 例患者术后勃起功能正常及轻度障碍率为 92.6%[90]。

综上,直肠骶骨筋膜是直肠侧间隙分离时的刚性筋膜屏障,"腹下神经前筋膜-邓氏筋膜前叶移行区"与盆丛主体相互融合,需进行保留。因此,直肠侧间隙分离应首先分离直肠后方间隙,再分离直肠前方间隙,横断邓氏筋膜前叶后,即很容易找到直肠前侧方间隙,最后切断直肠骶骨筋膜,以此为导向将整个侧方间隙完全分离至盆底。

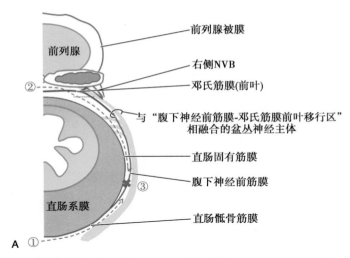

前列腺被膜

前列腺

右侧NVB

② 邓氏筋膜(前叶)

与"腹下神经前筋膜-邓氏筋膜前叶移行区"
相融合的盆丛神经主体

直肠固有筋膜

腹下神经前筋膜

③

直肠系膜

直肠骶骨筋膜

A ①

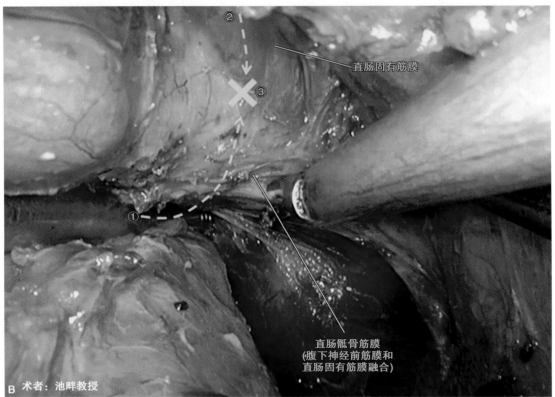

② 直肠固有筋膜

③

①

直肠骶骨筋膜
(腹下神经前筋膜和
直肠固有筋膜融合)

B 术者：池畔教授

图 5-88 S₄ 椎体水平以下直肠侧间隙分离策略

A. 示意图(王枭杰绘制)；B. 笔者团队手术图。①表示分离直肠后间隙时；②表示分离直肠前方间隙时；③至直肠前后间隙均充分扩展后，可见直肠侧间隙仅遗留少量未分离区，最后予以切断。

（池畔　王枭杰）

二、保留泌尿生殖筋膜的直肠全系膜切除术

目前腹腔镜 TME 基本上采取的都是图 5-89 显示的手术平面,包含有腹下神经的泌尿生殖筋膜是被保留的,笔者已经证实脏筋膜就是泌尿生殖筋膜,那么在手术实际操作中我们并没有采用 Heald 所述的脏、壁筋膜间的"神圣平面",反而是保留了泌尿生殖筋膜(脏筋膜),但在直肠固有筋膜和脏筋膜融合处以下又进入了脏、壁筋膜间"神圣平面",这个平面转换是怎么造成的? 本节主要从膜解剖角度来论述这个问题,理解了这个平面转换实际会明确很多盆腔膜解剖的困惑。

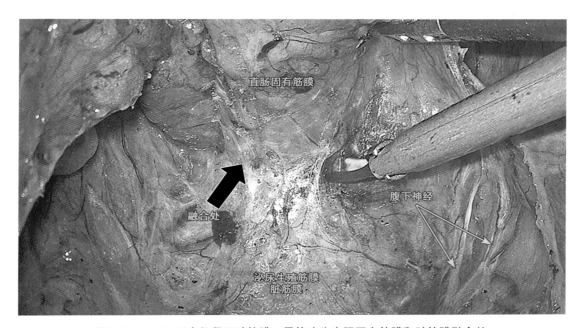

图 5-89 TME 手术保留了脏筋膜。黑箭头为直肠固有筋膜和脏筋膜融合处

直肠固有筋膜是全直肠系膜切除术中一个重要的解剖概念。直肠系膜是指由直肠固有筋膜包裹的直肠侧后方的脂肪及其血管和淋巴组织。目前的临床解剖观点认为,直肠固有筋膜是脏筋膜的一部分,因而 TME 的手术平面被认定为脏、壁筋膜之间,也就是 Heald 所认为 TME 手术的"神圣平面"[91]。我们通过腹腔镜手术观察以及尸体解剖研究发现,从筋膜的延续性观点来讲,直肠固有筋膜和脏筋膜应该是两层独立的筋膜,这主要涉及对 Toldt 筋膜解剖的进一步认识。对直肠固有筋膜这个解剖观点的变化,有可能会引起对 TME 手术平面以及直肠系膜解剖学范围的重新认识。

（一）解剖基础

通过对 61 例腹腔镜结直肠手术以及 24 具成人尸体标本解剖研究,对降结肠、乙状结肠和直肠相关筋膜解剖和走行,特别是 Toldt 筋膜的走行变化,结肠系膜和直肠系膜的延续性进行了观察。

1. **脏筋膜** 在 24 具尸体解剖中,脏筋膜都表现为盆腔最为明显的致密结缔组织,外观呈现为"吊床样",从侧后方包围并托起整个盆腔器官,其在侧后方包围直肠,在侧前方包围子宫和膀胱(图 5-90)。脏筋膜前侧方附着于盆筋膜腱弓,侧方延伸为髂内血管鞘(图 5-91)。脏筋

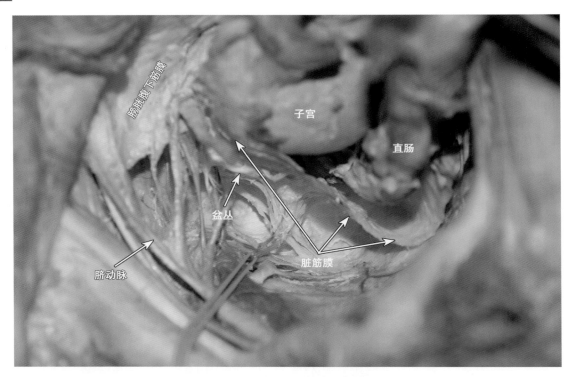

图 5-90 脏筋膜从侧后方托起盆腔器官

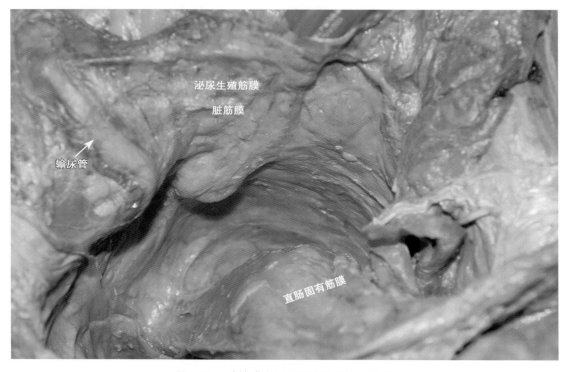

图 5-91 脏筋膜在侧方延伸为髂内血管鞘

膜内包裹有腹下神经和输尿管(图5-7)。

2. **Toldt 筋膜**　在61例腹腔镜手术患者中,36例(59.0%)的手术过程需要游离左半结肠,通过手术观察发现这些患者的 Toldt 筋膜在降结肠段表现为结肠筋膜与肾前筋膜(Gerota筋膜)之间潜在的、无血管的、易扩展的疏松结缔组织(图5-39A)。33例(54.1%)的手术过程需要游离直肠,术中可见 Toldt 筋膜向下延伸,在盆腔表现为直肠固有筋膜与脏筋膜之间的疏松结缔组织。Toldt 筋膜的形状并不相同,在降结肠段和乙状结肠段较为明显,而在直肠段则表现为细隙状。

3. **直肠固有筋膜**　33例需要游离直肠的腹腔镜手术患者中,32例(97.0%)的直肠固有筋膜表现为包围直肠及其血管、脂肪组织的薄层筋膜,直肠固有筋膜可以在 $S_2 \sim S_4$ 水平处与脏筋膜融合(图5-76,图5-89),另1例因为手术层次的问题,直肠固有筋膜显露不完整。所有24具尸体解剖均显示。这样在直肠后方存在两个无血管平面,一个为直肠固有筋膜与脏筋膜之间的平面,另一个为脏筋膜与壁筋膜之间的平面(图5-92)。在直肠固有筋膜与脏筋膜之间的平面可以见到 Toldt 融合筋膜间隙,而在脏、壁筋膜之间可见到髂血管及其分支。

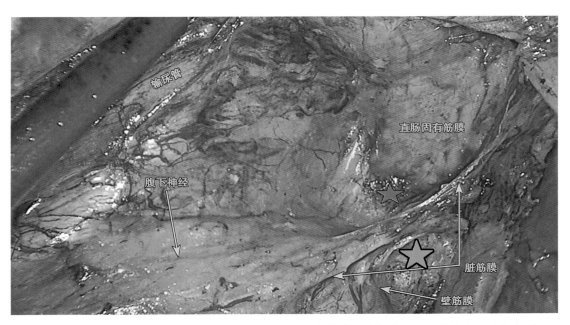

图5-92　直肠后方的两个无血管间隙,分别位于直肠固有筋膜和脏筋膜之间(红星标记)以及脏、壁筋膜之间(蓝星标记)

4. **筋膜和系膜的延续性**　在8例行结肠次全切除+改良 Duhamel 手术的患者中,需要同时游离结肠和直肠,可以观察到降结肠段的结肠系膜延伸为乙状结肠段的结肠系膜,再向盆腔延伸为直肠系膜;构成降结肠段的结肠筋膜向下依次延伸为乙状结肠筋膜和直肠固有筋膜;降结肠系膜和 Gerota 筋膜之间的 Toldt 筋膜向下延伸为直肠固有筋膜与脏筋膜之间的间隙;降结肠段的 Gerota 筋膜向下延伸为乙状结肠段的尿生殖筋膜,至盆腔为脏筋膜(图5-54)。

5. **直肠周围筋膜与神经的关系**　有23具(95.8%)尸体解剖可以观察到腹下神经走行于脏筋膜内。12具男性尸体和3具女性尸体可以观察到 Denonvilliers 筋膜。脏筋膜从后方走向前侧方,并与 Denonvilliers 筋膜汇合,盆丛位于这个汇合部的外侧,盆内脏神经穿过壁筋膜走向盆丛的外下方(图 5-47,图 5-65,图 5-77)。

（二）临床探讨

TME 实际上是基于这样一个理论基础:由直肠固有筋膜包裹直肠系膜形成系膜"信封",使得肿瘤局限于直肠系膜,而通过脏、壁之间的"神圣平面"可以做到系膜"信封"的完整切除。实际上,在直肠系膜周围有多层筋膜,而直肠固有筋膜被定义为直肠系膜的最内侧筋膜。现在多数学者包括 Heald 在内,都把直肠系膜表面包裹的一层纤维结缔组织膜称为直肠固有筋膜,并认为直肠固有筋膜是脏筋膜的一部分[11]。但这种观点在解剖学上存在两个困惑:①脏筋膜在盆底托起整个盆腔器官,因而,并非为直肠所"独享"[92]。这就带来一个问题:如何界定哪一部分脏筋膜划分为直肠固有筋膜,哪一部分归属为子宫固有筋膜?（图 5-82）。②直肠后方为何存在两个无血管间隙?无论是尸体解剖还是手术实践,都表明在直肠后方有两个无血管间隙,一个位于直肠与脏筋膜之间,一个位于脏、壁筋膜之间(图 5-83,5-84)[12]。从膜解剖的角度来讲,如果直肠固有筋膜只是脏筋膜的一部分,那么只可能存在脏、壁筋膜之间一个膜平面。

直肠固有筋膜和脏筋膜是两层筋膜的观点对 TME 手术有指导意义。脏筋膜也称泌尿生殖筋膜,包裹有腹下神经,从膜解剖的观点来讲,这层筋膜应该保留,因此 TME 的手术平面应为直肠固有筋膜与脏筋膜之间(图 5-81)。直肠固有筋膜在向下延伸过程中与脏筋膜发生融合,但融合位置并不固定,可以发生在 $S_2 \sim S_4$ 水平处,在融合处界限变得不清,而一旦切开了这个融合处,手术层次再次变得"豁然明朗",因此并非传统认为是因为切断直肠骶骨筋膜或 Waldeyer 使得层次变得再次清晰,这和手术实践是一致的,直肠骶骨筋膜一般位于 S_4 水平,而直肠固有筋膜与脏筋膜的融合位置明显高于 S_4 水平(图 5-76)。正是由于直肠固有筋膜和脏筋膜的融合,在融合处水平以下,手术层次进入了脏、壁筋膜之间的平面(图 5-76)。正如笔者所描述,脏筋膜与前方 Denonvilliers 筋膜汇合,由于腹腔镜 TME 的分离一般是沿直肠后方→侧方→前方的顺序进行,因此沿着脏、壁筋膜平面转到前方,即位于 Denonvilliers 筋膜前方。因此 TME 手术层次是跨平面完成的。

脏筋膜、直肠固有筋膜和壁筋膜之间的两个平面的存在,可以阐明经肛全直肠系膜切除(transanal TME,TaTME)手术经肛和经腹两个途径层面不一致的原因,由于壁筋膜反折,经肛途径往往容易进入脏、壁筋膜平面,而经腹途径则容易进入直肠固有筋膜和脏筋膜的层次。

综上,认可直肠固有筋膜和脏筋膜是两层筋膜,将会改变传统上认为 TME"神圣平面"是脏、壁筋膜之间平面的观点,同时也对直肠系膜的解剖学范围提出了新的理解。

三、基于膜解剖的直肠癌侧方淋巴结"两间隙"清扫术

基于膜解剖的直肠癌侧方淋巴结"两间隙"清扫术,是笔者团队把解剖研究的成果转化为临床应用的一个实例[93]（图 5-93）。2019 版《日本结直肠癌治疗指南》指出,虽然对 T_3/T_4 的低位直肠癌行侧方淋巴结清扫术,5 年生存率得到明显提高,但是基于风险和获益的考虑,对侧方淋巴结清扫术仅做 C 类推荐。因此建立简便安全且可模式化的手术操作是推广侧方淋巴结清扫术的关键。依据《日本大肠癌处理规约》第 7 版,侧方淋巴结清扫范围在包括了髂内淋巴结（No. 263）、闭孔淋巴结（No. 283）、髂外淋巴结（No. 293）和髂总淋巴结

（No. 273），第 9 版增加了骶外侧淋巴结（No. 260）、骶正中淋巴结（No. 270）和腹主动脉分叉部淋巴结（No. 280）。但临床研究证实侧方淋巴结转移主要局限于髂内淋巴结和闭孔淋巴结，其他部位转移发生率仅占 7.7%[94]，这与笔者提出的"两间隙"清扫术是一致的，Latzko直肠旁间隙和膀胱旁间隙分别为髂内淋巴结（No. 263）、闭孔淋巴结（No. 283）所在位置（图5-93）。同时基于膜解剖的膜→间隙的方式，笔者提出的"两间隙"清扫术，在建立膜平面时能够完成髂外淋巴结（No. 293）和髂总淋巴结（No. 273）和腹主动脉分叉部淋巴结（No. 280）的切除，而在间隙清扫时能够完成髂内淋巴结（No. 263）、闭孔淋巴结（No. 283）、骶外侧淋巴结（No. 260）、骶正中淋巴结（No. 270），因而可以依据病情需要完成日本结肠直肠癌学会（JSCCR）所规定的 LD2 或 LD3 侧方淋巴结清扫。

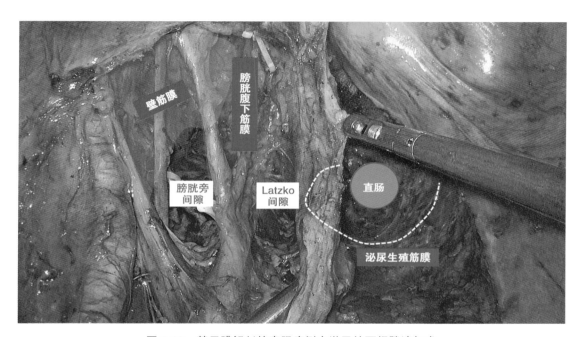

图 5-93　基于膜解剖的直肠癌侧方淋巴结两间隙清扫术

（一）解剖基础

"两间隙"清扫术是依据三个关键解剖认识建立起来的临床技术。

1. **直肠癌侧方淋巴结清扫术相关的膜和间隙**　与侧方淋巴结清扫相关的膜为：泌尿生殖筋膜深层（腹下神经前筋膜）、泌尿生殖筋膜浅层（膀胱腹下筋膜）和壁筋膜。三层筋膜构成了"两间隙"，即 Latzko 直肠旁间隙和膀胱旁间隙。膀胱腹下筋膜是"两间隙"的分界，把侧方淋巴结分为外侧的闭孔淋巴结和内侧的髂内淋巴结（图 5-93）。两间隙内具体解剖结构如图 5-94 所示

2. **膀胱腹下筋膜和髂内血管的关系**　笔者的解剖研究改变了对膀胱腹下筋膜的传统认识，主要是两点。一是膀胱腹下筋膜位于髂内血管及其分支外表面的单层结构。髂内血管只有一个走向外侧的分支（闭孔血管），其余髂内血管分支都位于膀胱腹下筋膜的内侧。二是由于膀胱腹下筋膜止于盆筋膜腱弓而非膀胱下动脉，因此膀胱腹下筋膜才能成为侧方淋巴结清扫的一个膜平面（图 5-95）。

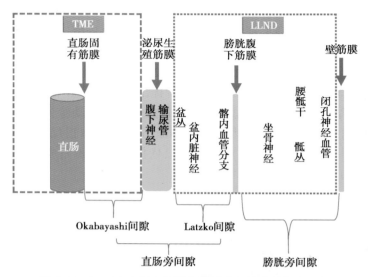

图 5-94　Latzko 直肠旁间隙和膀胱旁间隙内的解剖结构

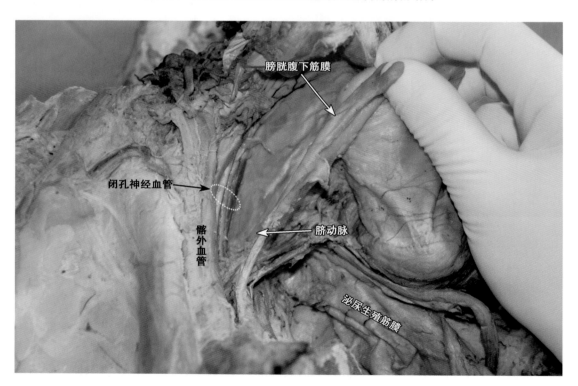

图 5-95　膀胱腹下筋膜构成了膀胱旁间隙的内侧界限

3. **泌尿生殖筋膜和神经的关系**　腹下神经走行于泌尿生殖筋膜两层内,泌尿生殖筋膜从直肠侧后方延伸与直肠前方的 Denonvilliers 筋膜汇合,盆丛位于泌尿生殖筋膜和 Denonvilliers 筋膜汇合处的外侧[32]。在泌尿生殖筋膜和膀胱腹下筋膜夹角处盆丛发出膀胱、子宫或精囊的分支(图 5-96)。

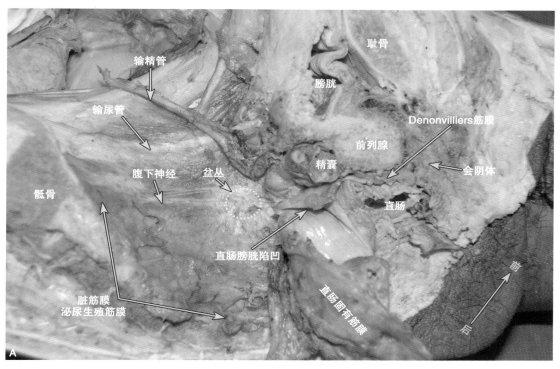

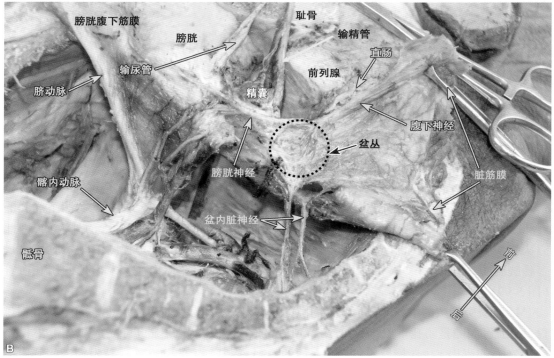

图 5-96　盆丛位于脏筋膜和 Denonvilliers 筋膜汇合处的外侧（ A、B 为同一标本）

A. 脏筋膜内侧观，Denonvilliers 筋膜位于腹膜返折至会阴体，盆丛位于精囊尖；B. 脏筋膜外侧观，脏筋膜和直肠向前掀起。

（二）侧方淋巴结"两间隙"清扫术的模式化操作

1. 解剖泌尿生殖筋膜，显露 Latzko 直肠旁间隙的内侧界 由于泌尿生殖筋膜和神经的解剖关系，泌尿生殖筋膜的分离实际涵盖了腹下神经和盆丛的显露，泌尿生殖筋膜的前方应游离至输精管水平，深面的游离应至髂内静脉的显露，这样最终完成泌尿生殖筋膜的分离可以显露输尿管、腹下神经和盆丛（图 5-66B，图 5-97）。

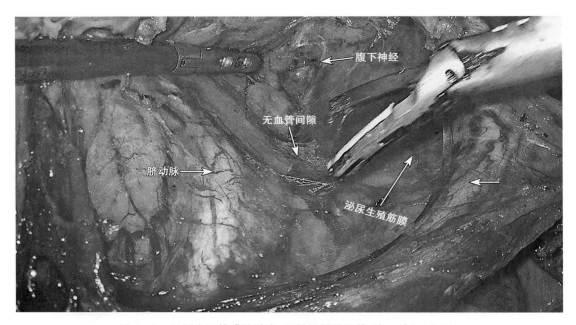

图 5-97 泌尿生殖筋膜的游离，显露显露输尿管、腹下神经（左侧）

2. 解剖闭孔内肌表面的壁筋膜，显露膀胱侧间隙的外侧界 闭孔内肌表面壁筋膜（闭孔筋膜）的显露可以经髂外血管的外侧或内侧进行，在此过程中可以完成髂外淋巴结（No.293）、髂总淋巴结（No.273）和主动脉分叉部淋巴结（No.280）的清扫。在进行髂外淋巴结（No.293）清扫时应注意对生殖股神经的保护，生殖股神经沿腰大肌内缘行走，进入腹股沟管内环前分为股支和生殖支（图 5-98）。

3. 解剖膀胱腹下筋膜外侧，显露膀胱侧间隙的内侧界 由于脐动脉是膀胱腹下筋膜的解剖标记，因此首先应显露脐动脉。同时由于膀胱腹下筋膜位于髂内血管的外表面，因此应从脐动脉开始在髂内血管分支外侧游离膀胱腹下筋膜，远端至膀胱侧壁时不应切除过多膀胱脂肪，而以显露纵行的膀胱静脉为层次标记，近端显露髂内血管发出处的闭孔血管（图 5-99）。

4. 膀胱旁间隙的清扫 依据膜→间隙的膜解剖方法，膜平面建立后进入间隙的清扫过程。膀胱旁间隙是闭孔淋巴结（No.283）所在的位置，但在此间隙也可完成骶外侧淋巴结（No.260）的清扫。由于膀胱腹下筋膜平面的建立，髂内血管的分支基本被阻挡于膀胱腹下筋膜的内侧，在膀胱旁间隙主要存在三个解剖结构：闭孔动静脉、闭孔神经和骶丛，因此膀胱旁间隙的清扫主要包括三个步骤：闭孔动、静脉的近端和远端结扎和切断，闭孔神经的游离以及骶丛显露（图 5-100）。膀胱旁间隙的清扫可以始于腹股沟上淋巴结的切除，虽然腹股沟

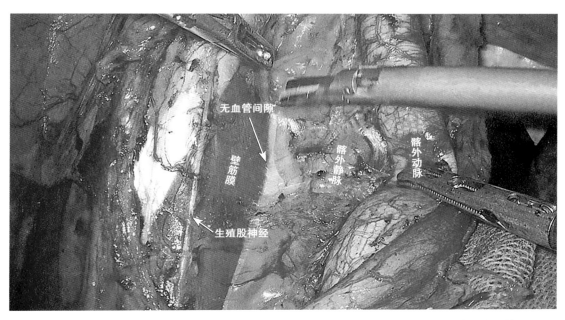

图 5-98 闭孔内肌表面壁筋膜的解剖（左侧），在清扫 No. 293 时应注意生殖股神经的保护

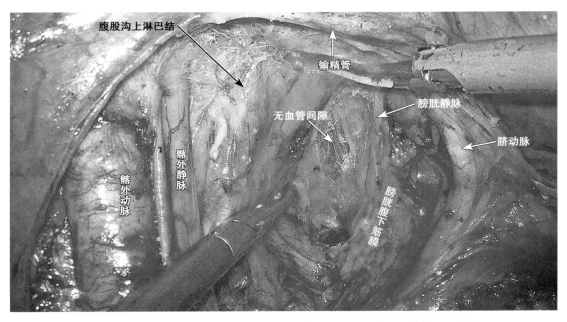

图 5-99 膀胱腹下筋膜的游离以显露膀胱静脉和闭孔血管为层次标记（左侧）

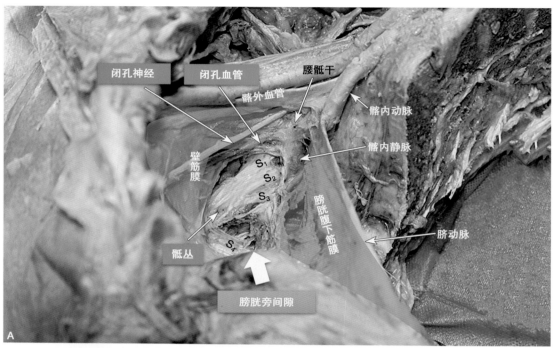

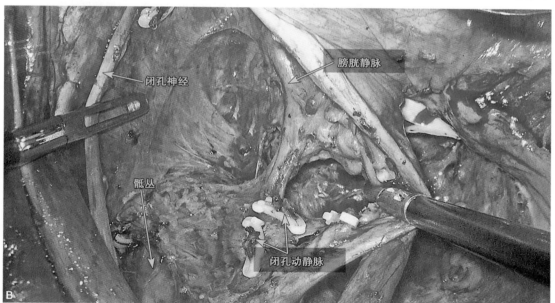

图 5-100 膀胱旁间隙的清扫

A. 尸体解剖显示膀胱旁间隙内主要解剖结构;B. 膀胱旁间隙清扫后手术照片。

上淋巴结切除并不在侧方淋巴结清扫范围,但腹股沟上淋巴结的切除有助于暴露闭孔神经和血管,闭孔神经和血管的远端位于腹股沟淋巴结的下方、膀胱腹下筋膜与闭孔筋膜之间(图 5-101)。闭孔血管的位置恒定,但闭孔动脉或闭孔静脉经常有一支缺如。在结扎闭孔血管远端时,应注意外侧的死亡冠和内侧的膀胱静脉的解剖,以免造成意外出血(图 5-74,图

5-102）。骶丛位于梨状肌的腹侧，其表面被覆壁筋膜（梨状肌筋膜），应该强调对这层梨状肌筋膜的保留（图 5-75），以免引起骶丛损伤导致术后下肢疼痛和性功能障碍。性功能障碍的原因在于阴部神经由骶丛发出，而阴茎（阴蒂）背神经为阴部神经的终支。侧方淋巴结清扫手术骶丛的定位是在闭孔血管于髂内血管发出处的下方（图 5-100B，图 5-102）。

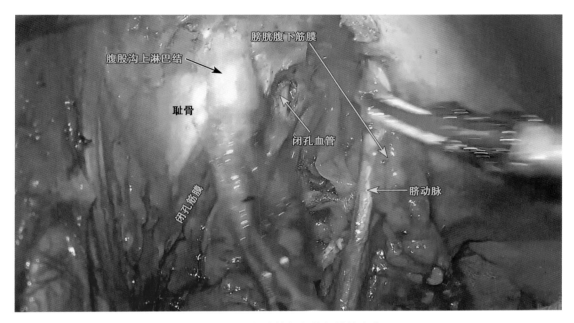

图 5-101　闭孔神经血管远端的定位

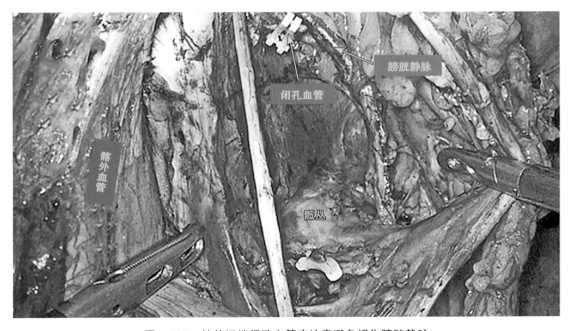

图 5-102　结扎远端闭孔血管应注意避免损伤膀胱静脉

　　5. Latzko 直肠旁间隙的清扫　　Latzko 直肠旁间隙是髂内淋巴结（No. 263）所在位置，但在此间隙也可完成骶正中淋巴结（No. 270）的清扫。依据"两间隙"的方法，Latzko 直肠旁间隙的清扫实际上主要是髂内血管的清扫（图 5-103）。髂内血管分支之间解剖关系复杂，大致

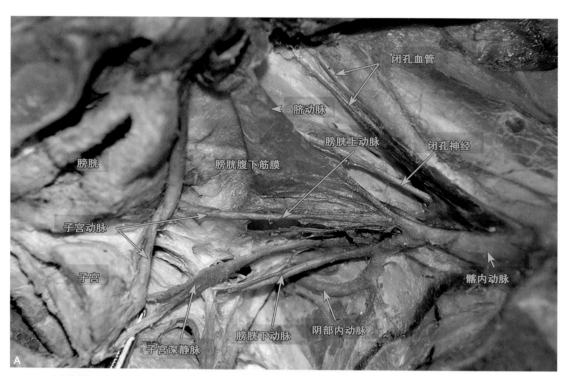

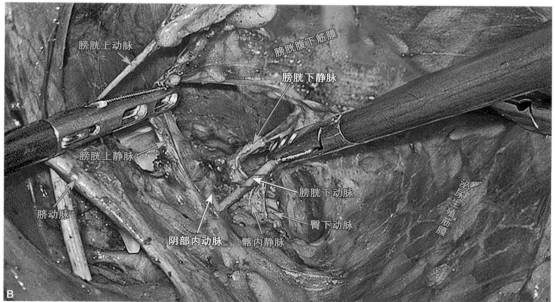

图 5-103　Latzko 直肠旁间隙的清扫
A. 尸体解剖显示 Latzko 直肠旁间隙内主要解剖结构；B. Latzko 直肠旁间隙清扫后手术照片。

呈现为从腹侧到背侧、从上到下的斜行平面。从腹侧到背侧依次为脐动脉、膀胱上动脉、子宫动脉/膀胱下动脉、子宫深静脉、直肠中静脉、直肠中动脉。血管走向的起始部为冠状位向前,在接近盆腔脏器时转为矢状位并且出现血管交叉。

髂内动脉虽然分支比较多,但还是可以通过下列特征进行辨识:

(1) 脐动脉是髂内动脉的第一分支,膀胱上动脉多与脐动脉共干,且位置恒定(图5-103)。

(2) 位于输尿管的上、下方的血管分别是子宫动脉和子宫深静脉(图5-103)。

(3) 膀胱的静脉多汇入子宫浅、深静脉或髂内静脉,沿膀胱、子宫/阴道分布而呈现为矢状位,因此沿膀胱腹下筋膜接近膀胱和子宫清扫时应注意避免损伤膀胱静脉(图5-102)。

(4) 臀下动脉和阴部内动脉是髂内动脉的两大分支。两者虽然都进入坐骨小孔,但臀下动脉是先穿入 S_2、S_3 之间,然后在 S_3 的后方进入坐骨小孔,而阴部内动脉是直接进入坐骨小孔,在盆腔走行的路径较长,因此也被称为髂内动脉的终末支(图6-68,图5-72)。

(5) 膀胱下动脉是直肠癌髂内淋巴结容易转移的部位,由于膀胱下动脉是髂内血管的最后一个分支,且其下方即为梨状肌下孔,因此可以认为是血管清扫的远端(图5-103)。

(6) 髂内静脉的出血处理棘手,笔者通过大量尸体解剖研究并经临床证实,髂内静脉位于臀下动脉和阴部内动脉之间(图5-103B)。

总之,笔者提出的直肠癌侧方淋巴结"两间隙"清扫术,依据膜解剖标记,层面容易辨识,血管、神经定位明确,不但提高了手术的安全性,而且可以保证手术的根治性。同时简化了手术操作,并可重复和模式化手术方法(图5-104)。

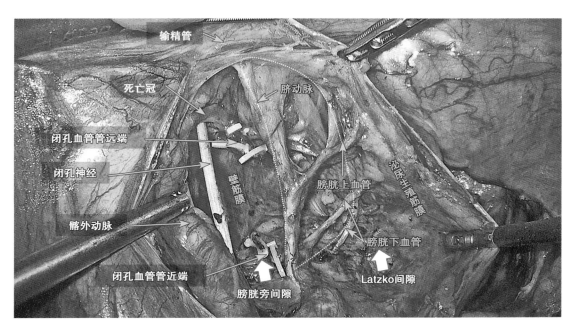

图 5-104　基于膜解剖的直肠癌侧方淋巴结清扫术的术后照片
白色虚线为膀胱腹下筋膜。

(林谋斌　刘海龙)

四、层面优先入路直肠癌侧方淋巴结清扫术

低位直肠癌的标准术式是全直肠系膜切除术(TME),总体预后较好,局部复发率5%~10%[95],其中,以盆腔侧方淋巴结转移为局部复发的主要原因。术前放化疗已被证实是不能彻底杀灭侧方转移淋巴结的[96],只有将转移淋巴结切除,才能获得真正的组织学 R0 切缘。虽然目前东西方对于盆腔侧方淋巴结清扫术仍存在争议,在我国,比较普遍被接受的是将该术用于新辅助治疗后仍然存在可疑侧方转移淋巴结的患者,其生存获益已被证实。然而,由于盆腔侧方腔室空间狭小,血管神经密集、解剖结构复杂,手术操作有一定难度,以血管为导向的手术策略使得淋巴脂肪组织易被切碎,增加了术中出血、渗血及神经损伤风险,使许多临床医师对侧方淋巴结清扫术望而却步,也使得该术式普及和推广受到了限制。随着膜解剖逐渐兴起及发展,外科医生对直肠周围筋膜的认识越来越充分,通过筋膜间隙进行解剖和分离,可使 TME 手术更加简单安全,在此基础之上,对于侧方淋巴结清扫的筋膜层面研究也取得了巨大进步,循筋膜间隙进行解剖分离,可使手术变得简单安全。

输尿管腹下神经筋膜与膀胱腹下筋膜是盆腔侧方两个重要的筋膜层面,在涉及盆腔侧方腔室手术操作中,对这两个层面的优先分离可使手术变得解剖清晰,安全可控。

（一）输尿管腹下神经筋膜与盆腔器官的"神经蒂"

输尿管腹下神经筋膜又称泌尿生殖筋膜,它是从肾前筋膜(Gerota 筋膜)延续而来的多层结构,其内包含有输尿管和上腹下丛、腹下神经、$S_2 \sim S_4$ 内脏神经支。输尿管腹下神经筋膜的形成与胚胎时期肾的形成、旋转上移有关。最初肾在盆腔骶骨的腹侧形成,此后慢慢旋转上升,出生时到达 $T_{12} \sim L_1$ 水平,肾的迁移导致肾周围结缔组织原位压缩并致密化,形成肾筋膜。双侧肾筋膜在 $L_3 \sim L_5$ 水平的大血管表面相延续,来自双侧的腰内脏神经在主动脉表面进入并走行于该筋膜内,形成上腹下丛,在骶骨前方,分出左右腹下神经进入盆腔。在盆腔左右腹下神经与输尿管共同保持在这一筋膜层面内,来自 $S_2 \sim S_4$ 的自主神经支汇入输尿管腹下神经筋膜内,与腹下神经共同形成盆丛,进而形成神经血管束(NVB)并发出多个分支分别支配泌尿、生殖器官及直肠,这是一个连续的筋膜层面,输尿管走行于其中直至输尿管汇入膀胱处,腹下神经与输尿管是该层面重要的解剖标志,完整保留这一层面对于盆腔器官的神经保护至关重要。

在 TME 手术中,于直肠后方分离过程中,可见输尿管腹下神经筋膜最终与直肠固有筋膜融合,锐性切开融合部位后可进入更加疏松的间隙,即肛提肌上腔。腹下神经逐渐向直肠侧方走行,与汇入的 $S_2 \sim S_4$ 内脏支共同形成盆丛,并发出分支经直肠侧韧带进入直肠。通过TME 手术,输尿管腹下神经筋膜的内侧面被充分游离[97],因此,侧方淋巴结清扫手术通常在TME 手术完成后,肠管吻合之前进行(图 5-105),此时输尿管腹下神经筋膜内侧面已确立,以输尿管为解剖标志,将输尿管腹下神经筋膜外侧面与髂内血管及周围淋巴脂肪组织充分分离,可将输尿管与神经层面一并保护。在腹腔镜手术中,通过腹腔镜的放大和清晰的视野,输尿管腹下神经筋膜与髂内血管及周围淋巴脂肪组织间为疏松间隙,仅有细小的输尿管滋养血管,直视下易于离断。

侧方淋巴结清扫长期以来不被西方学者接受的重要原因之一是手术易于损伤盆腔植物

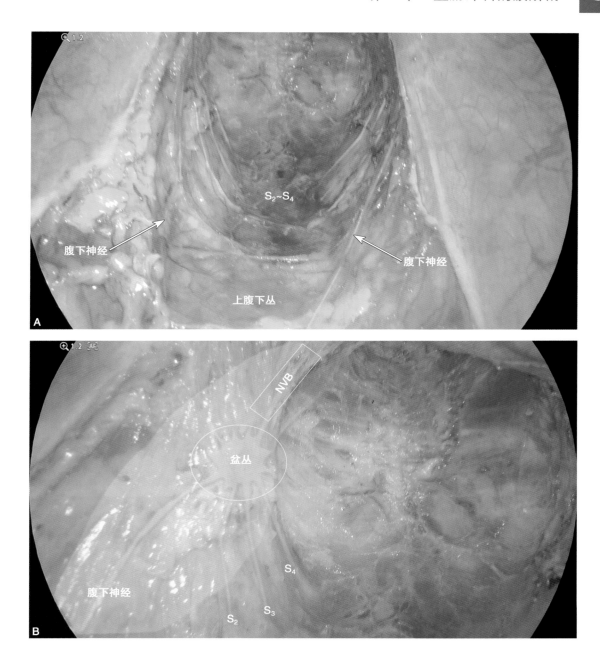

图 5-105 TME 术后输尿管腹下神经筋膜内侧面

A. 上腹下丛、双侧腹下神经及 $S_2 \sim S_4$ 内脏支；B. 左侧输尿管腹下神经筋膜的内侧面。

神经,这会导致患者术后排尿及勃起功能障碍发生率高,术中注重保护患者盆腔植物神经,可以最大限度保护患者生理功能,对提高患者术后生活质量至关重要。我们采用层面优先入路进行侧方淋巴结清扫术时[97],首先进行这一操作,将神经层面充分分离及保护,术后极少出现排尿功能障碍。因此,我们认为输尿管腹下神经筋膜可理解为盆腔器官的"神经蒂"(图 5-106),分离保护神经蒂,是降低术后泌尿及生殖功能障碍的关键。

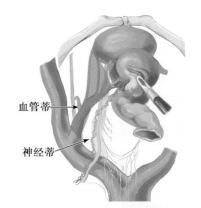

血管蒂

神经蒂

A

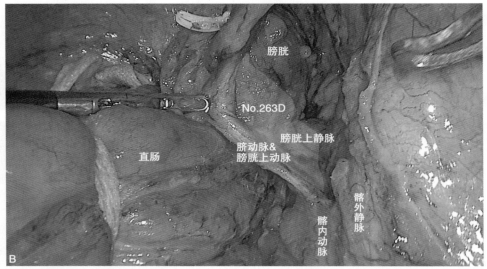

膀胱

No.263D

膀胱上静脉

脐动脉&
膀胱上动脉

直肠

髂外静脉

髂内动脉

B

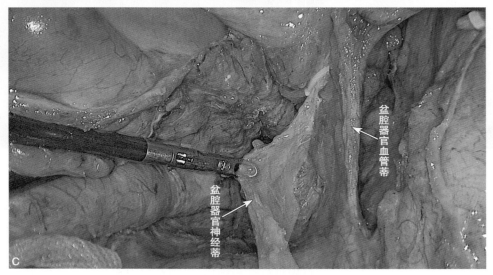

盆腔器官血管蒂

盆腔器官神经蒂

C

图 5-106　盆腔器官的神经蒂、血管蒂

A. 女性侧方腔室及盆腔器官血管蒂、神经蒂示意图（黄色：神经蒂；红色：血管蒂）；B. 膀胱腹下筋膜及血管蒂，263D 组淋巴结；C. 全盆腔脏器切除术中盆腔侧方血管蒂、神经蒂，输尿管已离断。

（二）膀胱腹下筋膜与盆腔器官"血管蒂"

膀胱腹下筋膜起源于胚胎早期的泄殖腔，尿囊从泄殖腔延伸至脐带，尿囊与后肠之间的尿直肠隔将泄殖腔分隔开来，前方为尿生殖窦，最终发育为膀胱、前列腺、尿道、阴道下段；后方为直肠。泄殖腔接受髂内动脉前干血液供应，终末支是脐动脉，在胎儿时期脐动脉携带静脉血随尿囊一并进入脐带，出生后逐渐闭锁（图5-107）。

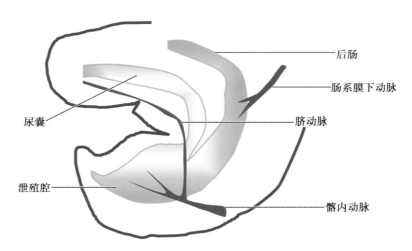

图5-107 第4周胚泄殖腔、后肠及其血液供应示意图

膀胱腹下筋膜也是一个多层结缔组织结构，覆盖于膀胱表面的脏筋膜向侧方延伸包裹其供应血管，共同构成膀胱腹下筋膜，其内包含有髂内动静脉内脏分支及263D组淋巴脂肪组织，其上缘随闭锁脐动脉延伸至脐，下缘向下延续与闭孔内肌筋膜融合增厚形成盆筋膜腱弓，前方沿膀胱表面与对侧相延续。膀胱腹下筋膜内包含有供应泄殖腔的盆腔器官的血管，包括膀胱上下动静脉、前列腺血管和直肠中动脉及其分支、交通支。在侧方淋巴结清扫手术中，这些血管分支是导致术中出血的主要血管之一，通过层面优先分离，首先把膀胱腹下筋膜进行分离和解剖，连同筋膜内血管一并游离，可使手术变得更加安全。

笔者认为膀胱腹下筋膜内髂内血管的分支就是盆腔器官的共同系膜，或称共同"血管蒂"（图5-106），其内的淋巴脂肪组织，即日本学者所定义的263D组淋巴结，是低位直肠癌侧方淋巴结最易转移的部位之一。另外，在全盆腔脏器切除术中，膀胱腹下筋膜的分离及离断同样使手术更加安全，也是这个道理。

我们团队采用层面优先入路进行盆腔侧方淋巴结清扫术，术中优先将膀胱腹下筋膜的内外面均充分分离，此时盆腔器官的供应血管及263D组淋巴结均被游离，有时可见增大的263D组淋巴结（图5-106）。在全盆腔脏器切除手术中，同样分离这一筋膜层面后，相当于提前控制盆腔器官的共同血管蒂，是减少出血的关键步骤，也是使手术更加安全的策略。

（三）盆腔外侧腔室形成、盆壁筋膜与直肠癌侧方淋巴清扫范围

随着胚胎坐骨、耻骨、髂骨的发育，骨盆向两侧的拉伸使得盆壁筋膜与覆盖盆腔器官

表面的脏筋膜之间间隙增宽,形成盆腔外侧腔室,其内有血管神经走行并有淋巴脂肪组织填充。外侧腔室的内侧壁为脏筋膜,其余各壁均被壁筋膜所覆盖,这些壁筋膜包括的髂腰肌筋膜、闭孔内肌筋膜以及梨状肌筋膜、尾骨肌筋膜,多数学者认为壁筋膜与腹横筋膜相延续。双侧盆腔外侧腔室通过腹横筋膜、骶前筋膜、肛提肌筋膜相互延续,覆盖骨盆及其肌肉的表面,形成一个完整的筋膜桶状结构。盆腔侧方腔室是泌尿生殖系统主要的淋巴引流通道,也是直肠中下段淋巴回流的重要通道,是我们进行侧方淋巴结清扫的主要部位。

盆腔侧方腔室由三个壁组成(图5-108):

内侧壁:膀胱与输尿管腹下神经筋膜共同构成,为脏筋膜;

外侧壁:髂腰肌筋膜、闭孔内肌筋膜,为壁筋膜的一部分;

背侧壁:梨状肌筋膜、坐骨神经表面筋膜,骶骨筋膜,为壁筋膜的一部分。

从胚胎发育的角度看,最彻底的侧方淋巴结清扫应该将盆腔侧方腔室的所有组织整块去除,但是盆腔侧方腔内包含有重要的血管神经,必须予以保护,因此,在侧方淋巴结清扫过程中,我们将淋巴结进行分组,如图所示(图5-109),263D组淋巴结是膀胱腹下筋膜内的淋巴结,沿髂内血管回流方向引流,与283组及263P组淋巴结汇合。因此,应将这三组淋巴结予以清除。手术中,我们发现263D组及283组淋巴结发生转移的概率最高,这与解剖学及胚胎学上侧方腔室边界及沿盆腔器官血管蒂的淋巴引流方向是一致的。我国直肠癌侧方淋巴结清扫的范围共识指出:进行侧方淋巴结清扫时应尽量彻底清除闭孔和髂内区域的淋巴结,这与盆腔侧方腔室的范围及盆腔器官的血液供应是相一致的。

(四) 层面优先入路直肠癌侧方淋巴结清扫术的手术步骤

笔者自2016年开始注重对盆腔侧方筋膜间隙的解剖及研究,总结出采用层面优先入路的方式进行侧方淋巴结清扫术,大大降低了手术难度,具体是:先充分分离输尿管腹下神经筋膜、膀胱腹下筋膜及盆筋膜壁层,先确定侧方淋巴组织的边界、将淋巴组织与神经层面分离,然后再予以清除。具体步骤如下:

第一层面分离:分离输尿管腹下神经筋膜与髂内血管间隙(图5-110)

第二层面分离:分离膀胱腹下筋膜与闭孔区域淋巴脂肪组织间隙(图5-111)

通过以上两个层面的分离,确定了侧方淋巴结清扫的内侧边界(图5-112)。

第三层面分离:分离淋巴脂肪组织与盆壁筋膜之间的间隙(图5-113)。第三层面向尾侧分离,确定了侧方淋巴结清扫的外侧边界,向头侧背侧分离,确定了侧方淋巴结清扫的背侧边界(图5-112)。

通过三个层面的分离确定侧方淋巴清扫的三个边界,然后清除淋巴组织,保留重要血管、神经。

清扫完毕术后视野:清扫结束后,显示出盆腔侧方腔室的三个壁,腔室内的淋巴脂肪组织被彻底清除(图5-108),此时,盆腔侧方腔室与TME层面完全分隔,切开盆筋膜腱弓将侧方腔室与TME层面、肛提肌上腔沟通,目的是利于引流、减少淋巴囊肿的形成(图5-114)。

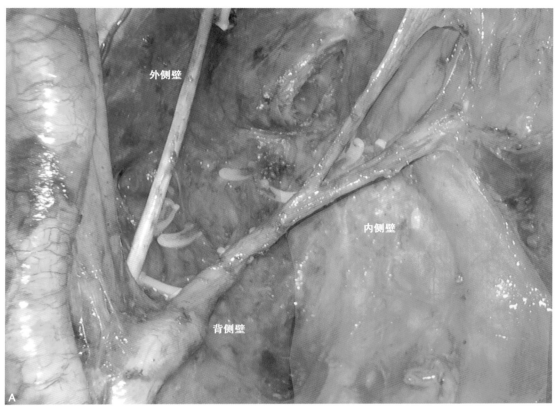

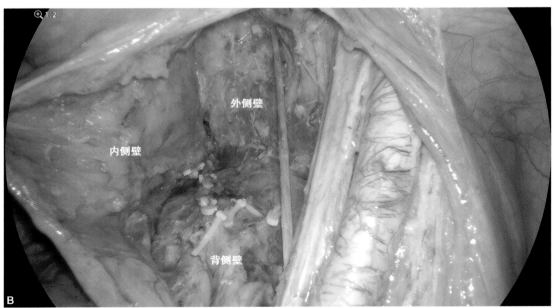

图 5-108 盆腔侧方腔室的壁

A. 左侧侧方淋巴结清扫术后视野；B. 右侧侧方淋巴结清扫术后视野（红色：外侧壁，由闭孔内肌筋膜、髂腰肌筋膜组成；黄色：内侧壁，由膀胱及输尿管腹下神经筋膜组成；绿色：背侧壁，由骶骨筋膜、梨状肌筋膜及坐骨神经表面筋膜构成）。

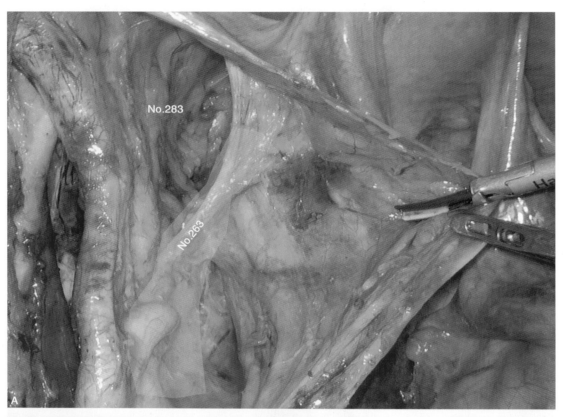

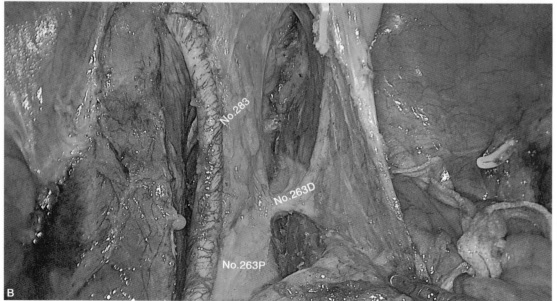

图 5-109 侧方淋巴结分区

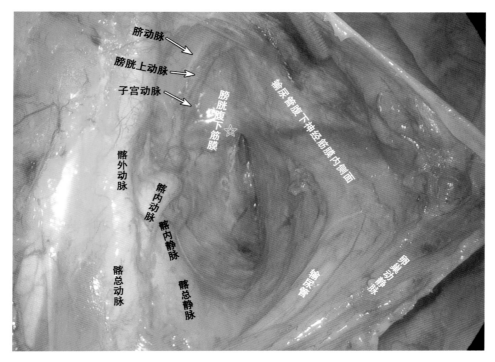

图 5-110　第一层面分离

分离输尿管腹下神经筋膜内侧面与髂内血管淋巴组织间的间隙,尾侧达输尿管及子宫动脉交叉处,背侧达骶骨筋膜表面。

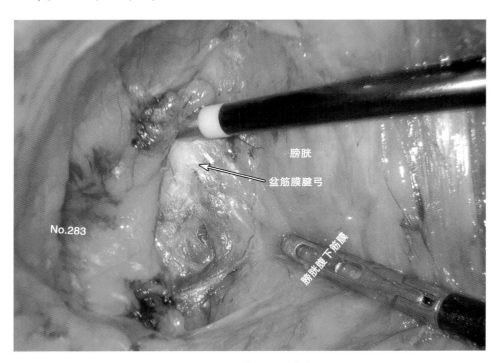

图 5-111　第二层面分离

分离膀胱腹下筋膜与闭孔淋巴组织之间的间隙直至盆筋膜腱弓。

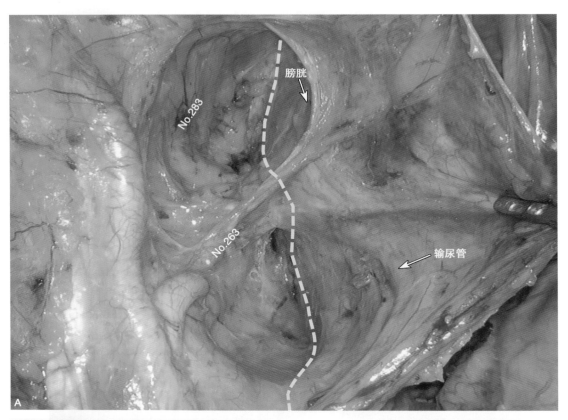

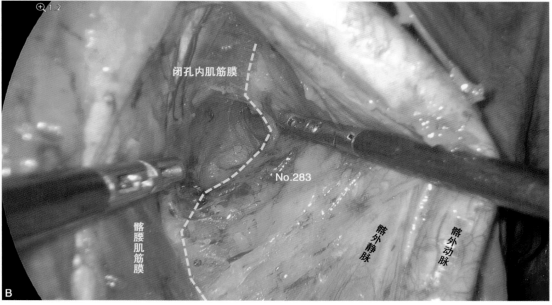

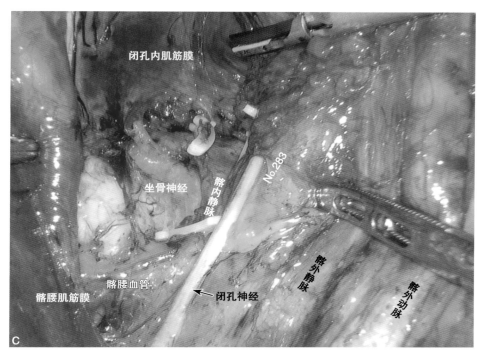

图 5-112 淋巴结清扫的边界（黄色虚线表示）
A. 内侧界；B. 外侧界；C. 背侧界。

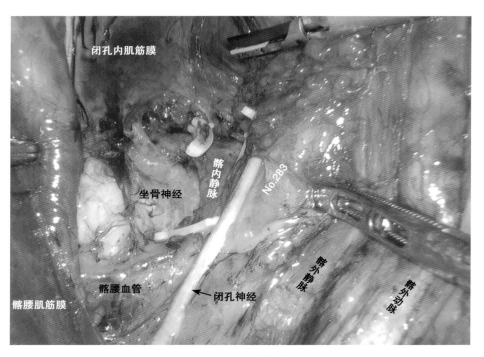

图 5-113 第三层面分离

分离闭孔淋巴组织与盆壁间的间隙，向尾侧分离直至离断闭孔静脉；向头侧、背侧分离直至显露闭孔神经上段、髂腰血管及腰骶干。

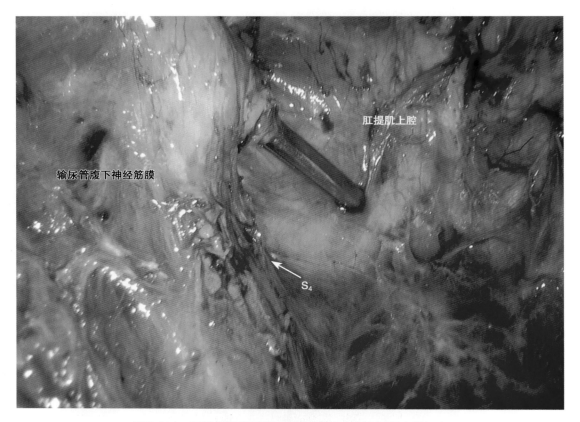

输尿管腹下神经筋膜

肛提肌上腔

S₄

图5-114 打开盆筋膜腱弓,盆腔侧方腔室与肛提肌上腔汇合

（五）双侧清扫与单侧清扫

根据《中国直肠癌侧方淋巴结转移诊疗专家共识(2019版)》推荐：行双侧侧方淋巴结清扫时,应尽量保留一侧的膀胱上或下动脉及子宫动脉,以保证膀胱血供、泌尿及性功能。在此基础之上,我们认为是否切除髂内血管前干或其部分内脏支(脐动脉、膀胱上动脉、膀胱下动脉和闭孔动脉)还应考虑淋巴结位置及与血管毗邻关系决策,通过层面优先分离,无论保留与切除这些分支都是简单易行的,并且切除分支更为简便(图5-115)。

总之,以筋膜为导向,通过层面优先分离建立明确的淋巴结清扫界限,进行整块切除,同时作为一个完整的平面将盆腔植物神经进行优先保护,游离出血管蒂可降低手术难度及术中出血风险,利于术式的推广及普及,可提高侧方淋巴结清扫手术质量、促进侧方清扫的标准化、规范化,同时腹腔镜下操作手术视野清晰,筋膜层面更易于显示,具有出血少、恢复快的优点。

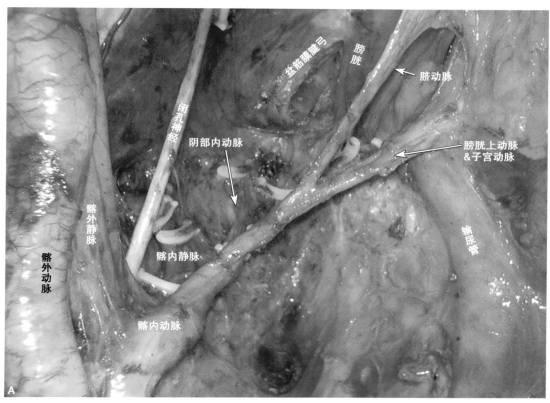

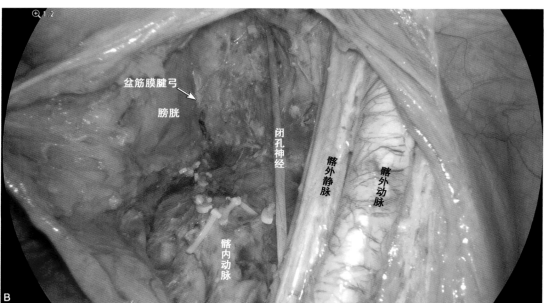

图 5-115　保留髂内血管内脏支和不保留髂内血管内脏支的清扫术后视野

A. 侧侧方淋巴结清扫术后视野，髂内血管内脏支（脐动脉、膀胱上动脉、子宫动脉及静脉）均予以保留，263D 组淋巴结已清除；B. 右侧侧方淋巴结清扫术后视野，各髂内血管内脏支与 263D 组淋巴结一并清除。

（孙　轶）

第六节　基于三维膜解剖的直肠癌根治手术新分型

膜解剖理念在妇科肿瘤中很早就采用,1921 年 Hidekazu Okabayash 在宫颈癌手术中,就通过建立直肠旁间隙和膀胱旁间隙产生宫骶韧带、主韧带和膀胱子宫韧带,而膜、间隙正是膜解剖的基本要素。虽然都存在膜解剖的理念,但比较直肠癌和子宫颈癌手术却非常有意思。目前广泛使用的宫颈癌根治手术 Querleu-Morrow 分型(Q-M 分型)是完全基于解剖建立的,按切除范围不同划分为 A~D 共 4 型手术,并依据国际妇产科联盟(FIGO)不同分期采取相应的手术类型,而直肠癌无论其病灶的大小、位置甚至肿瘤分期,手术方式只有 TME 一种类型;宫颈癌根治性手术把盆腔淋巴结清扫纳入了分型体系,是 C 型手术(经典宫颈癌根治术)的组成部分,而直肠癌侧方淋巴结清扫术(lateral lymph node dissection,LLND)与 TME 似乎是两个独立的手术,仅在放化疗后仍然存在肿大的侧方淋巴结才考虑行 LLND。两者的比较充分说明应该建立直肠癌手术分型,以便对直肠癌患者采取个体化的手术方式。

应该注意到 Q-M 分型是完全基于解剖建立的,各型手术范围的划分是依据侧方的切除范围来界定的[98],比如 A→D 型手术的外侧切除界限分别位于宫颈和输尿管之间、输尿管水平、髂内血管内侧以及盆壁肌肉,这种手术范围划分的人为性会引起对手术合理性的质疑。但从膜解剖角度来讲,输尿管、髂内血管和盆壁肌肉分别覆盖有泌尿生殖筋膜深层、泌尿生殖筋膜浅层和壁筋膜,Q-M 分型中各型手术的分界实际上就是笔者提出的“四筋膜”中的三个筋膜,而 B→D 型手术的清扫范围实际就是笔者提出的“三间隙”。因此可以用膜解剖理论来解释 Q-M 分型的科学性。

明确了“四筋膜、三间隙”理论实际就是宫颈癌 Querleu-Morrow 分型的依据,那么理论上可以借鉴应用到直肠癌进行分型。“四筋膜、三间隙”理论不仅是 Sato 的体壁筋膜的“洋葱皮”理论[3]的具体体现,而且更是对“系膜信封”理论[11]的拓展应用。系膜的本质实际上是局限了肿瘤细胞的转移,也就是局限了龚建平教授所说的“第五转移”[99],这是因为系膜筋膜构成了肿瘤细胞难以逾越的平面。因此可以把每一筋膜包围形成的区域想象为“系膜”,“四筋膜”只是形成了大小不等、范围不同的“系膜”,而“三间隙”则构成了相应“系膜”切除的“神圣平面”。

一、手术分型的解剖基础

再次温习一下笔者提出的盆腔“四筋膜、三间隙”理论,虽然宫颈癌 Q-M 分型看似采取确切的解剖结构如输尿管、膀胱等来进行分型,实则有着深刻的膜解剖学依据,也是笔者提出的直肠癌分型解剖基础。

二、直肠癌分型

(一) A 型:保留泌尿生殖筋膜的 TME(total mesorectal excision with urogenital fascia preservation) (图 5-116,图 5-117)

手术层次位于内间隙,切除了由直肠固有筋膜形成的筋膜鞘。对于欧洲肿瘤内科学会(ESMO)指南划分的非常早期的肿瘤,cT_1N_0 伴有不良的组织病理学因素(sm2,G3,V1,L1)或者早期肿瘤 $cT_1 \sim cT_2$、cN_0 可以施行保留尿生殖筋膜的 TME。

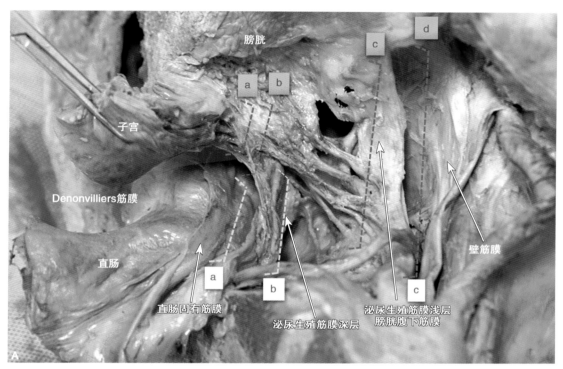

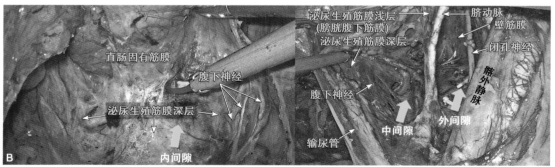

图 5-116　"四筋膜、三间隙"理论是宫颈癌和直肠癌分型的膜解剖学基础

A. 工尸体解剖；B. 手术观察。黄色 a、b、c、d 代表 Q-M 宫颈癌分型；白色 a、b、c 代表直肠癌分型

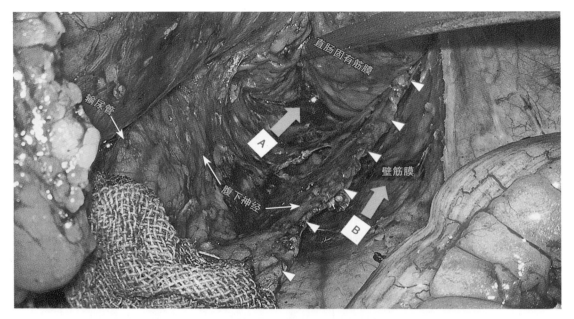

图 5-117　A 型和 B 型直肠癌手术。白色三角为泌尿生殖筋膜深层

（二）B 型：经典 TME（classical total mesorectal excision）（图 5-116～图 5-118）

手术层次位于中间隙，切除了由 Denonvilliers 筋膜和泌尿生殖筋膜深层构成的筋膜鞘。ESMO 对于划分为中期的低位 $cT_{3a/b}$，MRF（－）或者中高位 $cT_{3a/b}$，$cN_{1~2}$（非结外种植），EMVI（－）的患者，虽然建议新辅助治疗，但认为高质量的 TME 可以保证低复发风险，因此对于这些患者可以进行经典的 TME 手术。

B 型手术分为两个亚型：B1 型保留盆腔自主神经型（图 5-118A）和 B2 型不保留盆腔自主神经型（图 5-118B）。由于泌尿生殖筋膜实际就是脏筋膜，因此经典 TME 的手术平面位于泌尿生殖筋膜和壁筋膜之间，实际是要求切除泌尿生殖筋膜，但盆丛存在两种类型[32]：融合状和弥散状，融合状即为传统解剖学描述的"四边形"实体型结构，通过解剖可以做到盆丛与泌尿生殖筋膜的分离（图 5-118A）。弥散状则表现为片状神经-筋膜交织，并无固定的形态，神经和筋膜相互混合不能分离（图 5-118B）。对于融合状盆丛的患者，通过游离并牵开腹下神经和盆丛，可以在保留盆自主神经的情况下切除泌尿生殖筋膜。对于弥散状盆丛的患者，由于神经纤维和泌尿生殖筋膜相互交织融合，无法分离，往往需要将包含有盆自主神经的泌尿生殖筋膜一并切除，从而完成 B2 型手术。

（三）C 型：扩大的直肠全系膜切除术（extended total mesorectal excision）（图 5-116，图 5-119）

扩大的直肠系膜全切除术是指手术范围超出直肠系膜筋膜平面的根治手术[100]，手术层次位于外间隙，包括了内、中、外三个间隙的清扫，TME 是内间隙的清扫，侧方淋巴结清扫是中、外两间隙的清扫，因此 C 型手术相当于 Takahashi（高桥孝）于 2000 年提出直肠癌三间隙立体清扫术[56]。C 型手术的适应症还有待明确，主要在于对局部进展期直肠癌是否行侧方淋巴结清扫仍然存在争议。依据《日本结直肠癌治疗指南》（2019 年），对腹膜反折以下的 cT_3 期直肠癌仍然常规行侧方淋巴结清扫，但 ESMO 指南推荐对局部进展期直肠癌的患者

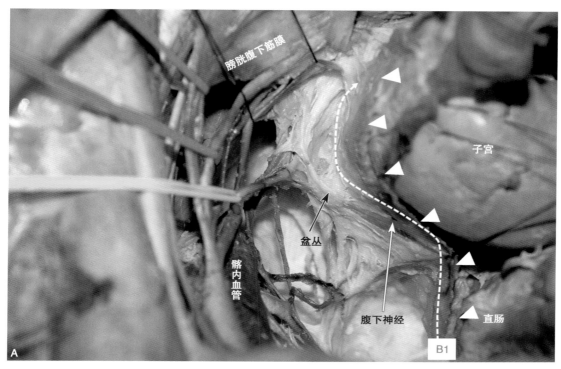

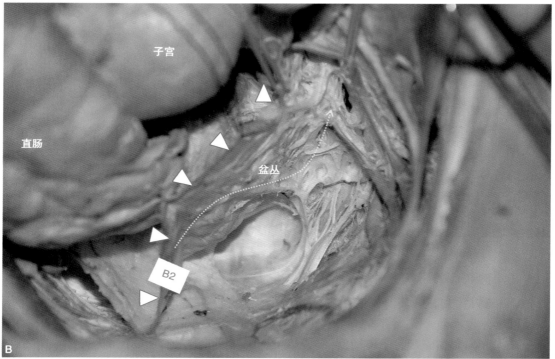

图 5-118 B 型直肠癌手术分为两个亚型

A. B1 型;B. B2 型。白色三角为泌尿生殖筋膜。

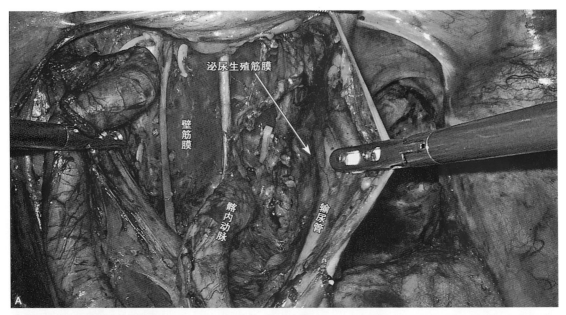

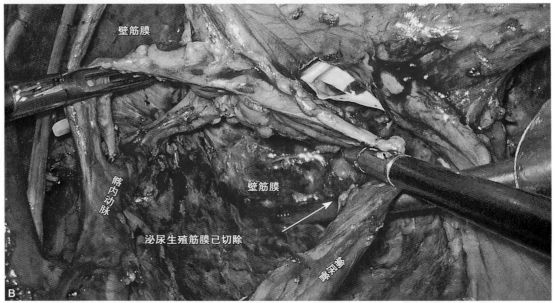

图 5-119　C 型手术分为两个亚型
A. C1 型；B. C2 型。

（>cT$_{3b}$，EMVI+）先行新辅助治疗，仅在放化疗后仍有肿大侧方淋巴结才行 LLND。C 型手术具体可以分为两个亚型。

1. C1 型：保留盆腔自主神经型　从膜解剖角度来讲，本章前述的层面优先入路的侧方淋巴结清扫术、基于膜解剖的侧方淋巴结"两间隙"清扫术都相当于 C1 型手术，因为这些手术采取的是膜→间隙的方式，首先解剖并建立了泌尿生殖筋膜这个膜平面，从而实现了对"神经平面"的保护。

2. **C2 型:不保留盆腔自主神经型** C2 型手术主要针对肿瘤或者淋巴结转移侵犯泌尿生殖筋膜的患者,保留泌尿生殖筋膜将会影响手术的根治性,而不得不切除泌尿生殖筋膜甚至髂内血管分支。

（四）**D 型:侧方扩大切除术（Laterally extended resection）**

D 型手术依据手术清扫程度分为两个亚型（图 5-120）:D1 型称为侧盆扩大根治术,D2 型称为侧盆廓清术。

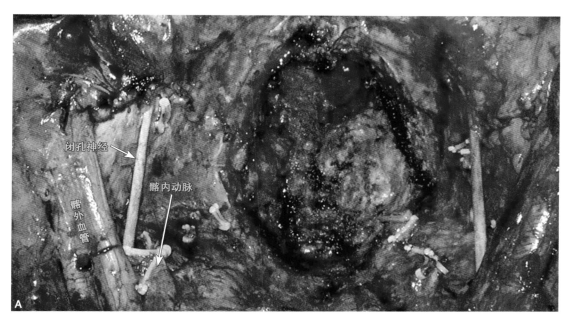

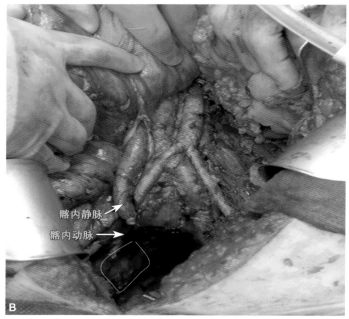

图 5-120 D 型手术分为两个亚型

A. D1 型,侧盆扩大根治术;B. D2 型,侧盆廓清术(白色虚线示切除的部分闭孔内肌)。

三、临床应用探讨

TME 是基于"系膜信封"理论产生的,即直肠固有筋膜包绕器官、血供和淋巴等形成了类似"信封"样的系膜(或称之为筋膜鞘),构成了肿瘤细胞难以逾越的组织屏障,局限了肿瘤细胞的转移,而通过筋膜之间的胚胎性间隙可以做到系膜的完整切除[11]。事实上,直肠周围存在类似"洋葱皮"样的多层筋膜结构[28],形成多个间隙,因此可以依据肿瘤的局部侵犯情况,采取不同的间隙作为手术平面来根治肿瘤。但是目前 TME 是直肠癌手术的"金标准",也是直肠癌经腹根治手术的唯一方式,脏、壁筋膜之间的平面(间隙)也是 TME 手术的唯一选择。

对直肠癌根治术进行分型,首先应该从三维结构来认识盆腔的筋膜和间隙。对筋膜的三维认识可以统一解剖术语,避免把同一筋膜的不同部分命名为不同的筋膜,比如输尿管系膜、泌尿生殖筋膜和膀胱子宫韧带深层是同一筋膜。对间隙的三维认识,也可以避免传统手术分型在不同方向界定手术切除范围的情况,比如宫颈癌 Q-M 分型的 C2 型手术,外侧切除界线在髂内血管的内侧,腹侧切除界限在膀胱水平,背侧切除界限要求切除输尿管系膜,深面的切除界限在盆底[98],这些切除界限实际都位于中间隙,因此从膜解剖角度来讲,C2 型手术是通过泌尿生殖筋膜和膀胱腹下筋膜之间完成的手术。

笔者基于三维膜解剖的认识,提出"四筋膜、三间隙"理论,并进而把直肠癌根治术进行了分型。A 型和 B 型手术的区别反映了对于直肠系膜解剖的不同认识。B 型手术也就是 Heald 提出的 TME 手术,其理论依据是直肠固有筋膜是脏筋膜的一部分,直肠系膜由侧后方的脏筋膜和前方的 Denonvilliers 筋膜包围而形成,因此脏、壁筋膜之间的平面构成了手术的"神圣平面"[11,69]。与之不同,A 型手术的理论依据是直肠固有筋膜和脏筋膜(泌尿生殖筋膜)是两层不同的筋膜,直肠系膜是由直肠固有筋膜包围而形成,因而直肠固有筋膜和脏筋膜之间成为了手术平面[93]。由此可见,在 Heald 的认识中,脏筋膜是作为直肠系膜筋膜(mesorectal fascia)存在的,因此经典 TME 是要求切除脏筋膜的,但在目前的临床实践中,几乎所有的腹腔镜和机器人 TME 都是 A 型手术,这是因为手术保留了包含有腹下神经的泌尿生殖筋膜,这已经成为完美 TME 手术的标准,而笔者证实泌尿生殖筋膜和脏筋膜实际是同一筋膜,因此手术并没有切除脏筋膜(泌尿生殖筋膜),笔者将这类手术称为保留泌尿生殖筋膜的 TME[93]。

从 A 型和 B 型手术在直肠前方切除平面的差异,可以阐明临床上 Denonvilliers 筋膜切除与否的争议。由于脏筋膜(泌尿生殖筋膜)和 Denonvilliers 筋膜构成了经典解剖的直肠系膜,正如前述,现行的 TME 基本上都没有切除脏筋膜(泌尿生殖筋膜),因此强调前方 Denonvilliers 筋膜的切除并没有必要。从解剖层面上来讲,保留尿生殖筋膜的 TME[93]与保留 Denonvilliers 筋膜 TME[101]位于同一间隙(内间隙),只是分别从直肠侧后方和前方平面定义了手术名称,实际上都归属于 A 型手术,因此无需质疑保留 Denonvilliers 筋膜的 TME 在临床开展的合理性,只要患者符合 A 型手术的指征就可以采取这一手术方式。

B 型手术依据盆腔自主神经保留与否分为两个亚型。论及保功能手术,一定要明确泌尿生殖筋膜与盆自主神经分布的关系。泌尿生殖筋膜在直肠后方结合紧密,两层之间包含有腹下神经,在侧方泌尿生殖筋膜两层结合疏松,可以在输尿管外侧水平分为两层,泌尿生殖筋膜的深层薄而透明,形态上呈现为覆盖于腹下神经的单层筋膜,因此也称为腹下神经前筋膜。腹下神经与穿出壁筋膜的盆内脏神经形成盆丛,盆丛位于 Denonvilliers 筋膜与泌尿生殖筋膜深层交汇处的外侧,由此可见盆自主神经是沿泌尿生殖筋膜深层分布的,因此日本学者将其描述为"神经平面"(nerve plane)[102]或者"神经板"(nerve plate)[103]。

泌尿生殖筋膜的解剖是盆腔保功能手术的解剖基础,实际上无论是直肠癌手术还是宫颈癌手术,虽然对保功能手术有很多描述,但实际上最终可以归纳为两个操作方法,一是保留含有神经的部分泌尿生殖筋膜深层;二是把腹下神经、盆丛及其发出的膀胱支和子宫支从泌尿生殖筋膜深层逐一游离。前者是腹腔镜手术通用的方法,无论是直肠癌手术还是宫颈癌手术都是如此,因为现行的腹腔镜手术都是沿着筋膜之间的间隙进行,并没有游离神经的操作。而后者是传统保功能手术的方法,Havenga 的保功能 TME[104] 和 Fujii 的保功能子宫切除术[102]都是这种方法。但是能否保留盆腔自主神经,除了要考虑肿瘤根治性的因素外,更主要的是取决于盆丛的类型。笔者于 2011 年首次提出盆丛分为融合状和弥散状两种类型[32]。对于融合状盆丛,即传统解剖学描述的四边形实体型结构,可以做到游离并牵开神经,继而切除泌尿生殖筋膜深层,以完成保留盆腔自主神经的 B1 型手术。而弥散状盆丛呈现为片状神经-筋膜交织,并无固定的形态,神经和筋膜几乎不能分离,即使采用 Fujii 的精准保功能手术方法[102],也难以把神经游离并牵开,因而往往需要将包含有盆自主神经的泌尿生殖筋膜深层一并切除,从而完成不保留自主神经的 B2 型手术。

C 型手术包括了 TME 和 LLND,依据自主神经的保留与否分为两个亚型。笔者提出的基于膜解剖的侧方淋巴结"两间隙"清扫术[105],采取的是膜→间隙的手术方法,依次解剖泌尿生殖筋膜深层、泌尿生殖筋膜浅层和壁筋膜,建立膜平面,在这过程中能够完成 No. 293、No. 273 和 No. 280 的切除。然后进入"两间隙清扫"过程,对中间隙的清扫能够完成 No. 263、No. 270 的切除,对外间隙的清扫能够完成 No. 283、No. 260 的切除。通过这样的操作完成了外侧两个间隙的清扫,而保留了泌尿生殖筋膜深层,对自主神经进行了保护。C2 型手术主要针对肿瘤或者淋巴结转移侵犯泌尿生殖筋膜的患者,保留泌尿生殖筋膜将会影响手术的根治性,而不得不切除泌尿生殖筋膜甚至髂内血管分支。

与 A→C 型手术不同,D 型手术属于超根治术(ultra-radical)范畴,主要治疗局部晚期或者复发性直肠癌患者,涵盖了传统的盆腔廓清术(pelvic exenteration)。盆腔廓清术的手术价值需要重新认识,其不但是局部晚期或者复发性直肠癌患者唯一可能的根治方法,也是缓解症状的重要手段,最新的 PelvEx Collaborative 结果表明,局部晚期直肠癌通过盆腔廓清术如果可以做到 R0 切除,则患者 3 年生存率可以达到 56.4%[106]。因此为了能够达到 R0 切除,盆腔廓清术现在倾向于更高的骶骨切除甚至骶神经切除。

D1 型手术要求切除髂内血管包括脏支和壁支的所有分支,以便清除盆侧方的所有脂肪、淋巴组织。主要治疗 Leeds 分类[107]的中央型的患者,肿瘤局限于盆腔内器官,未累及骨盆壁。D1 手术相当于妇科的侧方扩大的子宫旁切除术(laterally extended parametrectomy)[108]。

D2 型手术是在 D1 型基础上切除盆邻近的肌肉、筋膜和神经,甚至骶骨。主要治疗 Leeds 分类[107]中的骶型、侧壁型和混合型患者,肿瘤侵犯骶骨或者侵犯盆侧壁包括坐骨大孔、骶神经到闭孔内肌、梨状肌、尾骨肌的区域。D2 型相当于扩大的盆侧壁切除术(extended lateral pelvic sidewall excision)[109]、妇科的侧方扩大的骨盆内切除术(laterally extended endopelvic resection)[110]。

笔者基于"四筋膜、三间隙"理论提出了直肠癌根治术分型,并没有过多探讨各型手术的适应症,也没有涉及各分型手术的疗效,这需要今后的临床实验来加以验证。但本文提出的通过筋膜间隙定位手术范围的膜解剖思路,是符合 Heald"神圣平面"理论的,无论是直肠癌还是宫颈癌手术都可以应用,对其深入研究有助于制定统一规范的盆腔肿瘤根治手术分型。

(林谋斌　刘海龙)

参 考 文 献

[1] ERCOLI A,DELMAS V,FANFANI F,et al. Terminologia Anatomica versus unofficial descriptions and nomenclature of the fasciae and ligaments of the female pelvis:a dissection-based comparative study. Am J Obstet Gynecol,2005,193(4):1565-1573.

[2] HOLLINSHEAD W. Anatomy for surgeons:Ⅱ. The thorax,abdomen and pelvis. New York:Paul B. Hoeber Inc,1956:630-675.

[3] SATO T,HASHIMOTO M. Morphological analysis of the fascial lamination of the trunk. Bull Tokyo Med Dent Univ,1984,31(1):21-32.

[4] DELANCEY J O. Anatomy and embryology of the lower urinary tract. Obstet Gynecol Clin North Am,1989,16 (4):717-731.

[5] PUNTAMBEKAR S,NANDA,S. M. ,PARIKH,K. Fascial anatomy//Laparoscopic pelvic anatomy in females. Singapore:Springer,2019:1631-1682.

[6] PIT M J,DE RUITER M C,LYCKLAMA A N A A,et al. Anatomy of the arcus tendineus fasciae pelvis in females. Clin Anat,2003,16(2):131-137.

[7] OCCELLI B,NARDUCCI F,HAUTEFEUILLE J,et al. Anatomic study of arcus tendineus fasciae pelvis. Eur J Obstet Gynecol Reprod Biol,2001,97(2):213-219.

[8] KIRKHAM A P,MUNDY A R,HEALD R J,et al. Cadaveric dissection for the rectal surgeon. Ann R Coll Surg Engl,2001,83(2):89-95.

[9] 高桥孝. 大肠癌根治术. 北京:人民卫生出版社,2003:123-133.

[10] DIOP M,PARRATTE B,TATU L,et al. "Mesorectum":the surgical value of an anatomical approach. Surg Radiol Anat,2003,25(3-4):290-304.

[11] HEALD R J,MORAN B J. Surgical Anatomy of the Rectum and the TME Specimen(Total Mesorectal Excision)//Baatrup G. Multidisciplinary treatment of colorectal cancer. Cham:Springer,2021:79-92.

[12] 刘海龙,林谋斌.盆腔筋膜理解的关键点.中华外科杂志,2020,58(7):545-550.

[13] STOPPA R,DIARRA B,MERTL P J H. The retroparietal spermatic sheath:an anatomical structure of surgical interest. 1997,1(1):55-59.

[14] DIARRA B,STOPPA R,VERHAEGHE P,et al. About prolongations of the urogenital fascia into the pelvis: An anatomic study and general remarks on the interparietal-peritoneal fasciae. 1997,1(4):191-196.

[15] MUNTEAN V. The surgical anatomy of the fasciae and the fascial spaces related to the rectum. Surg Radiol Anat,1999,21(5):319-324.

[16] MATSUBARA A,MURAKAMI G,NIIKURA H,et al. Development of the human retroperitoneal fasciae. Cells Tissues Organs,2009,190(5):286-296.

[17] SATO T. A morphological consideration of the visceral fasciae with special reference to the renal fascia and its differentiation in the pelvic cavity. The 14th Japanese Research Society of Clinical Anatomy Meeting, 2010,11:82-83.

[18] YANG X F,LUO G H,DING Z H,et al. The urogenital-hypogastric sheath:an anatomical observation on the relationship between the inferomedial extension of renal fascia and the hypogastric nerves. Int J Colorectal Dis,2014,29(11):1417-1426.

[19] 邱健,苏军龙,阎立昆,等.男性泌尿生殖层的层面解剖及其临床意义研究.中国实用外科杂志,2021, 41(01):107-113.

[20] KINUGASA Y,MURAKAMI G,SUZUKI D,et al. Histological identification of fascial structures posterolateral to the rectum. Br J Surg,2007,94(5):620-626.

[21] SKANDALAKIS P N,ZORAS O,SKANDALAKIS J E,et al. Transversalis,endoabdominal,endothoracic fascia:who's who?. Am Surg,2006,72(1):16-18.

[22] TOBIN C E,BENJAMIN J A,WELLS J C. Continuity of the fasciae lining the abdomen,pelvis,and spermatic cord. Surg Gynecol Obstet,1946,83(5):575-596.

[23] STOPPA R,DIARRA B,MERTL P. The retroparietal spermatic sheath — An anatomical structure of surgical interest. Hernia,1997,1(1):55-59.

[24] LIANG J. Anatomical basis of rectal cancer surgery focused on pelvic fascia//Kim,N. ,Sugihara,K. ,Liang, JT. Surgical treatment of colorectal cancer. Singapore:Springer,2018:37-45.

[25] HAYES M A. Abdominopelvic fasciae. Am J Anat,1950,87(1):119-161.

[26] CULLIGAN K,COFFEY J C,KIRAN R P,et al. The mesocolon:a prospective observational study. Colorectal Dis,2012,14(4):421-8;discussion 8-30.

[27] COFFEY J C,DILLON M,SEHGAL R,et al. Mesenteric-Based Surgery Exploits Gastrointestinal,Peritoneal, Mesenteric and Fascial Continuity from Duodenojejunal Flexure to the Anorectal Junction-A Review. Dig Surg,2015,32(4):291-300.

[28] MIKE M,KANO N. Laparoscopic surgery for colon cancer:a review of the fascial composition of the abdominal cavity. Surg Today,2015,45(2):129-139.

[29] CUNéO B V V. De la signifcation morphologique des aponeuroses périvésicales. J Anat Paris, 1899,35: 235-245.

[30] WESSON M B. Fasciae of the urogenital triangle. J Am Med Assoc,1923,81(24):2024-2030.

[31] KIM J H,KINUGASA Y,HWANG S E,et al. Denonvilliers' fascia revisited. Surg Radiol Anat,2015,37(2): 187-197.

[32] LIN M, CHEN W, HUANG L, et al. The anatomic basis of total mesorectal excision. Am J Surg, 2011, 201 (4):537-543.

[33] BENOIT G, DELMAS V, QUILLARD J, et al. Interprostatorectal dissection: value of Denonvilliers' fascia. Presse Med, 1983, 12(42):2693-2694.

[34] GOLIGHER J C, LEACOCK A G, BROSSY J J. The surgical anatomy of the anal canal. The British journal of surgery, 1955, 43(177):51-61.

[35] ZHANG M, KAW A, CHAPUIS P H, et al. Does Denonvilliers' fascia exist in women?. Am J Obstet Gynecol, 2016, 214(5):663-664.

[36] NICHOLS D H, MILLEY P S. Surgical significance of the rectovaginal septum. Am J Obstet Gynecol, 1970, 108(2):215-220.

[37] 张卫, 朱晓明. 基于盆腔膜解剖的腹腔镜全直肠系膜切除术. 中华胃肠外科杂志, 2019, (05):427-431.

[38] KIM N K. Anatomic basis of sharp pelvic dissection for curative resection of rectal cancer. Yonsei Med J, 2005, 46(6):737-749.

[39] KOURAMBAS J, ANGUS D G, HOSKING P, et al. A histological study of Denonvilliers' fascia and its relationship to the neurovascular bundle. Br J Urol, 1998, 82(3):408-410.

[40] LUDWIKOWSKI B, HAYWARD I O, FRITSCH H. Rectovaginal fascia: An important structure in pelvic visceral surgery? About its development, structure, and function. J Pediatr Surg, 2002, 37(4):634-638.

[41] NANO M, LEVI A C, BORGHI F, et al. Observations on surgical anatomy for rectal cancer surgery. Hepatogastroenterology, 1998, 45(21):7177-26.

[42] 张策, 丁自海, 李国新, 等. 全直肠系膜切除相关盆自主神经的解剖学观察. 中国临床解剖学杂志, 2006, (01):60-64.

[43] KINUGASA Y, MURAKAMI G, UCHIMOTO K, et al. Operating behind Denonvilliers' fascia for reliable preservation of urogenital autonomic nerves in total mesorectal excision: a histologic study using cadaveric specimens, including a surgical experiment using fresh cadaveric models. Dis Colon Rectum, 2006, 49(7): 1024-1032.

[44] BERTRAND M M, ALSAID B, DROUPY S, et al. Biomechanical origin of the Denonvilliers' fascia. Surg Radiol Anat, 2014, 36(1):71-78.

[45] LINDSEY I, GUY R J, WARREN B F, et al. Anatomy of Denonvilliers' fascia and pelvic nerves, impotence, and implications for the colorectal surgeon. Br J Surg, 2000, 87(10):1288-1299.

[46] DENONVILLIERS C. Anatomie du périnée. Bull Soc Anat Paris, 1836:105-107.

[47] TAGUCHI K, TSUKAMOTO T, MURAKAMI G. Anatomical studies of the autonomic nervous system in the human pelvis by the whole-mount staining method: left-right communicating nerves between bilateral pelvic plexuses. J Urol, 1999, 161(1):320-325.

[48] 张卫, 朱晓明. 腹腔镜超低位直肠癌保肛手术要点的再认识. 中华胃肠外科杂志, 2018, 21(08): 867-870.

[49] SAGAR PM P J. Topographic anatomy//Nicholls R H, Dozois R R. Surgery of the Colon & Rectum. New York: Churchill Livingstone, 1997:1-17.

[50] CRAPP A R, CUTHBERTSON A M. William Waldeyer and the rectosacral fascia. Surg Gynecol Obstet, 1974, 138(2):252-6.

[51] GARCIA-ARMENGOL J, GARCIA-BOTELLO S, MARTINEZ-SORIANO F, et al. Review of the anatomic

concepts in relation to the retrorectal space and endopelvic fascia:Waldeyer's fascia and the rectosacral fascia. Colorectal Dis,2008,10(3):298-302.

[52] SATO K,SATO T. The vascular and neuronal composition of the lateral ligament of the rectum and the rectosacral fascia. Surg Radiol Anat,1991,13(1):17-22.

[53] GALLI R,ROSENBERG R. Surgical treatment of colorectal cancer. Ther Umsch,2018,75(10):607-14.

[54] CHAPUIS P,BOKEY L,FAHRER M,et al. Mobilization of the rectum:anatomic concepts and the bookshelf revisited. Dis Colon Rectum,2002,45(1):1-8.

[55] JONES O M,SMEULDERS N,WISEMAN O,et al. Lateral ligaments of the rectum:an anatomical study. Br J Surg,1999,86(4):487-9.

[56] TAKAHASHI T,UENO M,AZEKURA K,et al. Lateral ligament:its anatomy and clinical importance. Semin Surg Oncol,2000,19(4):386-95.

[57] NANO M,DAL CORSO H M,LANFRANCO G,et al. Contribution to the surgical anatomy of the ligaments of the rectum. Dis Colon Rectum,2000,43(11):1592-7;discussion 7-8.

[58] CHURCH J M,RAUDKIVI P J,HILL G L. The surgical anatomy of the rectum--a review with particular relevance to the hazards of rectal mobilisation. Int J Colorectal Dis,1987,2(3):158-166.

[59] COFFEY J C,O'LEARY D P. The mesentery:structure,function,and role in disease. Lancet Gastroenterol Hepatol,2016,1(3):238-47.

[60] HOHENBERGER W,WEBER K,MATZEL K,et al. Standardized surgery for colonic cancer:complete mesocolic excision and central ligation:technical notes and outcome. Colorectal Dis,2009,11(4):354-64;discussion 64-65.

[61] FUJII S,SEKIYAMA,K. Atlas of the original okabayashi's transabdominal radical hysterectomy//FUJII S,SEKIYAMA K. Precise neurovascular anatomy for radical hysterectomy. Singapore:Springe,2020:19-47.

[62] COSMA S,FERRAIOLI D,MITIDIERI M,et al. A simplified fascial model of pelvic anatomical surgery:going beyond parametrium-centered surgical anatomy. Anat Sci Int,2021,96(1):20-29.

[63] MAUROY B,DEMONDION X,BIZET B,et al. The female inferior hypogastric(=pelvic)plexus:anatomical and radiological description of the plexus and its afferences:applications to pelvic surgery. Surg Radiol Anat,2007,29(1):55-66.

[64] DE TREIGNY O M,ROUMIGUIE M,DEUDON R,et al. Anatomical study of the inferior vesical artery:is it specific to the male sex?. Surg Radiol Anat,2017,39(9):961-965.

[65] RIGOARD P. The lumbosacral plexus. //Atlas of anatomy of the peripheral nerves. Cham:Springer,2020:264-275.

[66] MOLMENTI E P,BALFE D M,KANTERMAN R Y,et al. Anatomy of the retroperitoneum:observations of the distribution of pathologic fluid collections. Radiology,1996,200(1):95-103.

[67] ISHIKAWA K,NAKAO S,NAKAMURO M,et al. The retroperitoneal interfascial planes:current overview and future perspectives. Acute Med Surg,2016,3(3):219-229.

[68] HOCKEL M. Morphogenetic fields of embryonic development in locoregional cancer spread. Lancet Oncol,2015,16(3):e148-e151.

[69] SANTIAGO I A,GOMES A P,HEALD R J. An ontogenetic approach to gynecologic malignances. Insights into imaging,2016,7(3):329-339.

[70] SALERNO G,SINNATAMBY C,BRANAGAN G,et al. Defining the rectum:surgically,radiologically and an-

atomically. Colorectal Dis,2006,8 Suppl 3:5-9.

[71] HEALD R J,MORAN B J. Embryology and anatomy of the rectum. Semin Surg Oncol,1998,15(2):66-71.

[72] MANJUNATH A P,GIRIJA S. Embryologically based resection of cervical cancers:a new concept of surgical radicality. J Obstet Gynaecol India,2012,62(1):5-14.

[73] HOCKEL M,KAHN T,EINENKEL J,et al. Local spread of cervical cancer revisited:a clinical and pathological pattern analysis. Gynecol Oncol,2010,117(3):401-408.

[74] BATLLE E,WILKINSON D G. Molecular mechanisms of cell segregation and boundary formation in development and tumorigenesis. Cold Spring Harb Perspect Biol,2012,4(1):a008227.

[75] BASLER K,STRUHL G. Compartment boundaries and the control of Drosophila limb pattern by hedgehog protein. Nature,1994,368(6468):208-214.

[76] ANTONINI N,JONES H,HORIOT J C,et al. Effect of age and radiation dose on local control after breast conserving treatment:EORTC trial 22881-10882. Radiother Oncol,2007,82(3):265-271.

[77] LANDONI F,MANEO A,CORMIO G,et al. Class Ⅱ versus class Ⅲ radical hysterectomy in stage ⅠB-ⅡA cervical cancer:a prospective randomized study. Gynecol Oncol,2001,80(1):3-12.

[78] GROENEN S M,TIMMERS P J,BURGER C W. Recurrence rate in vulvar carcinoma in relation to pathological margin distance. Int J Gynecol Cancer,2010,20(5):869-873.

[79] HOCKEL M,HENTSCHEL B,HORN L C. Association between developmental steps in the organogenesis of the uterine cervix and locoregional progression of cervical cancer:a prospective clinicopathological analysis. Lancet Oncol,2014,15(4):445-456.

[80] HOCKEL M,HORN L C,MANTHEY N,et al. Resection of the embryologically defined uterovaginal(Mullerian)compartment and pelvic control in patients with cervical cancer:a prospective analysis. Lancet Oncol, 2009,10(7):683-692.

[81] GUPTA A,BISCHOFF A,PENA A,et al. The great divide:septation and malformation of the cloaca,and its implications for surgeons. Pediatr Surg Int,2014,30(11):1089-1095.

[82] ACAR H I,KUZU M A. Important points for protection of the autonomic nerves during total mesorectal excision. Dis Colon Rectum,2012,55(8):907-912.

[83] CELENTANO V,FABBROCILE G,LUGLIO G,et al. Prospective study of sexual dysfunction in men with rectal cancer:feasibility and results of nerve sparing surgery. Int J Colorectal Dis,2010,25(12):1441-1445.

[84] SCHMIEGELOW A F,BROHOLM M,GOGENUR I,et al. Evaluation of Sexual and Urinary Function After Implementation of Robot-assisted Surgery for Rectal Cancer:A Single-Center Study. Surg Laparosc Endosc Percutan Tech,2016,26(2):141-145.

[85] 张策,丁自海,余江,等. 直肠周围筋膜和间隙环形分布模式的解剖学观察. 中华胃肠外科杂志,2011, 14(11):882-886.

[86] RUNKEL N,REISER H. Nerve-oriented mesorectal excision(NOME):autonomic nerves as landmarks for laparoscopic rectal resection. Int J Colorectal Dis,2013,28(10):1367-1375.

[87] 渡边昌彦,上西纪夫,后藤满一. 直肠肛门外科手术操作要领与技巧. 北京:人民卫生出版社,2012: 31-56.

[88] WANG G J,GAO C F,WEI D,et al. Anatomy of the lateral ligaments of the rectum:a controversial point of view. World J Gastroenterol,2010,16(43):5411-5415.

[89] KIYOMATSU T,ISHIHARA S,MURONO K,et al. Anatomy of the middle rectal artery:a review of the his-

torical literature. Surg Today,2017,47(1):14-19.

[90] 王泉杰,GHAREEB W M,池畔,等.直肠骶骨筋膜的临床和尸体标本解剖观察及其临床意义.中华胃肠外科杂志,2020,23(7):689-694.

[91] HEALD R J. The'Holy Plane'of rectal surgery. J R Soc Med,1988,81(9):503-508.

[92] 林谋斌,金志明,尹路,等.从盆腔筋膜的外科解剖来理解直肠全系膜切除术的层次.中华胃肠外科杂志,2008,(04):308-311.

[93] LIU H,CHANG Y,LI A,et al. Laparoscopic total mesorectal excision with urogenital fascia preservation for mid-low rectal cancer:Anatomical basis and clinical effect-Experimental research. Int J Surg,2022,99:106263.

[94] KOBAYASHI H,MOCHIZUKI H,KATO T,et al. Outcomes of surgery alone for lower rectal cancer with and without pelvic sidewall dissection. Dis Colon Rectum,2009,52(4):567-576.

[95] FUJITA S,MIZUSAWA J,KANEMITSU Y,et al. Mesorectal excision with or without lateral lymph node dissection for clinical stage Ⅱ/Ⅲ lower rectal cancer(JCOG0212):a multicenter,Randomized Controlled,Non-inferiority Trial. Ann Surg,2017,266(2):201-207.

[96] OGURA A,UEHARA K,AIBA T,et al. What is the impact of systemic chemotherapy for lateral lymph nodes in patients with locally advanced low rectal cancer?. Int J Colorectal Dis,2020,35(11):2073-2080.

[97] SUN Y,ZHANG Z C,ZHOU Y D,et al. Fascial space priority approach for the management of the lateral ligaments in laparoscopic total mesorectal excision of the rectum. Tech Coloproctol,2021,25(4):475-477.

[98] CIBULA D,ABU-RUSTUM N R,BENEDETTI-PANICI P,et al. New classification system of radical hysterectomy:emphasis on a three-dimensional anatomic template for parametrial resection. Gynecol Oncol,2011,122(2):264-268.

[99] 龚建平.从"膜解剖"和"第五转移"看胃癌根治术的规范化实施.中华胃肠外科杂志,2015,18(2):121-122.

[100] LARSEN S G,WIIG J N,EMBLEMSVAAG H L,et al. Extended total mesorectal excision in locally advanced rectal cancer(T4a)and the clinical role of MRI-evaluated neo-adjuvant downstaging. Colorectal Dis,2009,11(7):759-67.

[101] 卫洪波,方佳峰.基于膜解剖理念的保留邓氏筋膜全直肠系膜切除术.中华胃肠外科杂志,2020,23(7):666-669.

[102] FUJII S,SEKIYAMA K. Step-by-Step Nerve-Sparing Radical Hysterectomy with Pelvic Lymphadenectomy.//FUJII S,SEKIYAMA K. Precise Neurovascular Anatomy for Radical Hysterectomy. Springer,Singapore,2020:149-207.

[103] SAKURAGI N,MURAKAMI G,KONNO Y,et al. Nerve-sparing radical hysterectomy in the precision surgery for cervical cancer. J Gynecol Oncol,2020,31(3):e49.

[104] HAVENGA K,ENKER W E. Autonomic nerve preserving total mesorectal excision. Surg Clin North Am,2002,82(5):1009-18.

[105] JIANG HH,LIU HL,LI AJ,et al. Laparoscopic lateral lymph node dissection in two fascial spaces for locally advanced lower rectal cancer. World J Gastroenterol,2021,27(24):3654-3667.

[106] PELVEX COLLABORATIVE. Surgical and Survival Outcomes Following Pelvic Exenteration for Locally Advanced Primary Rectal Cancer:Results From an International Collaboration. Ann Surg,2019,269(2):315-321.

［107］ BOYLE K M,SAGAR P M,CHALMERSA G,et al. Surgery for locally recurrent rectal cancer. Dis Colon Rectum,2005,48(5):929-37.

［108］ CĂPîLNA M E,UNGÁR L,COZLEA A L,et al. Laterally extended parametrectomy. Obstetrics & gynecology science,2021,64(5):470-2.

［109］ SHAIKH I,ASTON W,HELLAWELL G,et al. Extended lateral pelvic sidewall excision(ELSiE):an approach to optimize complete resection rates in locally advanced or recurrent anorectal cancer involving the pelvic sidewall. Tech Coloproctol,2014,18(12):1161-8.

［110］ HÖCKEL M. Laterally extended endopelvic resection:surgical treatment of infrailiac pelvic wall recurrences of gynecologic malignancies. Am J Obstet Gynecol,1999,180(2 Pt 1):306-12.

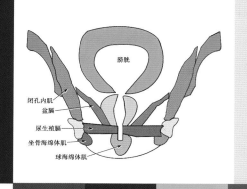

膀胱

闭孔内肌
盆膈
尿生殖膈
坐骨海绵体肌
球海绵体肌

第六章

盆底外科膜解剖

经典解剖学专著包括 *Last's Anatomy*、*Grant's Atlas of Anatomy*、*Human Anatomy*，都认为盆底是指盆膈（pelvic diaphragm）。*Gray's Anatomy*（第 41 版）和我国解剖学教材把会阴（perineum）定义为盆膈以下封闭骨盆出口的全部软组织。因此严格意义上讲盆底和会阴并不是同一解剖概念。近年来随着功能解剖学的发展，Delancey 提出了广义的盆底概念，认为盆底应为涵盖从盆底腹膜到外阴皮肤间的所有支持结构[3]，这里的盆底腹膜应为盆底壁筋膜更为确切。这是一个由肌肉、筋膜、韧带以及血管神经等组成的复杂系统，并有尿道、直肠和阴道贯穿其中。广义的盆底一般划分为由外向内（或者说从下到上）的三层，外层由会阴浅筋膜及其深面的 3 对肌肉（球海绵体肌、坐骨海绵体肌、会阴浅横肌）及肛门外括约肌组成，中层为尿生殖膈，内层为盆膈（图 6-1）。应理解在论述广义的盆底分为三层时，并不是说每一层都能完全覆盖盆底，比如尿生殖膈仅封闭尿生殖三角区域，而仅指这三层不在同一层面（图 6-1）。

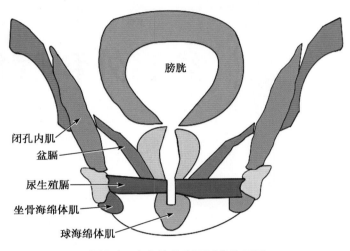

图 6-1　广义的盆底可以分为三层

第一节　盆底的形态

骨盆由骶尾骨以及左右两块髋骨组成，而髋骨由髂骨、耻骨和坐骨组成。应注意一些重要的解剖标记的位置，如坐骨棘、坐骨结节、耻骨上支、耻骨下支、坐骨耻骨支（耻骨下支和坐骨支的合称）（图 6-2）。

骶棘韧带位于骶尾骨侧方与坐骨棘之间，骶结节韧带位于骶尾骨侧方、髂后上棘与坐骨结节之间。骶棘韧带与坐骨大切迹围成的孔称坐骨大孔，骶棘韧带和坐骨小切迹围成的孔就是坐骨小孔（图 6-3）。

梨状肌起于骶骨前面，止于股骨大转子顶部，它穿过坐骨大孔时，把坐骨大孔分为了梨状肌上、下孔（图 6-4）。

应牢记梨状肌上、下孔通过的解剖结构，这对侧方淋巴结清扫时血管、神经的定位有帮助。梨状肌上孔由外侧向内侧依次通过臀上神经，臀上动脉，臀上静脉。梨状肌下孔由外侧向内侧依次通过坐骨神经、股后皮神经、臀下神经、臀下动脉、臀下静脉、阴部内动脉、阴部内

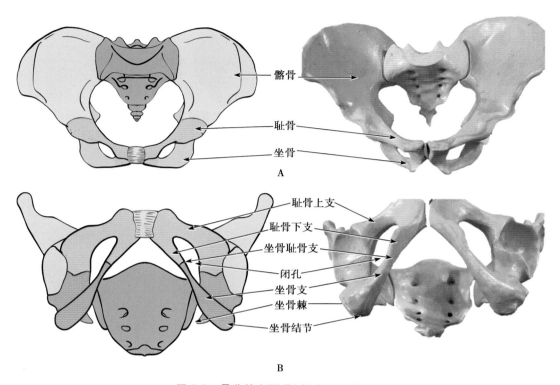

髂骨

耻骨

坐骨

A

耻骨上支

耻骨下支

坐骨耻骨支

闭孔

坐骨支

坐骨棘

坐骨结节

B

图 6-2　骨盆的上面观(A)和下面观(B)

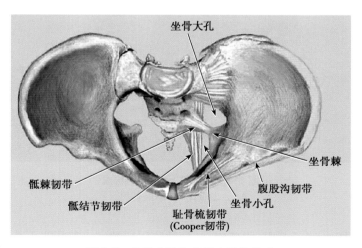

坐骨大孔

坐骨棘

腹股沟韧带

骶棘韧带

骶结节韧带

耻骨梳韧带
(Cooper韧带)

坐骨小孔

图 6-3　坐骨大孔和坐骨小孔的构成

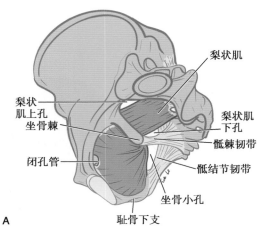

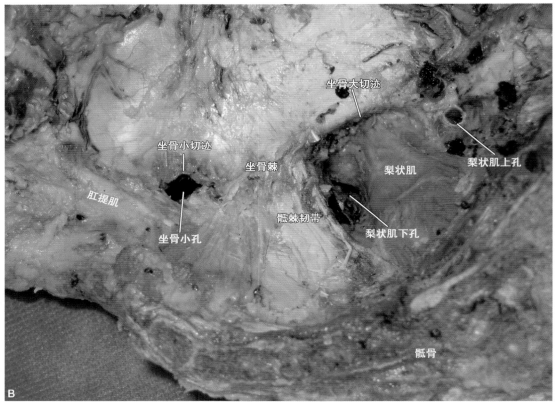

图 6-4　梨状肌上、下孔的构成

A. 示意图；B. 尸体解剖图。

静脉和阴部神经（图 6-5）。其中，阴部内动、静脉和阴部神经出梨状肌下孔后绕坐骨棘，经骶棘韧带和骶结节韧带之间，通过坐骨小孔到达坐骨直肠窝。

盆腔的肌肉包括功能不同的两部分：盆腔侧壁的闭孔内肌，盆底的肛提肌和梨状肌[4]。对盆腔形态的理解，可以把骨盆和闭孔内肌形成的骨盆侧壁想象为"玻璃杯"，而把肛提肌想象为"漏斗"，肛提肌正如插入骶棘韧带的"漏斗"，这个"漏斗"的顶端通向肛门（图6-6）。因此在侧方肛提肌是覆盖于闭孔内肌之上的，具体位置在闭孔管的下方的肛提肌腱弓（the arcus tendineus levator ani），并非闭孔内肌连接为肛提肌（图6-7）。明确了这点，那么坐骨直肠窝就可以理解为"玻璃杯"和"漏斗"之间的间隙，阴部内动、静脉和阴部神经通过这个间隙到达外生殖器和盆底。

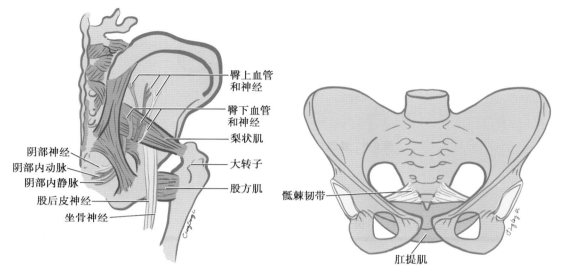

图6-5　梨状肌上、下孔通过的解剖结构

图6-6　肛提肌可以想象为插入骶棘韧带的"漏斗"

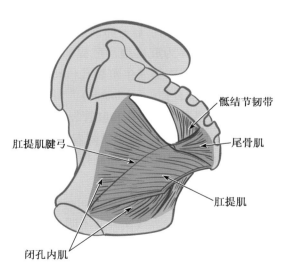

图6-7　肛提肌覆盖于闭孔内肌之上

正是由于肛提肌"漏斗"置入了骨盆，使得盆底的形态呈现为"漏斗形"，那么平卧位时盆腔器官在穿过这个"漏斗"时，并不是上、下位，而是接近于前后位（图6-8）。这是Yabuki强调体位对理解实用解剖（practical anatomy）重要性的原因[5]。

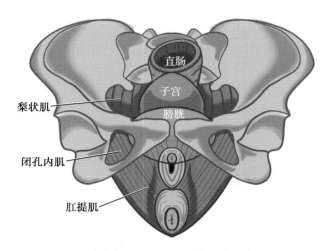

图 6-8 盆底呈现为漏斗形的三维立体结构

（王 颢）

第二节 盆 膈

一、盆膈的构成

盆膈（pelvic diaphragm）由肛提肌（levator ani muscle）、尾骨肌及覆盖于两肌上、下面的盆膈上筋膜和盆膈下筋膜所构成，构成了盆底的内层，也是盆底最为坚韧的一层。盆膈封闭骨盆出口大部分，仅在前方两侧肛提肌之间留有一卵圆形裂隙，称为肛提肌裂孔（levator hiatus）或盆膈裂孔，前界是耻骨联合，后界为肛尾缝。肛提肌内侧纤维在直肠和阴道之间交叉，将肛提肌裂孔分为前后两部分：前部称泌尿生殖裂孔（urogenital hiatus），在男性有尿道、在女性有尿道和阴道通过，后部为肛管裂孔（anal hiatus）[6]（图 6-9）。但也有认为会阴深横肌或直肠的肌肉把肛提肌裂孔分为泌尿生殖裂孔和肛管裂孔[7]。耻骨弓状韧带呈弓状跨越耻骨联合的下方，连结两侧的耻骨下支之间。会阴膜附着于耻骨弓状韧带处增厚称为会阴横韧带（transervse perineal ligament）。会阴横韧带和耻骨弓状韧带之间是通过阴茎背静脉的裂孔。

肛提肌由耻骨直肠肌（puborectalis）、耻骨尾骨肌（pubococcygeus）和髂骨尾骨肌（iliococcygeus）组成，虽然分为三块，但相互之间的界线实际并不明显（图 6-9，图 6-10）。

为了完整显示肛提肌的三部分组成，耻骨直肠肌、耻骨尾骨肌和髂骨尾骨肌这三块肌肉在解剖图上总是被显示为由内至外、由下至上的排列方式。事实上耻骨直肠肌实际位于耻骨尾骨肌内侧缘的外侧，正常情况下从盆腔是看不见耻骨直肠肌的。由于耻骨尾骨肌和耻骨直肠肌与肛提肌裂孔内的器官相连接，因此也称为耻骨内脏肌（pubovisceralis muscle）[8]，根据其与脏器的关系而分为不同的部分：耻骨会阴肌（puboperinealis）、耻骨阴道肌（pubovaginalis）或耻骨前列腺肌（puboprostaticus）、耻骨肛管肌（puboanalis）（图 6-11）。

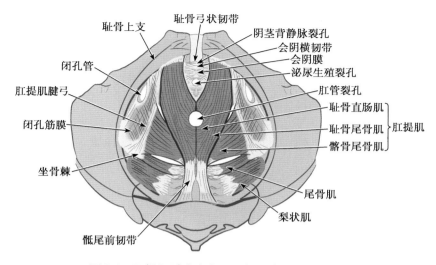

图 6-9　肛提肌裂孔分为泌尿生殖裂孔和肛管裂孔

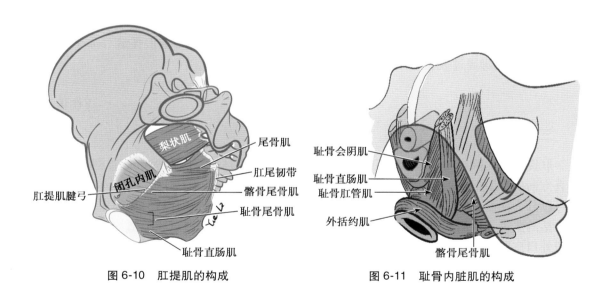

图 6-10　肛提肌的构成

图 6-11　耻骨内脏肌的构成

（林谋斌）

二、肛提肌板

肛提肌板、肛提肌脚、肛提肌隧道和裂隙韧带是 Shafik 提出的肛提肌复合体（levator complex）的主要组成部分，肛提肌复合体虽是从盆底生理学的角度来阐释肛提肌的解剖[6]，但近年来在直肠癌手术的临床解剖中得到应用。

正如前述，肛提肌的形态可以想象为插入骶棘韧带的"漏斗"，这个"漏斗"可以分为水平部和垂直部，水平部形成肛提肌板（levator plate），垂直部形成悬带（suspensory sling），两者的交界处正是肛管直肠结合部（图 6-12）。

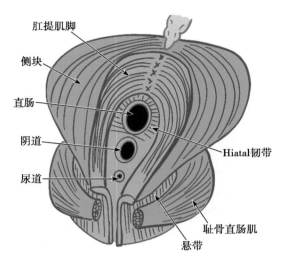

图 6-12　肛提肌复合体的构成

肛提肌板分为外侧束和内侧束,外侧束称为侧块(lateral mass),呈三角形,起自闭孔内筋膜,向下内方向至尾骨。内侧束称为肛提肌脚(crura),肛提肌脚起自耻骨下后部分,向后上方向走行,两侧肛提肌脚于尾骨前方交叉编织形成腱性结构,形成肛尾缝(anococcygeal raphe),肛提肌脚通过裂孔韧带与肛提肌裂孔内的器官相连[9]。

（林谋斌）

三、悬带

肛提肌内侧缘至齿状线之间的距离称为直肠颈。在直肠颈处,肛提肌板急剧下行形成垂直方向的"肌袖",呈漏斗状包绕肛管称为悬带(suspensory sling)(图 6-12)。Shafik 认为悬带可以分为两部分:肛门悬带和尿道悬带。肛门悬带与直肠纵肌融合后形成很多纤维隔,穿过外括约肌进入肛门周围的皮肤。尿道悬带也形成很多纤维隔,穿过尿道括约肌,进入女性尿道外口皮肤,而在男性则与尿道括约肌的肌间隔融合[6]。

（林谋斌）

四、裂孔韧带(Hiatal 韧带)

无论是经腹还是经肛游离括约肌间沟,都避免不了一个解剖结构就是裂孔韧带(hiatal ligament),通常在腹腔镜下的经腹操作中容易显露这个结构,不过随着经肛门全直肠系膜切除(transanal total mesorectal excision,TaTME)技术的开展,在经肛的操作过程中也会清晰的显露出 Hiatal 韧带。

Hiatal 韧带的名词最早由 Shafik 提出[6],其原意是认为在肛提肌和穿过肛提肌的脏器(直肠、阴道、尿道等)之间的肛提肌裂孔中有韧带组织相连接,遂将其命名为裂孔韧带。在 Shafik 最初的描述里,Hiatal 韧带是由增厚的盆壁筋膜分布在肛提肌板与裂孔内组织之间的间隙内而形成,裂孔韧带形成很多的间隔,类似于"扇子"样展开于肛直肠结合部、膀胱颈部、阴道上部（图 6-12）。裂孔韧带穿破裂孔内器官的筋膜与其肌间隔融合。在前方,裂孔韧带填补肛提肌脚起点之间的间隙,形成耻骨前列腺韧带（男性）或称耻骨膀胱韧带（女性）,但因大部分纤维连接于耻骨与膀胱颈,因此称为耻骨膀胱韧带更为合适。盆壁筋膜形成的裂孔韧带后向下形成隧道隔（tunnel septum）覆盖在悬带的内表面,隧道隔是分离裂孔内器官和肛提肌隧道的标记。由此可见,Shafik 认为 Hiatal 韧带是环绕肛提肌裂孔一周的韧带组织。后来由于 ISR 手术的推广,日本学者发现在肛提肌上只有直肠后正中的一束坚韧的组织比较明显,并认为这才是 Hiatal 韧带,也有学者认为这束组织其实是肛尾韧带的一部分[10],不过日本大部分文章以及书籍中已习惯于将这一束称之为 Hiatal 韧带,笔者称之为狭义的 Hiatal 韧带。实际上在日本的书籍中 Hiatal 韧带到底是环直肠一周还是后正中一束也未得到统一,有的甚至综合各方面意见描绘出环一周加一束的示意图[11]。之后由于腹腔镜 ISR 手术开展得相对较多,随着而来的针对 ISR 手术的临床解剖和尸体解剖研究也到了进一步的发展。

日本的 Muro 和 Tsukada 分别发表了关于直肠纵肌、肛提肌以及肛门括约肌解剖关系的研究,研究中采用尸体解剖和经腹会阴联合切除手术（APR）的标本,由于 APR 手术不可能提供前正中这部分的肛提肌大体标本,所以得到的是大约是 1 点至 11 点顺时针方向的解剖[1-2]。结果显示肛提肌（骨骼肌）的发育在后正中为薄（横向）长（纵向）表现,纵向部分向尾侧延伸入外括约肌和直肠纵肌之间;从后向前（背侧向腹侧方向）往会阴中点方向肛提肌逐渐增厚（横）缩短（纵向）,同时纵向部分逐渐退出了直肠纵肌和外括约肌的之间;而直肠纵肌（平滑肌）在越过肛提肌裂孔时一部分肌纤维束呈扇形依附固定于肛提肌上,在后正中尾骨方向的部分最为肥厚、宽大,并由后向前向 1 点、11 点方向逐渐变薄、变窄以至于消失,其厚度看起来正好是弥补肛提肌的不足（图 6-13）。直肠纵行肌的剩余部分在越过肛提肌裂孔达到肛缘后又折返穿过外括约肌,在后正中方向形成/终止于肛尾韧带（图 6-14）。正前方的解剖则由日本的 Nakajima 教授在 2017 年采用超声成像的方法来进行重建研究[12],得到的结果与直肠后方（1 至 11 点顺时针）研究类似,即前方的直肠纵肌（11 至

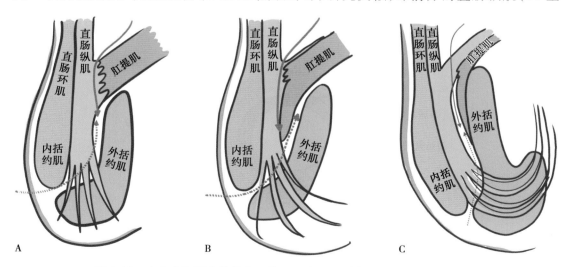

图 6-13 在 3 个不同方位的直肠纵肌、肛提肌和外括约肌空间关系示意图
A. 前侧方（大约是 1 点或 11 点位置）;B. 侧方（3 点或 9 点位置）;C. 后方（6 点位置）。

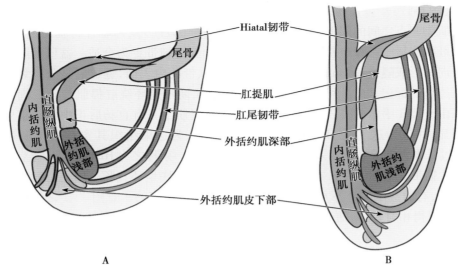

图 6-14　肛管后方肌肉关系的示意图
A. 前型或收缩期；B. 下型或舒张期。

1 点顺时针）在进入肛提肌裂孔前同样是发出部分肌纤维束依附固定于会阴中点以及肛提肌，这部分肌束在前正中方向最为发达，穿过肛提肌的纵行肌部分同样穿行于外括约肌之间。

　　所谓 Hiatal 韧带其实就是直肠纵肌的分支，具体表现为直肠纵肌在越过肛提肌裂孔前分出一大（1 点到 11 点）和一小（11 点到 1 点）两个扇形的肌纤维束依附固定在肛提肌上，这两部分肌肉分别在 6 点、12 点肥厚发达（6 点尾骨方向最为明显），然后分别由后向前、由前向后往 1 点、11 点方向逐渐变薄变弱以至消失（图 6-15）。也就是说，Hiatal 韧带在直肠部分确实是 Shafik 所描述的环周结构，只不过这部分组织并不是真正意义上的韧带，而是直肠纵肌的一部分，但是为了避免引起歧义，笔者仍建议采用 Hiatal 韧带一词专指这部分附于肛提肌上的直肠纵肌。那么为何会出现认为 Hiatal 韧带仅仅是后正中一束这种情况呢？这和腹

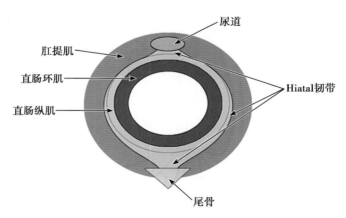

图 6-15　Hiatal 韧带示意图（横断位）
环绕一周的直肠纵肌，6 点、12 点最为明显，1 点、11 点左右最为薄弱。

腔镜 ISR 手术时由头侧向尾侧分离括约肌间隙的操作是密不可分的,通常手术会选择在直肠后侧方进入括约肌间隙,因为这部分的 Hiatal 韧带较后正中来说更为薄弱,容易离断甚至可以忽略不计,这样就会留下后正中一束额外突出的直肠纵肌,即成为狭义的 Hiatal 韧带(图 6-16)。前方的 Hiatal 韧带通常并不被结直肠外科医生所重视,反而是泌尿外科经常会提到这个结构,解剖命名为直肠尿道肌。在泌尿外科手术学关于前列腺的手术中经常提到小心直肠尿道肌,一旦切开很容易伤及直肠,从 Hiatal 韧带的解剖来看,所谓的直肠尿道肌就是直肠纵肌的一部分,切开直肠纵肌容易伤及直肠就很好理解。

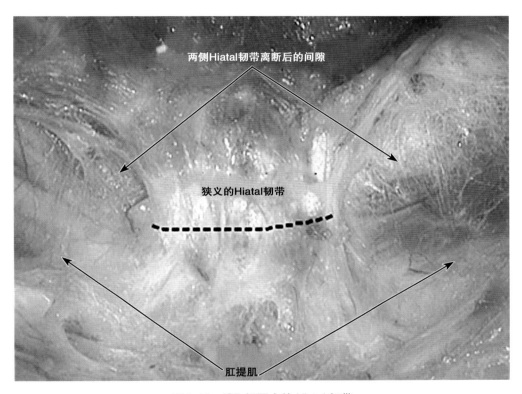

图 6-16　ISR 视野中的 Hiatal 韧带
后侧方已经离断,留下后正中的狭义 Hiatal 韧带,为明显的肌纤维束,表面并无韧带组织。虚线为系膜终点。

　　至于 Hiatal 韧带的功能,切断后会造成什么影响,目前尚未见有明确的结论。从其解剖特性推测,首先在胚胎发育过程中,直肠在穿出肛提肌并参与到肛门的成形过程中,直肠纵肌的一部分肌纤维成扇形固定于肛提肌上,类似于八爪鱼落地时张开触手进行缓冲,其目的是为了阻止直肠进一步脱出。在发育成熟之后,Hiatal 韧带的作用则有可能又参与了排便运动,因为直肠纵肌的一部分止于肛提肌(Hiatal 韧带的后正中主体部分是止于尾骨方向的),另一部分在穿过肛提肌后继续向下,在穿过外括约肌后止于/成为肛尾韧带也止于尾骨,所以肛提肌收缩时可以通过其依附的直肠纵肌(Hiatal 韧带)牵拉直肠,由于纵肌的远端也固定于尾骨(图 6-15),肛门就会被牵拉开。Shafik 曾认为有一种排便障碍就是由于 Hiatal 韧带的松弛所致[11],由于 Hiatal 韧带的力量不足,导致邻近直肠的脱垂,其处理方法是经会阴折叠缝合肛提肌,目的就是提拉 Hiatal 韧带,只不过其有效性尚待商榷[12]。综上所述可以进一步推测,Hiatal 韧带有可能参与了出口梗阻性疾病的发病过程,即 Hiatal 韧带的松弛导致直肠脱垂加重以及肛管不能被正常牵开扩张进而加重了排便障碍。

在 TaTME 手术操作的最初步骤经常发生解剖层面辨认不清,而在找到肛提肌和前列腺平面之后才变得清晰,除了与出血、气腔等因素有关外,还有一个原因即是 Hiatal 韧带的解剖特性所致。既往自头侧向尾侧游离的手术,例如经盆腔途径的 ISR,并未注意到 Hiatal 韧带离断的重要性,而自尾侧向头侧游离的 TaTME 则明显不同,Hiatal 韧带的解剖走行易导致初学者进入错误的层面,保守的游离层面造成直肠穿孔、标本质量低下,过度的游离层面则造成副损伤,如尿道损伤。如果 TaTME 的远切缘是在前列腺水平,则不会发生严重的层面错误问题,但如果切入点是在 Hiatal 韧带及以下的水平,那么将面临如何判断和切开直肠全层的问题。此位置的直肠纵肌延伸至肛提肌,故实际是如何离断、何时离断 Hiatal 韧带的问题。

首先,如果在肛提肌表面由内侧向外侧沿着 Hiatal 韧带的走行方向一直向腹侧游离,那么其终点是尿道后壁,而尿道外侧强大的横纹括约肌横断面为“Ω”形,在后正中方向缺如,内侧的平滑括约肌强度较差,且外观和直肠纵肌差异不大,故易导致尿道损伤[13]。而如果过于保守,则会出现在直肠纵肌内一直向头侧游离的现象,标本质量差甚至出现肠壁穿孔。因此,目前的游离路线是先切开截石位 11 点及 1 点方位相对薄弱的 Hiatal 韧带,向头侧分离直至前列腺的后方,然后再根据两侧直肠壁的厚度离断正中 Hiatal 韧带肥厚的部分。显露前列腺的层面后游离路线变为先正中后两侧,否则容易损伤截石位 10 点及 2 点的神经血管束或者导致前列腺的过度游离。

在直肠后方,Hiatal 韧带的离断对 TaTME 的游离层面也会有一定的影响。目前,TaTME 手术经常出现在肛提肌上残留一小部分直肠系膜的现象。如果直肠远端切入点位置较高(前列腺水平),很难避免后方系膜的残留[14]。然而,有时即便是远端切入点在 Hiatal 韧带水平或以下,仍会有部分的脂肪组织残留,虽然这部分脂肪组织很小、很少,但无法保证直肠系膜的完整性,这实际上和 Hiatal 韧带离断位置有关。在 Hiatal 韧带的远端自尾侧向头侧游离时,通常在后侧方韧带薄弱处容易暴露肛提肌,沿着肛提肌表面离断正中部位的 Hiatal 韧带则可完整切除直肠的系膜(图 6-17),如果在后正中靠近直肠壁离断 Hiatal 韧带,若一直沿着韧带的表面游离也可保证系膜的完整性,否则可能出现残留脂肪组织的现象。

有两个相关性问题均涉及筋膜的解剖,一是肛提肌表面筋膜的问题,二是 Hiatal 韧带表面的膜结构问题。Hiatal 韧带(即直肠纵行平滑肌分支)的表面应该也存在膜结构,而且延续于肛提肌筋膜。通常情况下 TaTME 手术的经肛操作在离断 Hiatal 韧带后才能直视肛提肌筋膜,这时比较容易出现在 Hiatal 韧带的膜下方一直游离的现象,导致肛提肌表面筋膜破损,肛提肌裸露于视野。而经腹的 ISR 手术是沿着肛提肌筋膜表面游离到 Hiatal 韧带再离断,所以通常不会出现肛提肌筋膜的缺损。至于 Hiatal 韧带的头侧是否还会有韧带组织,笔者认为可能性较低。从胚胎发育的角度考量,由于直肠纵肌在肛提肌裂孔上部分附于肛提肌上,因而直肠固有筋膜到达直肠末端后被此部分肌肉所阻挡也就未能穿过肛提肌,而后正中方向的筋膜可能会因为类似 Denonvilliers 筋膜样的融合而显得略微肥厚,即直肠固有筋膜和肛提肌筋膜的融合,若近端夹杂直肠系膜的末端组织则易被认为是韧带。正是因为直肠系膜末端受阻于环周的 Hiatal 韧带,笔者认为附于肛提肌上的 Hiatal 韧带才是系膜的终点(图 6-16)。

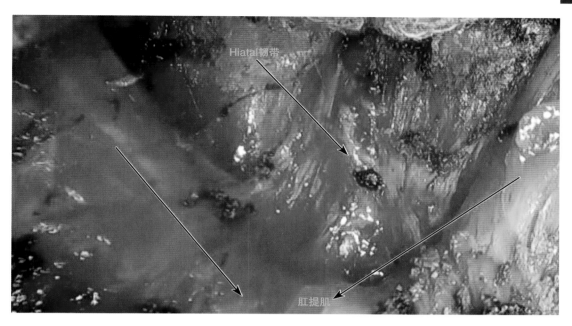

图 6-17　经肛全直肠系膜切除手术后方视野所见的 Hiatal 韧带

（丛进春　张宏）

五、肛提肌隧道

肛提肌隧道（levator tunnel）是指从肛提肌裂孔至会阴形成的肌性管道，包绕全部肛提肌裂孔内的器官，如肛管、前列腺、阴道和尿道。肛提肌隧道呈现为前后倾斜位，后壁的长度为 3~4cm，前壁的长度为 2.5~3.0cm（图 6-18）。肛提肌隧道内侧分布有垂直的悬带，而外侧分布有环状的耻骨直肠肌，两者的功能是协调的，排便时，悬带放松扩张肛管，而耻骨直肠肌收缩缩小肛管[9]。

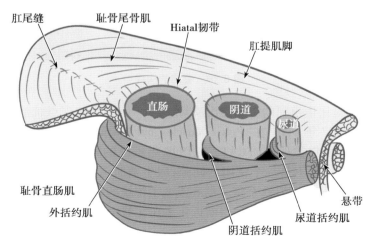

图 6-18　肛提肌隧道

（林谋斌）

第三节 会阴的尿生殖区

会阴由两侧坐骨结节的连线分为前方的尿生殖区会阴,或称为尿生殖三角(urogenital triangle),以及后方的肛区会阴,或称为肛门三角[15](anal triangle)、坐骨直肠区(ischiorectal region)。会阴的尿生殖区由会阴深隙和会阴浅隙组成,尿生殖膈实际就是会阴深隙,但对这些解剖结构构成存在不同的认识。

一、尿生殖膈

尿生殖膈(urogenital diaphragm)最早是在 1873 年由 Henle 提出,现在沿用的观点来源于 1961 年 Hollinshead 在 *Anatomy for Surgeons* 中的经典描述。尿生殖膈由尿生殖膈上筋膜、下筋膜及其间的会阴深横肌和尿道括约肌组成,尿生殖膈两侧连接于坐骨耻骨支,后方连接会阴体(perineal body)(图 6-19)。在会阴深横肌后方以及前方接近耻骨联合处,尿生殖膈下筋膜向上反折,形成生殖膈上筋膜,尿生殖膈前界筋膜增厚形成会阴横韧带(图 6-19)。

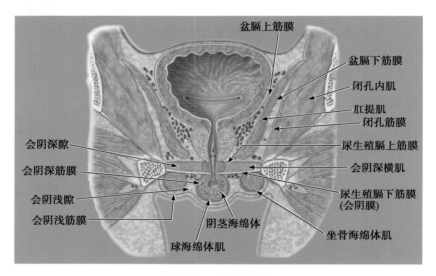

图 6-19 会阴的构成

2004 年 Mirilas 对尿生殖膈的解剖提出质疑,认为"不正确的观点统治正确的观点太长时间了"[16]。早在 1907 年 Derry 在"Pelvic Muscles and Fasciae"一文中就否认尿生殖膈上筋膜的存在。解剖术语联邦委员会(FCAT)在 1998 年批准的解剖学术语(*Terminologia Anatomica*)中提出会阴深隙并不是一个密闭的间隙,尿生殖肌深层下方有会阴膜(尿生殖膈下筋膜),而上方则直接通向盆腔,这个定义彻底改变了传统的尿生殖膈的概念,尿生殖膈的解剖名称实际上变为了使用不当的术语,因而近年来在文献中已很少出现。

二、会阴筋膜

会阴深隙和会阴浅隙(superficial perineal space)一直是盆底解剖的争议点,主要在于对会阴深筋膜的不同认识。会阴筋膜分为深、浅两层,会阴浅筋膜分为膜层和脂肪层,膜层由

Colles 于 1820 年首先描述,O'Rahill Y 称之为会阴浅筋膜膜层,Clemente 称之为会阴浅筋膜深层及 Colles 筋膜,Colles 筋膜这个称谓其后得到了 Tanagho 和 Redman 的认可[16-17]。

会阴深筋膜(deep perineal fascia)1961 年由 Bassett 命名。Gallaudet 称之为会阴下筋膜(inferior perineal fascia),Netter 称为包被筋膜(investing fascia),Clemente 称为会阴外筋膜(external perineal fascia)[17]。

这里还有一个解剖概念:会阴膜(perineal membrane),Wesso 称之为三角韧带(triangular ligament)[17]。会阴膜在解剖学上被描述为位于两侧坐骨耻骨支之间的三角形筋膜,前界附着于盆筋膜腱弓连接耻骨处,后界在内侧附着于会阴体[18](图 6-20)。*Gray's Anatomy* 从第 37 版起开始把尿生殖膈下筋膜(inferior fascia of the urogenital diaphragm)称作为会阴膜。

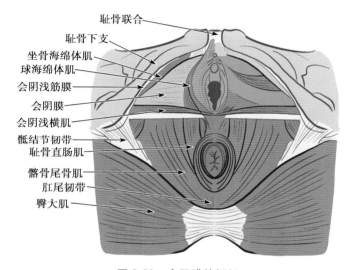

图 6-20　会阴膜的解剖

腹壁的浅筋膜分为脂肪层(Camper 筋膜)和膜层(Scarpa 筋膜),其中膜层延续至阴茎称为阴茎浅筋膜,延续至阴囊称为肉膜筋膜(dartos fascia),至会阴称为会阴浅筋膜的膜层。会阴浅筋膜膜层位于两侧坐骨耻骨支之间,覆盖于会阴浅横肌表面(图 6-20)。

腹壁深筋膜延续至阴茎为阴茎悬韧带、阴茎深筋膜,至会阴为会阴深筋膜,会阴深筋膜分为两层包围球海绵体肌和坐骨海绵体肌,也附着于两侧坐骨耻骨支,止于会阴体(图 6-21)。

三、会阴深隙、会阴浅隙

我国解剖学教材把会阴的筋膜分为会阴浅筋膜(superficial perineal fascia)和会阴深筋膜(deep perineal fascia)。会阴浅筋膜分为浅、深两层,浅层即脂肪层,深层即膜样层,即 colles 筋膜。会阴深筋膜又分为尿生殖膈上筋膜和尿生殖膈下筋膜两部分。会阴浅筋膜覆盖于会阴浅肌层的下方,并在会阴浅横肌的后方与会阴深筋膜相连续。会阴深筋膜覆盖于会阴深肌层的上、下方,Hollinshead 认为,尿生殖膈下筋膜在会阴深横肌后方折返向上形成尿生殖膈上筋膜[19]。因此尿生殖区由会阴浅筋膜、尿生殖膈上、下筋膜三层筋膜构成的两个间隙(图 6-19):会阴浅隙位于会阴浅筋膜膜层与尿生殖膈下筋膜之间(图 6-22);会阴深隙为尿生殖膈上、下筋膜之间的间隙(图 6-23)。

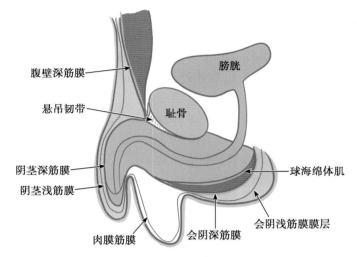

图 6-21　会阴筋膜的解剖

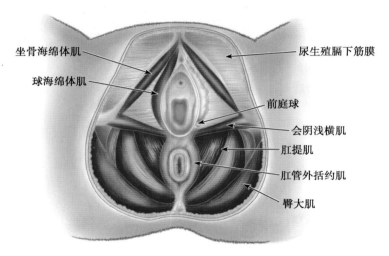

图 6-22　会阴浅隙

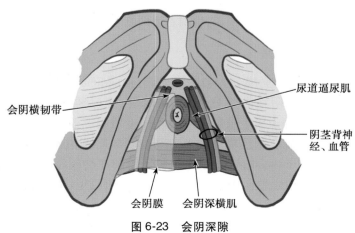

图 6-23　会阴深隙

会阴浅隙的主要解剖结构有(图 6-24):

- 阴茎(蒂)脚其表面的坐骨海绵体肌。坐骨海绵体肌起于坐骨结节、坐骨耻骨支的内表面,覆盖于阴茎(蒂)脚;
- 阴茎球(前庭球)及其表面的球海绵体肌。球海绵体肌起自会阴体和尿道球下方的中缝止于阴茎海绵体或阴蒂背侧;
- 前庭大腺(女性)和尿道球腺(男性);
- 会阴浅横肌:起于耻骨支和坐骨结节止于会阴体;
- 会阴神经、血管及其分支。

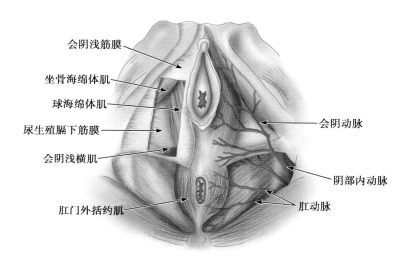

会阴浅筋膜

坐骨海绵体肌

球海绵体肌

尿生殖膈下筋膜

会阴浅横肌

肛门外括约肌

会阴动脉

阴部内动脉

肛动脉

图 6-24　会阴浅隙内的解剖结构

会阴深隙的主要解剖结构有(图 6-25):

- 尿道膜部;
- 会阴深横肌;
- 尿道球腺和尿道括约肌(男)、尿道阴道括约肌(女性);
- 阴茎血管和阴茎背神经及其分支(男性),阴蒂血管和阴蒂背神经及其分支(女性)。

与我国教材认识不同,包括 *Gray's Anatomy*、*Anatomy for Surgeons* 在内的经典解剖学专著对会阴深筋膜有不同的观点,认为会阴深筋膜是有别于尿生殖膈上、下筋膜的另一层筋膜,称为 Gallaudet 筋膜、会阴下筋膜(inferior perineal fascia)或者会阴外筋膜(external perineal fascia)。股后皮神经会阴支走行于会阴深浅、筋膜之间,是识别两层的标记。会阴深筋膜紧密包被会阴浅横肌、球海绵体肌和坐骨海绵体肌,两侧连于坐骨耻骨支,前方连于阴茎悬韧带,向上延续为腹外斜肌的包被筋膜[20]。因此会阴浅隙的下界应该是 Gallaudet 筋膜,会阴浅隙因而成为一个密闭的间隙。如果把会阴浅隙下界认为是会阴浅筋膜,那么会阴浅隙则是开放的,向前下进入阴囊,向上进入下腹壁 Scarpa 筋膜深面和腹肌之间的间隙(图 6-19)。

无论是会阴浅隙还是深隙实际都位于尿生殖三角区域,但很多文献发现肛管外括约肌

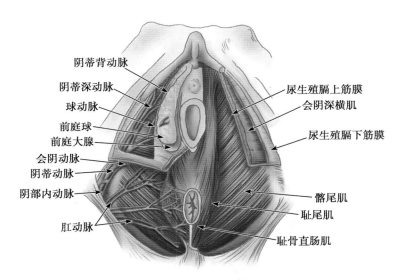

图 6-25 会阴深隙的主要解剖结构

通过会阴体与球海绵体肌相连接,会阴浅横肌也可通过会阴体与对侧同名肌肉的纤维相交织,因此会阴浅隙与肛管外括约肌一起构成了盆底的最外层[21]。

(林谋斌)

第四节 会阴的肛区

一、肛门内括约肌

解剖学上描述的内括约肌为 5~8mm 厚的环形肌肉,包绕着肛管的上 3/4 范围(约 30mm 宽度),外科学上的 ISR 手术则根据这个内括约肌切除的宽度不同,分为部分、次全和完全 ISR,这里就涉及一个实际问题,如何确定内括约肌的上下界限。一般来说,内括约肌的下界即白线附近比较好界定,只要充分牵开肛门(尤其采用 lonestar 拉钩),很容易顺着肛缘与肛管的交界处找到内括约肌的下界。不过内括约肌的上界却很难界定,因为它实际上和直肠环形肌并没有明确的分界。如上所述,在人体发育过程中,肛门是后形成的,直肠在穿过肛提肌参与肛门成型的过程类似于八爪鱼落地,外侧的直肠纵肌的一部分发育成触手(Hiatal 韧带)固定在肛提肌上以防止直肠顺势脱垂,而内侧的直肠环肌则类似于八爪鱼的身体触及地面(原肛)后挤压堆积在一起(人为地定义成增厚增宽的内括约肌,不过这个"地面"并不是平坦的,所以内括约肌走行也并不是完全垂直于肛管),这个"堆积"肌肉的上界随势形成凹陷,同时"地面"(原肛)也随势包裹内括约肌并与直肠在此凹陷处会合形成齿状线。所谓的部分 ISR 就是在这个齿状线水平切开,至于切开后还会不会有内括约肌残留恐怕也无法证实,因为它本身与直肠环肌就无法区分。各种模拟图,包括解剖学、外科学以及手术学,在这个位置画的都比较随意,多数的内括约肌上缘要高于齿状线(这恐怕也是部分 ISR 提出的依据),也有的两者平行,甚至有的不太在意二者关系的内括约肌上缘更是低于齿状线水平。不过将这个位置的手术定义为 ISR 还是有临床意义的,因为这不仅涉及了手术分离,还涉及了到吻合方式,这些均不同于经典的低前切除。经典的 ISR 手术多数采用的是手工吻合,主要就是因为在手术解剖中,远切缘的尾侧间隙无法准确地逆向游离(一般经肛切开后随即向头侧方向游离括内外括约肌间隙,无法背对着视野游离切缘的尾侧间隙),后来由于腹腔镜技术的发展,池畔教授开展了经腹自头侧向尾侧方向的游离括约肌间隙,增加了吻合器技术在 ISR 手术中的应用。不过近年来由于 TaTME 技术的发展,越来越多的这个水平的吻合也采用了吻合器技术,不过由于仍然类似于传统 ISR 手术没能解决尾侧间隙的游离问题,所以 TaTME 出现了较传统 ISR 手术更多的吻合问题(在齿状线水平以下的 TaTME 手术也属于 ISR,一个是方法一个是方式,并不矛盾)[22]。

　　不过不是所有的 ISR 手术分离都比较困难,也不是所有的 ISR 用器械吻合都会出现问题,这还是和解剖学上的个体差异有关。Muro 根据直肠末端相对于尾骨的位置将患者分为前型(14.3%,直肠末端在尾骨水平或之上)和下型(85.7%,直肠末端低于尾骨水平)[1](图 6-14),以 Muro 教授的模拟图为例,若行的都是部分 ISR 手术,即在齿状线水平切开,对于前型的患者,切开后对应的可能就是肛提肌上缘,这样无论是分离还是吻合都比较容易;而对于下型的患者,在齿状线水平切开后对应的还是肛提肌主体,还需要分离一段距离才能进入腹腔,这样无论是对分离还是吻合都会造成一定的困难。尤其是吻合,在这个部位采用吻合器吻合会造成很大的问题,不仅仅是增加吻合口漏的概率,还会因为术后吻合口夹在肛门直肠环水平而导致功能障碍。

(丛进春　张宏)

二、肛门外括约肌

　　目前普通外科的研究比较少,相比于传统的认知没有明显的变化,这是因为经典的 ISR 手术不会去刻意地分离外括约肌(均保留);而 APR 手术也不会显露外括约肌(都切除了)。所以外括约肌的临床研究对 ISR 手术的意义似乎并不大,只是在产科损伤修复中的研究颇多。在组织学上,按照笔者上述的推测,直肠纵行肌的一部分在达到肛缘后又折返穿过外括约肌,在后正中方向形成/终止于肛尾韧带,在前正中方向止于会阴中点,那么就应该在外括约肌各个分部之间能够检测到平滑肌成分,但证据尚不充分。从胚胎发育的过程推测,外括约肌应该是隶属于原肛,和内括约肌实际上没有什么关联。至于内外括约肌间隙的脂肪组织是原属于外括约肌还是肛管也有待商榷,若是隶属于肛管那就是肛管也有类似于直肠的系膜,这些脂肪组织就是肛管系膜里的脂肪。不过直肠在穿过肛提肌时其纵肌的一部分形成了 Hiatal 韧带将直肠系膜完全阻挡在盆腔,即直肠系膜应该终止于 Hiatal 韧带上(图 6-16 中的虚线即系膜终点线);那么越过肛提肌的内括约肌和部分直肠纵肌就不太可能有腹腔延续下来的系膜和脂肪伴随,所以内外括约肌间隙里的脂肪组织只能是隶属于外括约肌(需要说明一下,内外括约肌间隙这个名词可能不太准确,应该是内括约肌外侧的纵肌和外括约肌之间的间隙)。也就是说,在胚胎发育过程中,隶属于原肛的外括约肌表面是有一层脂肪组织的,在原肛包裹内括约肌的过程中,这些脂肪组织被挤压形成了所谓的内外括约肌间隙,由于越靠近肛提肌方向挤压越明显,所以内外括约肌间隙中的脂肪越向头侧越少直至消失。如果以膜解剖的理念来解释,这层膜应该是附于(融合于)所谓的联合纵肌上的,而沿着外括约肌表面是分离不出来类似肛提肌筋膜样组织的。一般在 ISR 手术分离内外括约肌间隙是以外括约肌为标识,从肿瘤学的角度说,这已经超过了直肠固有的层次了,所以 ISR 手术的肿瘤安全性通常是可以接受的。

(丛进春 张宏)

三、联合纵肌

联合纵肌(conjoined longitudinal muscle),也称为肛管纵肌(longitudinal anal muscle)位于肛直肠环和肛门周围真皮之间[23],由直肠纵肌和耻骨直肠肌汇合而成。直肠纵肌是平滑肌,而肛提肌是骨骼肌。传统解剖认为联合纵肌走行于内、外括约肌之间,但对其在括约肌间间隙的分布有很多争议:

(一) 在括约肌间间隙存在三种肌肉

这是 Shafik 的观点[6],内侧肌为直肠纵肌的延续,属平滑肌;中间层是耻骨直肠肌的延续,属骨骼肌;外层是外括约肌深部向下延伸部分,属骨骼肌。

(二) 在括约肌间间隙存在两种肌肉

这是 Macchi 的观点,外层的骨骼肌为耻骨肛管肌和耻骨直肠肌,以及内层的平滑肌为直肠纵肌[23]。

(三) 在括约肌间间隙存在一种肌肉

Saito 发现在内外括约肌之间并无骨骼肌纤维而仅有直肠纵肌,这是由于肛提肌连接于直肠纵肌的侧面并未伴随下行[2]。

联合纵肌的分布:向下末端的部分纤维横向穿过外括约肌下部至肛周皮肤,形成肛门皱皮肌(corrugator cutis ani muscle);向内部分肌纤维穿过内括约肌,在上皮下间隙交织成网状,这些上皮下的平滑肌纤维 1853 年首先由 Treitz 描述,而被称为 Treitz 肌;向外穿过外括约肌的解剖有很多观点,总之是把外括约肌分成了几个部分。

笔者认为直肠纵肌达到盆底后一部分止于肛提肌参与形成 Hiatal 韧带,另一部分则越过肛提肌、外括约肌后止于/成为肛尾韧带,也就是所谓的联合纵肌的主要组成部分。联合纵肌之所以起了这么一个名字,是因为这部分肌肉在组织学上既有平滑肌又有骨骼肌的成分,直肠纵肌是平滑肌成分,其骨骼肌成分是从何而来? Tsukada 的结果显示了这实际上是肛提肌(骨骼肌)插入外括约肌和直肠纵行肌(平滑肌)之间的部分[24](图 6-13),所以组织学检查就不难同时发现平滑肌和骨骼肌了。因为这部分肛提肌在后正中最为明显,所以就会出现未能在其他方位发现骨骼肌成分的现象[25]。笔者认为联合纵肌只不过是在尸体解剖中未能将直肠纵肌从肛提肌/外括约肌上分离出来人为命名的组织结构。在临床手术中,尤其经典的经肛的操作,通常是通过肉眼的直视进行的,在截石位,很容易在后方以及后侧方沿着肛提肌的末梢(就是插入直肠纵肌和外括约肌之间的部分)游离到肛提肌后方(见图 6-13中间图的虚线箭头),所以在切除的组织里不难带有骨骼肌成分(肛提肌甚至未能分清的外括约肌),这便是既往的经肛 ISR 手术为何没有质疑联合纵肌的原因;而经腹分离括约肌间沟的 ISR 手术,是沿着肛提肌主体向末梢游离,所以在标本中一般不会检测到额外的骨骼肌成分。

所有的 ISR 手术描述,都是针对如何寻找和分离内外括约肌间隙,至于是在联合纵肌的内侧游离还是外侧游离基本没有阐述。不过从游离的过程中来看,多数 ISR 手术寻找括约肌间隙的标识似乎都是显露外括约肌,从这方面来说,多数是沿着联合纵肌的外侧进行分离,这实际上也符合肿瘤安全性的要求。不过这个间隙通常在临床上不是十分清晰,实际上在这个间隙内是有脂肪组织的,而且越靠近肛门脂肪组织越多[25],所以对于 ISR 手术来说,完全 ISR 相对比较容易寻找内外括约肌间隙,而远切缘越靠近肛提肌则越难寻找。临床上需要辨认的就是如何判断切断了肛管的全层又未伤及外括约肌,这方面 TaTME 技术有很大的帮助。因为 TaTME 技术就是从内向外的分离,所以会对肠壁的每一层次都进行细致地解剖,当切开环形肌肉会显露出明显的纵行肌(图 6-26A),而在切开纵行肌后,虽然纵行肌肉

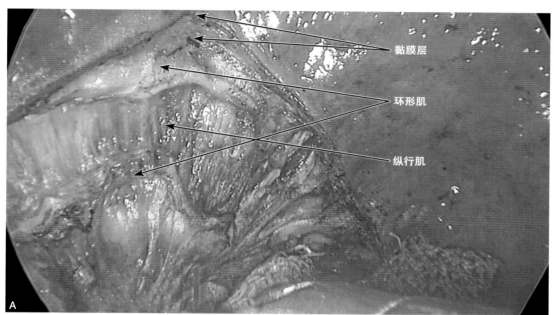

黏膜层

环形肌

纵行肌

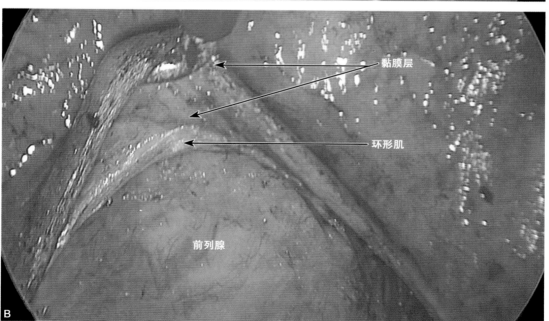

黏膜层

环形肌

前列腺

图 6-26 以 TaTME 的视角可以清晰地解剖肠壁的各个层次,当切开全层后,纵行肌肉明显地回缩到视野之外

会出现明显的回缩(图6-26B),不过这也很好地帮助辨识了肠外的间隙。

(丛进春　张宏)

四、直肠尿道肌

　　Roux是最早使用直肠尿道肌(rectourethralis)来描述直肠前方肌肉的[8],所谓的直肠前方肌肉(prerectal muscle),Henle曾给出过定义:直肠前方位于直肠会阴曲和尿道膜部之间的肌肉。直肠会阴曲(perineal flexure of rectum)是2014年公布的人体解剖学名词。人的直肠在矢状面上存在两个弯曲,上部的弯曲与骶骨曲度一致称为骶曲;在下部绕尾骨尖的弯曲称为会阴曲。骶曲是凹向前方,而会阴曲是凹向后方。直肠尿道肌的解剖争议很大,现在多认为直肠尿道肌来源于直肠纵肌的前束(the anterior bundle of the longitudinal muscle)[26-28],具体位置为向前在会阴体上方延伸于会阴体,前侧方附着于肛提肌,后方为直肠纵肌。简单来说,直肠尿道肌就是外括约肌上方,封闭肛提肌裂孔内1~11点方向的肌肉[29]。

　　直肠穿越肛提肌裂孔时,除了接受肛提肌纤维附着外,直肠纵肌本身在前方和后方也发出纤维至肛提肌表面。前方的男性称为直肠尿道肌,女性称为直肠阴道肌,后方称为直肠尾骨肌(图6-27)。

　　直肠尿道肌与尿道并不相连,存在(5.3±1.25)mm的间隙,肛提肌连接于外括约肌,外括约肌借助于直肠尿道肌连接于直肠固有肌层,由于外括约肌与直肠尿道肌的连接比较致密,因此手术平面容易偏向前方,而在前方直肠尿道肌与尿

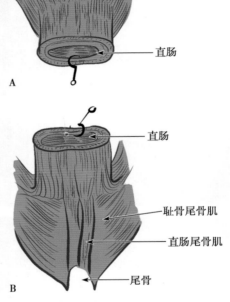

右侧标注:尿道、直肠尿道肌、直肠

A

右侧标注:直肠、耻骨尾骨肌、直肠尾骨肌、尾骨

B

图 6-27　直肠尿道肌(A)和直肠尾骨肌(B)

道括约肌之间仅有薄层疏松结缔组织,因此这是TaTME手术损伤尿道的一个重要原因。同时Uchimoto发现海绵体神经(cavernous nerve)穿过直肠尿道肌[29],Kraima认为应在直肠尿道肌和直肠纵肌之间的手术平面完成经腹会阴联合切除术[30]。

(林谋斌)

五、肛尾韧带、骶尾腹侧肌、直肠尾骨肌

　　肛尾韧带(anococcygeal ligament)这个解剖名词最早是Toldt于1903年提出的[10]。*Gray's Anatomy*(第41版)把肛尾韧带定义为肌性、腱性结构,位于外括约肌中部和尾骨之间。经典解剖专著,包括*Human Anatomy*(第6版)、*Atlas of Human Anatomy*(第7版)、*Anatomy A Regional Atlas of the Human Body*(第6版)、*BRS Gross Anatomy*(第8版)、*Clinical Anato-*

my by Regions（第9版）、*Clinically Oriented Anatom*（第7版）、*Last's Anatomy*（第12版），都认为肛尾韧带位于肛提肌的背侧（图6-28）。但 *Gray's Anatomy* 对肛尾韧带的图示却并不一致，在不同的地方分别把肛尾韧带描绘在肛提肌的腹侧或背侧。

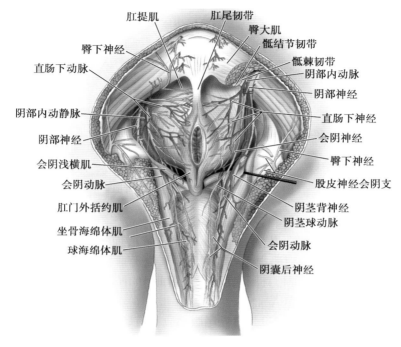

图 6-28　肛尾韧带

　　近年来又倾向于把肛尾韧带分为腹侧部和背侧部两个部分，腹侧部厚而疏松，位于骶前筋膜和联合纵肌之间；背侧部薄而致密，位于尾骨和外括约肌之间[31]，但无论是腹侧部和背侧部实际都位于肛提肌腹侧。而这个肛提肌腹侧直肠后正中的一束坚韧的组织，日本学者却习惯称之为 Hiatal 韧带[32]。

　　如何认识这个所谓的腹侧肛尾韧带？首先要理解骶尾腹侧肌和直肠尾骨肌的解剖。骶尾腹侧肌（sacrococcygeus ventralis）又称为骶尾前肌（sacrococcygeus anterior muscle），为成对肌肉，发自于第3骶椎腹侧面的两侧，沿骶尾椎表面下行，其下半部分转变为腱性组织，止于尾骨腹侧，并附着于髂骨尾骨肌[33]（图6-29）。骶尾腹侧肌，又称为第三矢状旁肌（third parasagittal muscle），出现于胎儿第12周，18~20周骶尾腹侧肌与肛提肌背侧融合，而不能辨识出独立的骶尾腹侧肌[34]，因此一般认为骶尾腹侧肌只见于胎儿和动物，相当于低等动物的尾肌。但很多解剖文献都肯定了成人骶尾腹侧肌的存在，Eisler 的尸体解剖研究证实92.7%的成人存在骶尾腹侧肌[35]，很多解剖专著包括 *Grant's Atlas of Anatomy*（第14版）、*Clinically Oriented Anatom*（第7版）、*Clinical Anatomy by Regions*（第9版）、*Anatomy A Regional Atlas of the Human Body*（第6版）、*Atlas of Human Anatomy*（第7版）对成人骶尾腹侧肌进行了描绘，Marecik 在经腹会阴联合切除术中通过辨识骶尾腹侧肌来定位尾骨[36]。

　　直肠尾骨肌（rectococcygeal muscle）是我国人体解剖学与组织胚胎学名词审定委员会公布的人体解剖学名词。直肠纵肌的后方延伸，位于肛直肠结合部和尾骨前的骶前筋膜之间

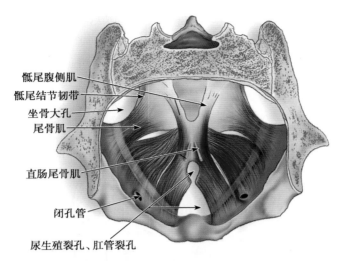

骶尾腹侧肌
骶尾结节韧带
坐骨大孔
尾骨肌

直肠尾骨肌

闭孔管

尿生殖裂孔、肛管裂孔

图 6-29 骶尾腹侧肌和直肠尾骨肌

的部分称之为直肠尾骨肌。同样,直肠纵肌的前方延伸,位于肛直肠结合部和会阴体之间,Dabhoiwala 称之为直肠会阴肌[37](rectoperineal muscle),而 Hollinshead 认为是直肠尿道肌[20]。直肠尾骨肌是小的、成对肌肉,呈现为"V"形,位于直肠背侧和尾骨之间(图 6-27,图 6-29)。由于直肠尾骨肌位于耻骨直肠肌的上方,因此 Marecik 认为其具有封闭括约肌间间隙(intersphincteric space)的作用[39]。

笔者认为,所谓的腹侧肛尾韧带是由骶尾腹侧肌和直肠尾骨肌组成的,骶尾腹侧肌从骶骨延续至尾骨,直肠尾骨肌由尾骨至直肠壁(图 6-30A)。耻骨直肠肌在直肠尾骨肌与直肠纵肌结合点处穿过(图 6-30B),确切地说,直肠尾骨肌位于肛尾缝的前方,耻骨直肠肌上方[38],因此在肛提肌裂孔处分离和切断直肠尾骨肌,容易切断部分耻骨尾骨肌纤维,这与手

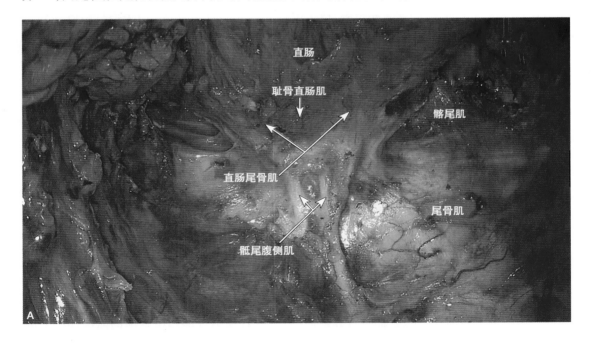

直肠

耻骨直肠肌

髂尾肌

直肠尾骨肌

尾骨肌

骶尾腹侧肌

A

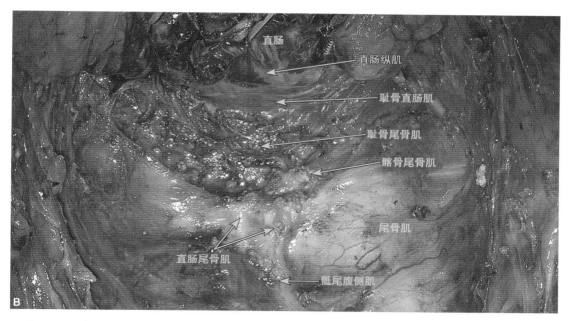

图 6-30　腹侧肛尾韧带是由骶尾腹侧肌和直肠尾骨肌组成（A）；直肠尾骨肌切断后，可见耻骨直肠肌位于其下方（B）

术实践是一致的。

　　至于日本学者将所谓的"腹侧肛尾韧"带称之为 Hiatal 韧带实际是不正确的，这与 Hiatal 韧带的定义也是不一致的，Shafik 是把位于肛提肌裂孔内、连接器官和肛提肌之间的结缔组织称之为 Hiatal 韧带[39]，理论上讲，Hiatal 韧带应位于脏壁筋膜反折以下，这是因为脏壁筋膜反折标志着肛提肌裂孔的起始。因此只有打开脏、壁筋膜反折才能观察到 Hiatal 韧带。

　　总结一下，肛尾韧带是位于肛提肌背侧、外括约肌中部和尾骨之间的韧带。Hiatal 韧带是位于肛提肌裂孔内，连接肛提肌和裂孔内器官之间的韧带。直肠尾骨肌是位于肛提肌腹侧连接直肠纵肌与尾骨前的骶前筋膜之间的韧带。这三个韧带呈现为从背侧到腹侧的排列方向。

（陈　鑫）

六、Alcock 管

　　Benjamin Alcock 是爱尔兰解剖学家，1835 年 Alock 在 *The Cyclopaedia of Anatomy and Physiology* 首先描述了阴部管（pudendal canal），"在由闭孔筋膜形成的管道内走行有阴部内动脉"[40]。阴部管位于坐骨小孔至会阴膜后方之间，传统认为是由闭孔筋膜分为两层形成的（图 6-31A），但也有学者认为是由外侧的闭孔筋膜和内侧的新月形筋膜（fascia lunata）构成（图 6-31B）。新月形筋膜始于阴部血管和神经进入坐骨直肠窝的后方，并与骶结节韧带相融合沿着盆腔侧壁分布。

　　探究 Alock 管的意义在于阴部神经的解剖（pudendal nerve）。阴部神经发自于骶丛，通过骶棘韧带和骶结节韧带之间进入阴部管，首先发出直肠下神经，随后分为会阴神经和阴茎（阴蒂）背神经。在进入阴部管时，阴部神经位于阴部内动脉的上方，当阴部神经分为两支时，阴茎背神经位于血管上方，会阴神经位于血管下方（图 6-32）。

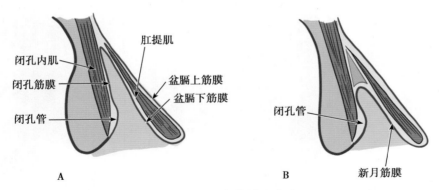

A **B**

图 6-31 阴部管的形成

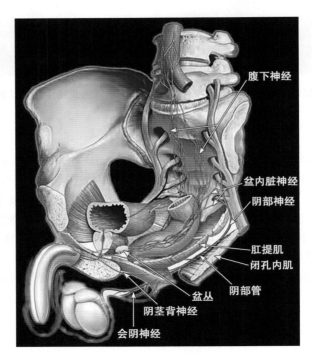

图 6-32 阴部管的解剖

（林谋斌 江慧洪）

参 考 文 献

［1］ MURO S,YAMAGUCHI K,NAKAJIMA Y,et al. Dynamic intersection of the longitudinal muscle and external anal sphincter in the layered structure of the anal canal posterior wall. Surg Radiol Anat, 2014, 36（6）: 551-559.

［2］ TSUKADA Y,ITO M,WATANABE K,et al. Topographic Anatomy of the Anal Sphincter Complex and Levator Ani Muscle as It Relates to Intersphincteric Resection for Very Low Rectal Disease. Dis Colon Rectum,2016, 59（5）:426-433.

［3］ NICHOLLS J,GLASS R. Pelvic Floor Disorders. Coloproctology,1985.

［4］ TESCH NP G A,LINDAH J. Surgical anatomy of the pelvis//Gänsslen A,Lindahl J,Grechenig S,et al. Pelvic ring fractures. Cham:Springer,2021:15-46.

［5］ YABUKI Y. Twenty-first century radical hysterectomy-Journey from descriptive to practical anatomy. Gynecol Oncol Rep,2020,34:100623.

［6］ SHAFIK A. A new concept of the anatomy of the anal sphincter mechanism and the physiology of defecation. VIII. Levator hiatus and tunnel:anatomy and function. 1979,22(8):539-549.

［7］ T W. Anatomy of the colon,rectum,anus,and pelvic floor//Herold A,Lehur P A,Matzel K. ,et al. Coloproctology. European Manual of Medicine. Berlin:Springer,2017:7-22.

［8］ LEE J M,KIM N K. Essential Anatomy of the Anorectum for Colorectal Surgeons Focused on the Gross Anatomy and Histologic Findings. Ann Coloproctol,2018,34(2):59-71.

［9］ Yang H K. Anal Anatomy//Yang H K. Hemorrhoids. Springer:Berlin,2014:5-13.

［10］ KINUGASA Y,ARAKAWA T,ABE S,et al. Anatomical reevaluation of the anococcygeal ligament and its surgical relevance. Dis Colon Rectum,2011,54(2):232-7.

［11］ 三毛牧夫. 腹腔镜下大肠癌手术. 沈阳:辽宁科学技术出版社,2015:115.

［12］ NAKAJIMA Y,MURO S,NASU H,et al. Morphology of the region anterior to the anal canal in males:visualization of the anterior bundle of the longitudinal muscle by transanal ultrasonography. Surg Radiol Anat,2017,39(9):967-73.

［13］ WALZ J,EPSTEIN J I,GANZER R,et al. A critical analysis of the current knowledge of surgical anatomy of the prostate related to optimisation of cancer control and preservation of continence and erection in candidates for radical prostatectomy:an update. Eur Urol,2016,70(2):301-311.

［14］ CHI P,CHEN Z,LU X. Transanal Total Mesorectal Excision:Can it Achieve the Standard of TME?. Ann Surg,2017,266(6):e87-e88.

［15］ WESSON M B J J O T A M A. FASCIAE OF THE UROGENITAL TRIANGLE. 1923,81(24):2024-30.

［16］ MIRILAS P,SKANDALAKIS J E. Urogenital diaphragm:an erroneous concept casting its shadow over the sphincter urethrae and deep perineal space. J Am Coll Surg,2004,198(2):279-290.

［17］ STORMONT T J,CAHILL D R,KING B F,et al. Fascias of the male external genitalia and perineum. 1994,7(3):115-124.

［18］ ROCH M,GAUDREAULT N,CYR M P,et al. The female pelvic floor fascia anatomy:a systematic search and review. Life(Basel),2021,11(9):900.

［19］ HOLLINSHEAD W. Anatomy for surgeons. II. The thorax,abdomen and pelvis. New York:Paul B. Hoeber Inc. ,1956:630-675.

［20］ MCNULTY J. Clinically oriented anatomy. 4th ed. Shock,1999,12(3):245.

［21］ SHAFIK A,SIBAI O E,SHAFIK A A,et al. A novel concept for the surgical anatomy of the perineal body. Dis Colon Rectum,2007,50(12):2120-2125.

［22］ 丛进春,张宏. 经肛全直肠系膜切除术吻合口并发症的相关解剖因素及预防技巧. 中华胃肠外科杂志,2019,(08):724-728.

［23］ MACCHI V,PORZIONATO A,STECCO C,et al. Histo-topographic study of the longitudinal anal muscle. Clin Anat,2008,21(5):447-452.

［24］ TSUKADA Y,ITO M,WATANABE K,et al. Topographic Anatomy of the Anal Sphincter Complex and Levator Ani Muscle as It Relates to Intersphincteric Resection for Very Low Rectal Disease. 2016,59(5):426-433.

［25］ KRAIMA A,WEST N,ROBERTS N,et al. The role of the longitudinal muscle in the anal sphincter complex:

Implications for the Intersphincteric Plane in Low Rectal Cancer Surgery?. 2020,33(4):567-577.

[26] AIGNER F,ZBAR A,LUDWIKOWSKI B,et al. The rectogenital septum:morphology,function, and clinical relevance. 2004,47(2):131-140.

[27] NAKAJIMA Y,MURO S,NASU H,et al. Morphology of the region anterior to the anal canal in males:visualization of the anterior bundle of the longitudinal muscle by transanal ultrasonography. 2017,39(9):967-973.

[28] OH C,KARK A J D O T C,RECTUM. Anatomy of the perineal body. 1973,16(6):444-454.

[29] UCHIMOTO K,MURAKAMI G,KINUGASA Y,et al. Rectourethralis muscle and pitfalls of anterior perineal dissection in abdominoperineal resection and intersphincteric resection for rectal cancer. Anat Sci Int,2007, 82(1):8-15.

[30] KRAIMA A C,WEST N P,TREANOR D,et al. The anatomy of the perineal body in relation to abdominoperineal excision for low rectal cancer. Colorectal Dis,2016,18(7):688-695.

[31] KINUGASA Y,MORIYA,Y. Surgical anatomy in intersphincteric resection//Schiessel R,Metzger P. Intersphincteric resection for low rectal tumors. Vienna:Springer,2012:57-63.

[32] 渡边昌彦. 直肠肛门外科手术操作要领与技巧. 北京:人民卫生出版社,2012:95.

[33] NAIR V,NAIR R V,MOOKAMBIKA R V,et al. Persistent sacrococcygeus ventralis muscle in an adult human pelvic wall:a variation for surgeons to note. J Chin Med Assoc,2011,74(12):567-569.

[34] WOON J T,STRINGER M D. Clinical anatomy of the coccyx:A systematic review. Clin Anat,2012,25(2): 158-167.

[35] NIIKURA H,JIN Z W,CHO B H,et al. Human fetal anatomy of the coccygeal attachments of the levator ani muscle. Clin Anat,2010,23(5):566-574.

[36] PAI A,EFTAIHA S M,MELICH G,et al. Robotic Site Adjusted Levator Transection for Carcinoma of the Rectum:A Modification of the Existing Cylindrical Abdominoperineal Resection for Eccentrically Located Tumors. World J Surg,2017,41(2):590-595.

[37] WU Y,DABHOIWALA N F,HAGOORT J,et al. 3D Topography of the Young Adult Anal Sphincter Complex Reconstructed from Undeformed Serial Anatomical Sections. PLoS One,2015,10(8):e0132226.

[38] MARECIK S,PARK J,PRASAD L M. Rectal Anatomy:Clinical Perspective//Chang G. Rectal cancer. Cham:Springer,2018:1-23.

[39] SHAFIK A. Levator ani muscle:new physioanatomical aspects and role in the micturition mechanism. World J Urol,1999,17(5):266-273.

[40] OELHAFEN K,SHAYOTA B J,MUHLEMAN M,et al. Benjamin Alcock(1801-?)and his canal. Clin Anat, 2013,26(6):662-666.

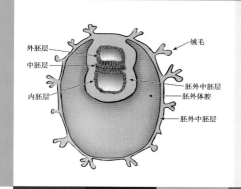

外胚层

中胚层

内胚层

绒毛

胚外中胚层

胚外体腔

胚外中胚层

第七章

胰腺外科膜解剖

　　胰腺系膜(mesopancreas)是近10余年来基于对直肠系膜理论体系及临床应用的借鉴，由国内外学者提出的有关胰腺解剖的新概念[1]。从解剖学角度评价，胰腺系膜是一个立体的膜结构，结合系膜的"信封"理论，其可定义为以进出胰腺血管特别是供血血管为中心，以一定膜结构包绕，包含血管(动静脉)、淋巴系统(淋巴结、淋巴管)、神经及周围纤维结缔组织的完整的系统。其概念类似于肠系膜，而与"被膜""包膜""筋膜"等仅以上皮细胞组成的结缔组织膜结构有本质的区别。

　　十余年来，国内外学者从解剖、影像以及临床等各个角度探讨胰腺系膜的存在和意义。同时产生了"全系膜切除""动脉优先入路"等新的手术理念。虽然目前学术界对于胰腺系膜的存在不置可否，但基于对胰腺周围膜结构的重新认识催生了胰腺手术入路的探讨，促进了胰腺外科精准手术的普及，最终使患者受益。本章着重从胚胎和解剖两个角度，结合目前认知进展，系统介绍胰腺系膜的理论基础及其临床应用。

第一节　胰腺系膜的胚胎学基础

一、胰腺的发生学基础

　　人体胚胎发育从第3周开始，形成可见的三胚层结构，分别称之为外胚层、中胚层和内胚层，各种组织和器官由三个胚层演化而来(图7-1)。人体的神经和表皮等源于外胚层，消化道、消化腺和呼吸道源于内胚层，中胚层发育为骨骼、肌肉、血管等结缔组织。

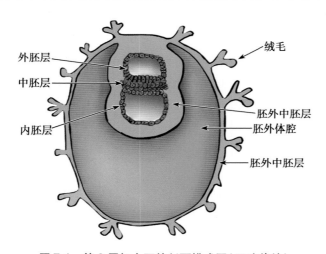

图7-1　第3周初人胚的剖面模式图(王建伟绘)

　　原始体腔形成后，在原始胚盘的上下方，可以看到两个明显的腔体结构，上方为羊膜腔，主要为外胚层细胞围绕，下方为卵黄囊，主要为内胚层细胞围绕，羊膜腔及卵黄囊外与滋养层细胞之间较大的体腔则为胚外体腔，其表面为中胚层的细胞所覆盖。在胚盘的中轴位置，可以见到圆形的脊索结构，在脊索两侧中胚层自中轴向两侧逐渐分化为轴旁中胚层、间介中胚层和侧中胚层结构(图7-2)。其中，侧中胚层分为2部分，邻近外胚层者为体壁中胚层，将分化为体壁和肢体的骨骼、肌肉、血管和结缔组织；邻近内胚层者称为脏壁中胚层，覆盖于原

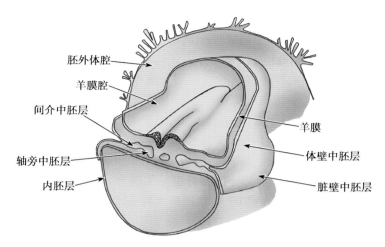

图 7-2　三胚层的形成（王建伟绘）

始消化管的外面,将分化为消化和呼吸系统的肌肉组织、血管和结缔组织等。原始消化管和内胚层之间的空腔为原始体腔,分化为心腔、胸膜腔和腹膜腔等结构。

　　在人体发育至第 3 周末,三胚层胚盘的头褶和尾褶在矢状面上向腹侧卷折,胚体由扁盘状变为"C"型的圆柱状,由于胚胎的腹侧卷曲,卵黄囊的背侧部分卷入胚体,形成前肠和后肠结构,中间则称之为中肠,形成原始的纵行的消化管道（图 7-3）。

　　脏壁中胚层在横断面上包围原肠,并在其背侧和腹侧逐渐向中线汇合,最后两层膜状结构相贴,称为原始系膜（图 7-4）,原始系膜分为背侧和腹侧两部分,把原肠固定在背侧和腹侧体壁之间。

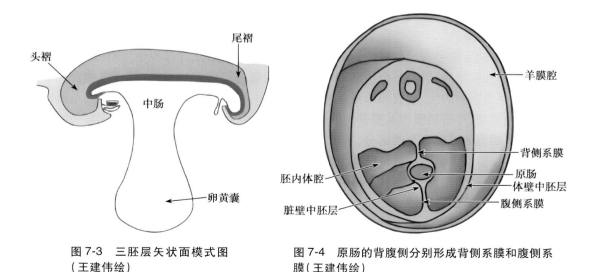

图 7-3　三胚层矢状面模式图　　　图 7-4　原肠的背腹侧分别形成背侧系膜和腹侧系
（王建伟绘）　　　　　　　　　膜（王建伟绘）

　　原始系膜原始体腔分为左右两部分,随后膈肌（由颈部下降而来）将原始胸腔和腹腔分割开来。随后,在腹腔上部,前肠胃原基形成,由于原始系膜的包绕,形成胃的背系膜和腹系膜,皆与体壁相连。在胃的腹侧系膜内出现肝与胆的原基,在胃的背侧系膜内,形成脾的原基。

胰腺发生于胚胎第5周,起源于内胚层前肠的尾端,胰腺来源于两个原基:呈矢状位分布在十二指肠部位的两侧,分别为腹胰芽和背胰芽。

腹胰芽从前肠末端腹侧的肝憩室基的内胚层上皮增生并向外突出形成,背胰芽则由十二指肠部的背侧壁的内胚层细胞向外突出形成。背胰芽位置高于腹胰芽,且体积较大。此时,两部的胚芽已经形成了开口于肠腔的管道。到第7周时,腹侧胚芽跟随十二指肠以纵轴方向旋转,腹侧胰腺胚芽与背侧胰腺胚芽融合,形成单独的胰腺器官。其中,十二指肠由于旋转形成了"C"字形结构,腹侧胚芽则形成胰腺的钩突和胰头的尾端,背侧胚芽则形成胰头的头端、胰体和胰尾部(图7-5)。两部分的胰管也发生融合,背侧胚芽胰体胰尾部和腹侧胚芽胰头部的胰管融合形成主胰管,开口于十二指肠大乳头[2]。

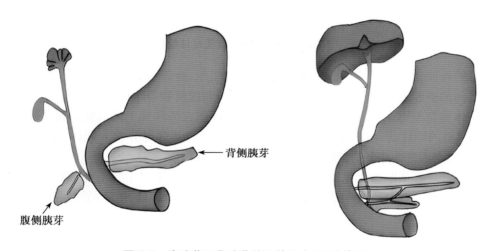

背侧胰芽

腹侧胰芽

图 7-5　腹胰芽和背胰芽的旋转融合(王建伟绘)

胰腺系膜的发生是腹腔腹膜发育的一部分。腹腔在胚胎发育过程中,内胚层主要分化为胃肠道、肝和胰腺等结构,脏壁中胚层在胚胎时期则包绕腹腔的原肠,形成原始背侧和腹侧系膜,分化为腹腔的脏、壁腹膜以及腹膜反折。肝脏胚芽发育时期,在胃的腹侧系膜内出现肝与胆的原基,将胃的腹侧系膜分为前后两部分,即为后来的镰状韧带和肝胃韧带。脾脏的出现将胃的背侧系膜分为两部分,脾、胃之间的背系膜形成脾胃韧带,脾和肾之间的背系膜形成脾肾韧带。脾脏到中线的背侧系膜,则与腹后壁融合形成胰后筋膜。胰胚芽形成之后,同样被包绕在原始系膜的双层结构中,随着胰腺背、腹侧的旋转融合,包绕胰腺的原始系膜则形成胰腺前筋膜和胰腺后筋膜[3](图7-6)。

二、胰腺供血动脉的发生与系膜的关系

胚胎时期形成的原始系膜为双层结构,而由中胚层间充质发育而来的血管等器官则被包绕于两层结构之间,为原肠分化而来的器官提供营养和物质交换。

来自腹主动脉的血管走行于双侧腹膜的间隙中,为胰腺供血,其中包括来源于腹腔动脉干的分支及肠系膜上动脉的分支,这种供血模式在胰腺原基发生时已经基本建立,并维持胰腺的发育和内外分泌功能的建立[4](图7-7)。血管在上述的旋转过程中,并未改变其为两层

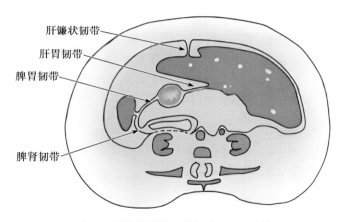

图 7-6　原始系膜的旋转融合（王建伟绘）

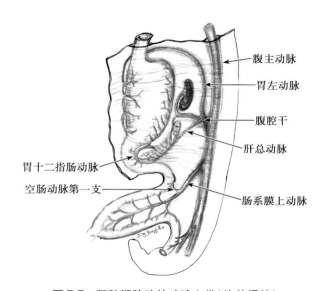

图 7-7　胚胎期胰腺的动脉血供（许静涌绘）

腹膜包裹的解剖结构，只是空间位置发生变化。如肠系膜上动脉的 3 大分支（胰十二指肠下动脉、结肠中动脉和空肠动脉第一支），从平面结构成为三维结构。因此，与横结肠、小肠这些"腹腔内位器官"相同，胰腺沿其供血血管也具有完整的系膜结构。胰头和胰颈部主要血供来源于腹腔干向右侧的分支（胰十二指肠上动脉）及肠系膜上动脉的分支（胰十二指肠下动脉），胰体尾部血供主要来源于腹腔干向左的分支（脾动脉），两组血管之间交通支甚少，因此这为胰头肿瘤或胰体尾肿瘤的全系膜切除提供了解剖基础，即以腹主动脉、肠系膜上动脉及腹腔干中线为界，将胰腺系膜分为胰头颈部系膜和胰体尾部系膜[5]。

三、腹腔脏器旋转与胰腺周围膜结构融合

胚胎发育时期，胰腺和邻近的器官胚芽如胃、肝、脾和十二指肠等均发生于原肠的内胚层结构，并包绕于原始系膜的双层膜结构中，此时，类似于成人的"腹膜内位器官"，被原始系膜完全包被,在腹腔内呈矢状位方向排列。

　　在腹腔的上部,自背侧到腹侧依次排列着脾、胃、肝的原基,并且器官之间有双层的原始系膜相连缀,这是后期韧带发育的胚胎学基础。在紧邻胃原基下方的十二指肠部位,分别发育出腹胰芽和背胰芽,它们在矢状位上分别位于十二指肠的腹侧和背侧,像其他腹腔内器官一样,胰腺也是包裹在双层的膜性结构中(图 7-8)。

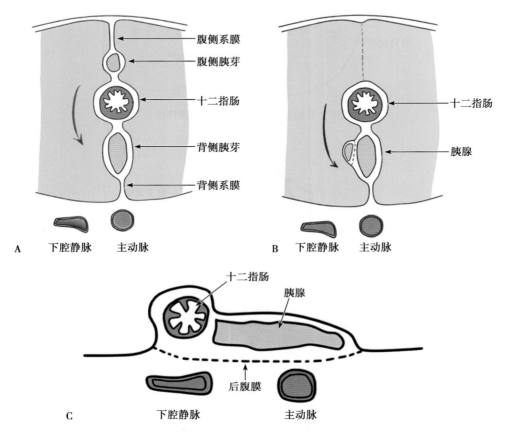

图 7-8　十二指肠的旋转,腹胰芽和背胰芽的融合(王建伟绘)

　　胚胎第 6 周,完成腹胰和背胰的融合,此时的胰腺仍然是腹腔内位器官,被两层腹膜包裹。

　　随着进一步的发育,胃沿着纵轴旋转 90°,胃由矢状位变为冠状位,胃大弯转到腹腔左侧,胃小弯转到右侧。肝也随之移位到腹腔的右上部,脾则移位到腹腔的左上部。胃与肝之间的系膜发育为肝胃韧带,胃与脾之间的系膜发育为胃脾韧带,肝与前腹壁之间的系膜则发育为镰状韧带。

　　胃的旋转使十二指肠旋转到右侧,形成"C"形结构,胰腺也随之旋转进入十二指肠框内,其尾端朝向脾脏,从矢状位整体旋转为冠状位。自胰腺的发育过程来看,腹侧胚芽则形成胰腺的钩突和胰头的尾端,背侧胚芽则形成胰头的头端、胰体和胰尾部,其未旋转之前的系膜亦发生相应的融合。

　　旋转后胰腺依然为背侧系膜的双层结构所包绕,前叶则组成为胰腺前筋膜,其由原始的单层系膜发育而来。后叶为胰腺后筋膜,因其牵涉到胰腺背系膜及与腹腔后壁腹膜的融合筋膜(fusion fasciae),其组成较为复杂。

　　胰后筋膜根据其部位分为两部分,位于腹主动脉右侧、下腔静脉前方的部分称为胰后Treitz 筋膜,位于腹主动脉左侧,胰体、尾后方的筋膜则称之为胰后 Toldt 筋膜。所谓 Toldt 筋膜,是在胚胎发育时期,中肠发生扭转后,由其系膜与其后的系膜或壁层腹膜融合形成,其中潜在的间隙称 Toldt 筋膜。小肠扭转结束后,升结肠肝曲段系膜后叶与腹后壁腹膜融合形成胰腺右侧的 Toldt 筋膜,Mike 等认为右侧 Toldt 筋膜向上延续分为两层[5]。在前方与胰腺前筋膜延续,在十二指肠水平部后方与胰后方的 Treitz 筋膜延续。降结肠脾曲段系膜与腹后壁腹膜融合形成左侧的 Toldt 筋膜,左侧 Toldt 筋膜向上与胰后胰体、尾部 Toldt 筋膜相延续[6](图 7-9,图 7-10))。

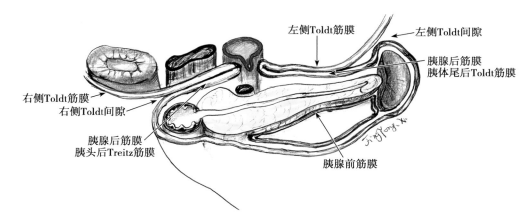

图 7-9　胰腺周围筋膜延续(横断面)(许静涌绘)

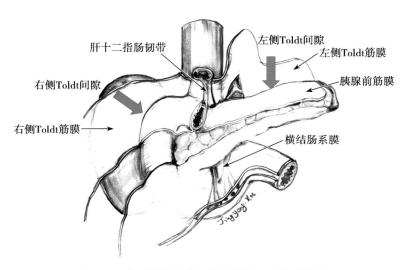

图 7-10　胰腺周围筋膜延续(冠状位)(许静涌绘)

第二节 胰腺系膜的解剖学基础

一、胰腺周围膜结构的移行关系

胰腺在胚胎发育时期属于矢状位的"内位器官",随其背侧和腹侧胰芽的融合过程,逐渐演变成冠状位的"外位器官"。如上文所述,其与周围器官,例如胃、十二指肠、肝脏、脾脏、结肠的系膜联系在胚胎发育时期就已经建立。包括了随着旋转空间位置改变,组织器官间推挤导致的疏松的潜在间隙;也包括了同源性发育或血供关系带来的紧密连接。因此,深入地理解胰腺周围系膜结构的构成及毗邻器官的相互关系,对胰腺外科非常具有指导意义。

胰腺发育成熟后,被胰腺前筋膜和胰腺后筋膜所包绕。胰腺前筋膜发生融合较少,结构较为平复,上方与覆盖肝总动脉和胃左动脉的被称为胃胰襞和肝胰襞的壁层腹膜延续,向下则于横结肠系膜前叶融合。因此,在胃癌根治术中,可以沿横结肠系膜前叶深面,剥离至胰腺前筋膜直至胃胰襞和肝胰襞,显露出胰腺、脾动脉、肝总动脉和腹腔动脉,这是胃癌根治术中常用的手术平面。值得注意的是,在胰腺的下方,胰前筋膜和胰后筋膜汇合共同相延续与横结肠前系膜融合,有人认为这个融合面位置不固定,融合面不明显。在胰头部位,升结肠肝曲部位的 Toldt 筋膜包绕十二指肠部后分前后两层分别与胰腺前筋膜和胰腺后筋膜相延续;胰腺背筋膜的体、尾部则与左侧的 Toldt 筋膜相延续,胰尾部的筋膜则延续与脾肾韧带。

因此,虽然胰腺属于解剖学的腹膜外位器官,但其与周围组织的膜性融合仍然是以疏松融合为主。在尸体解剖或手术中,完全可以遵循胰腺与周围脏器间的潜在的解剖间隙进行游离,而这些间隙几乎无血管穿行。典型的操作如扩大的十二指肠侧腹膜游离(扩大的 Kocher 游离)。

同时也应注意,由于胚胎发育的同源性,胰腺有三个解剖部分与其他组织器官密不可分,从膜性融合角度评价,可以归类为紧密融合或为组织延续。其中包括:

(1)肝十二指肠韧带:由于肝脏与胰腺发育的同源性,胰腺前后筋膜均与包绕肝十二指肠韧带的腹膜延续,其内淋巴组织存在交通,胰腺肿瘤或胆管下端肿瘤易合并肝十二指肠韧带和胰头后方淋巴结的转移。

(2)脾:胰腺旋转后,胰尾指向脾门,值得注意的是,虽然胰腺是典型的腹膜外位器官,但胰尾末端是腹膜内位器官,被腹膜包绕,与脾筋膜相延续。由于此处淋巴系统的交通,胰体尾癌的手术需要常规进行脾切除,以保证脾门淋巴结的清扫。

(3)胰腺系膜根部:此部位是胰腺供血血管进入胰腺系膜的部位,详述如下。

二、胰腺系膜根部的解剖学理念

胰腺系膜根部(mesopancreatic root)是基于胰腺系膜解剖研究的新概念[7],与小肠系膜根部类似,是主要供血血管进入的通道。在胚胎早期,腹胰和背胰均可认为是腹腔内位器官,胚胎期胃系膜的旋转使得腹胰和背胰发生融合,同时也发生了血供的融合。来自腹腔动脉干的胰十二指上肠动脉和肠系膜上动脉的胰十二指肠下动脉组成了胰腺头颈部的供血系统,来自腹腔动脉干的脾动脉提供了胰体尾的血供。虽然分支血管在旋转过程中发生了空间变化,但作为血供来源的主干,即腹腔动脉干和肠系膜上动脉并没有发生空间位置的改变。而胰腺颈部恰好位于此两支动脉根部前方,胰腺周围膜性结构也形成了包绕此两支动脉的外鞘,以此两支动脉根部为基础的解剖结构,即被命名为"胰腺系膜根部"。此结构可视为胚胎期腹胰和背胰融合后胰腺系膜的孑余(图 7-11)。

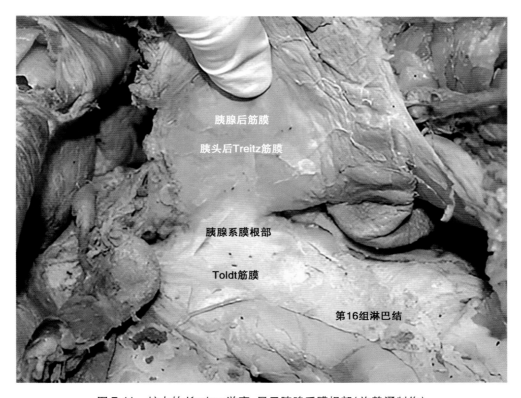

图 7-11 扩大的 Kocher 游离,显示胰腺系膜根部(许静涌制作)

胰腺系膜根部可分为两大部分,第一部分是集中于腹腔干和肠系膜上动脉根部的致密的结缔组织,其内有丰富的神经组织、淋巴管、血管及纤维结缔组织等;第二部分是胰头背侧、钩突与肠系膜上动脉之间相对疏松的纤维结缔组织,其主要解剖形态是平行于冠状位的纤维结缔板层,其中包括了来源于肠系膜上动脉的胰十二指肠下动脉,第 14 组淋巴结和其他神经、脂肪结缔组织等(图 7-12,图 7-13)。这些纤维结构与胰腺及后腹膜相延续,肠系膜上动脉及腹腔干的胰腺分支走行其中,符合传统系膜的定义,是完整的解剖学概念。

三、胰腺动脉血供与系膜层次

供应胰腺的血管由中胚层间充质发育而来,在胚胎发育时期,血管包绕于胰腺的两层系膜结构中,随着后来胰腺背、腹胚芽的旋转融合,也发生了相应的位置变化和迁移,但基本位置和胚胎时期保持一致,走行于胰腺前、后筋膜的内部。胰腺的血供十分丰富,主要的供血来自腹腔干和肠系膜上动脉两大动脉主干。两大主干又发出分支,其末端互相交通,形成复杂的动脉网。

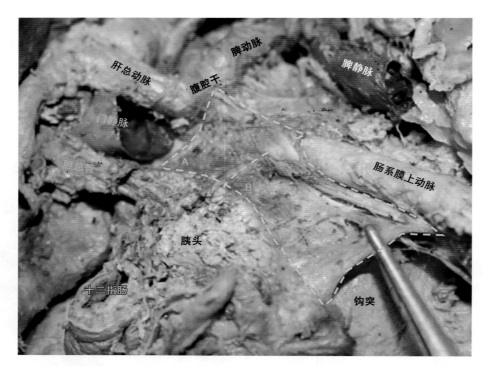

图 7-12 胰腺系膜根部,显示致密鞘膜结构(A)和疏松的筋膜结构(B)(许静涌制作)

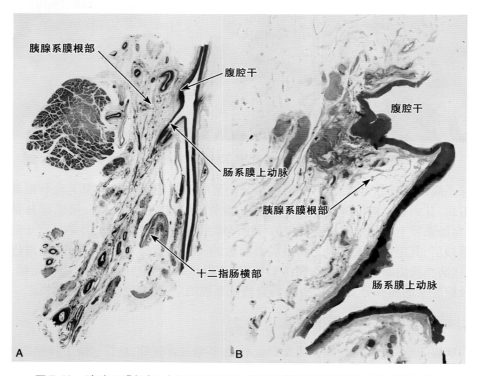

图 7-13 胰腺系膜根部,大切片病理显示胰腺系膜根部显微结构(许静涌制作)
A. 正常儿童经腹主动脉矢状位切面图;B. 正常成年人经腹主动脉矢状位切面图,均
显示胰腺系膜根部结构。

　　腹腔干主要发出3大分支：胃左动脉、肝总动脉和脾动脉。在经典的胰腺血供分布中，肝总动脉发出胃右动脉及胃十二指肠动脉后称之为肝固有动脉。肝固有动脉支配肝脏和胆囊，胃十二指肠动脉在胰腺上缘分为前、后两支，分别从胰前筋膜和胰后筋膜的内侧进入胰腺。脾动脉从腹腔干发出后，在胰腺的上缘两层筋膜内向左侧走行，在胰腺上缘发出多个分支自胰腺背侧进入胰腺，主要的分支有胰背动脉和胰大动脉等。胰十二指肠下动脉源于肠系膜上动脉，常与空肠动脉第一支共干。与胰腺上动脉类似，它也分为前、后两支，分别在胰腺下缘在胰前筋膜和胰后筋膜的内侧进入胰腺，并分别与胰腺上动脉的分支交汇形成动脉网。胰头部由主要由胃十二指肠动脉发出的胰十二指肠前、后上动脉和肠系膜上动脉发出的胰十二指肠前、后下动脉供血，肝总动脉也可发出供应胰头部的分支。胰颈、胰体和胰尾部主要由脾动脉发出的分支供血（图7-14）。

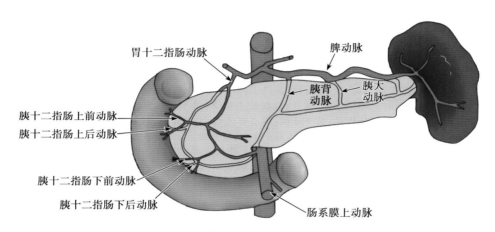

图7-14　胰腺的血液供应（王建伟绘）

四、胰腺淋巴引流路径与系膜层次

　　胰腺具有丰富的淋巴引流系统。值得注意的是，胰腺小叶内没有淋巴管，在小叶间隙内开始出现毛细淋巴管，其呈网状分布，汇合成较大的淋巴管引流到胰腺表面，往往伴随血管走行，最后引流至附近区域的淋巴结。目前常用的是日本胰腺学会（Japanese pancreas society，JPS）的标准进行胰周淋巴结分组，分为3站18组（图7-15），根据受累情况进行分期，指导临床治疗[8]。

　　从解剖学角度可将胰腺淋巴回流的途径分成5个部分，具体如下：

　　1. 胰十二指肠前淋巴结　位于胰头前表面筋膜内，相当于日本分组的第17组，其淋巴回流有上、下两条途径：向上沿胃十二指肠动脉回流到肝固有动脉周围（第8组），再注入腹腔干淋巴结（第16组），向下注入肠系膜上血管周围淋巴结（第14组）。除上述两条途径外，Deki等研究认为，胰头前表面中部的淋巴可与幽门下淋巴结的淋巴管汇合（第6组），然后沿着胃结肠干（Henle静脉），到达肠系膜上静脉前表面淋巴结（第14组）。

　　2. 胰十二指肠后淋巴结　位于胰头背侧筋膜内，相当于日本分组的第13组。有研究表明此处淋巴管可分别注入腹腔干（第9组）及肠系膜上动脉根部淋巴结（第14组），少数可

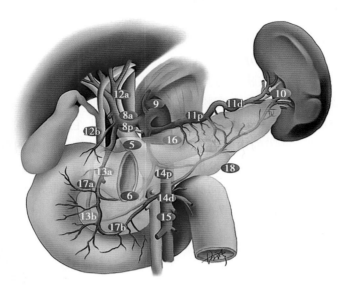

图 7-15　胰腺周围淋巴分布（侯宇婷绘）

第 5 组：幽门上；第 6 组：幽门下；第 8a 组：肝总动脉前方；第 8p 组：肝总动脉后方；第 9 组：腹腔干根部；第 10 组：脾门；第 11p 组：脾动脉近端；第 11d 组：脾动脉远端；第 12a 组：肝固有动脉旁；第 12b 组：胆总管旁；第 13a 组：胰头后方上份；第 13b 组：胰头后方下份；第 14p 组：肠系膜上动脉近端；第 14d 组：肠系膜上动脉远端；第 15 组：结肠中动脉根部；第 16 组：腹主动脉旁；第 17a 组：胰头前方上份；第 17b 组：胰头前方下份；第 18 组：胰腺下缘。

直接注入腹主动脉与下腔静脉间淋巴结（第 16 组）。

3. **钩突前后表面的淋巴结**　位于钩突前后及钩突与肠系膜上动脉之间的胰腺筋膜内，相当于日本分组的第 14 组，经过肠系膜上动脉根部淋巴引流，汇入腹主动脉与下腔静脉间淋巴结，或者直接注入腹主动脉与下腔静脉间淋巴结（第 16 组），后者比较少见。

4. 胰颈部和部分胰体上半部发出的淋巴管注入腹腔干（第 9 组）及其分支血管旁淋巴结，包括肝固有动脉（第 8 组）、胃左动脉（第 7 组）及脾动脉起始部（第 11 组），下半部（第 18 组）则注入肠系膜上动脉周围淋巴结（第 14 组）。

5. **胰体尾淋巴回流途径**　一条沿着脾动、静脉周围淋巴结（第 11 组）流向腹腔干周围（第 9 组），另一条沿胰体尾的下缘、胰下动脉（第 18 组）至肠系膜上血管周围淋巴结（第 14 组）。

上述淋巴回流途径表现为殊途同归的，即从胰腺不同的位置直接或间接引流至腹腔干与肠系膜上动脉周围，这个位置包括了第 9 组和第 14 组淋巴结，而这个位置正是"胰腺系膜根部"。

从临床手术标本可见，胰周淋巴结多位于胰腺系膜内，其中第 13 组、第 17 组、第 14 组、第 18 组位于胰腺前后筋膜内，可整块切除（图 7-16）；第 5 组、第 6 组、第 8 组、第 9 组、第 10 组、第 11 组、第 12 组，位于胰腺筋膜与相邻组织脏器相延续的筋膜内，亦可随标本整块切

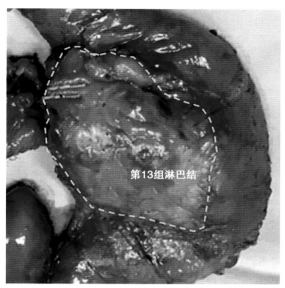
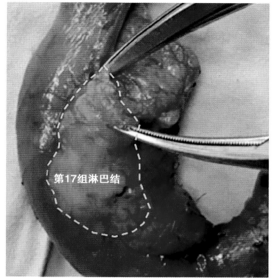
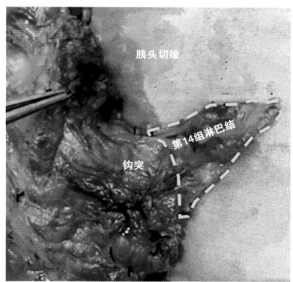

图 7-16　胰头周围系膜内淋巴结的手术标本获取(许静涌制作)

除,仍可视为胰腺系膜内的淋巴组织;而第 16 组,位于胰腺系膜以外的后腹膜间隙,是胰腺癌转移的第 3 站淋巴结,应视同远处转移[9](图 7-11)。

五、胰腺的神经支配

与腹腔内其他器官相似,支配胰腺的神经包括交感神经和副交感神经。这些神经支配对血管舒缩和腺体的分泌调节非常重要。

交感神经主要支配血管和胰岛,副交感神经则主要支配外分泌腺和导管。支配胰腺的交感神经主要来自内脏大神经(主要源于 $T_4 \sim T_{10}$ 的交感神经节分支)和内脏小神经(主要源

于 $T_9 \sim L_2$ 的交感神经节分支),内脏大小神经穿过主动脉裂孔,通过神经突触加入腹腔神经丛和神经节内。支配胰腺的副交感神经主要来自迷走神经,大部分的神经纤维通过腹腔神经节,但并不与神经节内的神经细胞换元,再到达支配的靶器官胰腺内,而有一些神经则通过肝、胃的迷走神经分支直接到达胰腺。

胰腺的神经支配主要由以下 5 个通路[10]:

1. 由腹腔神经节直接到达胰头背侧(I)(图 7-17 神经丛标识 B)。

2. 由双侧的腹腔干神经节发出,通过肠系膜上动脉神经丛到达胰腺钩突的左侧缘(II)(图 7-17 神经丛标识 C)。

3. 由肝总动脉周围的神经丛发出,通过胃十二指肠动脉及其分支到达胰头腹侧(III)(图 7-17 神经丛标识 A)。

4. 由左侧腹腔神经节发出,通过脾动脉及其分支,到达胰体和胰尾部(IV)(图 7-17 神经丛标识 E)。

5. 由左侧腹腔神经节和腹腔神经丛发出,到达胰体的背侧(V)(图 7-17 神经丛标识 D)。

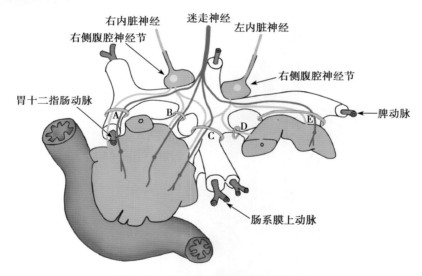

图 7-17 胰腺的神经支配(王建伟绘)

这些神经纤维往往伴随着胰腺供血动脉走行,并被胰腺的筋膜所覆被。其中 I 丛和 II 丛即是 2016 年日本胰腺癌规约中的胰头神经丛第 I 部和第 II 部。在这部规约中,日本学者认为在解剖上胰腺系膜并不存在,胰头癌需强调 I 丛和 II 丛的切除[11]。但由笔者的解剖标本可见,神经 I 丛和 II 丛仅是该区域组织结构中的一部分,其外存在纤维鞘膜结构包绕,且此鞘膜与胰腺及肠系膜上动脉相延续,鞘膜内还包括了血管、淋巴组织(图 7-18,图 7-19)。因此,如上述所言,该区域是胰腺系膜根部,是胚胎期胰腺系膜的孑余,具有典型的系膜结构特点,值得在解剖和临床中关注。

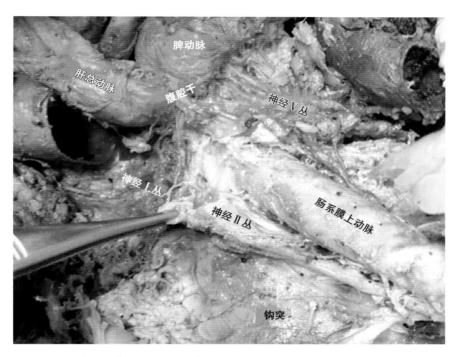

图 7-18　胰腺系膜根部,致密鞘膜样结构内包含神经Ⅰ丛及Ⅱ丛(许静涌制作)

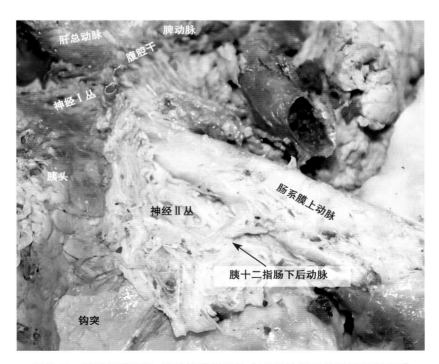

图 7-19　胰腺系膜根部,疏松筋膜样结构内可见神经Ⅱ丛远端沿肠系膜
上动脉延续,其中有胰十二指肠下后动脉穿行(许静涌制作)

第三节　胰腺系膜理念的临床应用

虽然对"胰腺系膜"的解剖学基础尚未达成共识,其范围界定也缺乏统一标准,但自2012年起,国内外学者均将"全胰腺系膜切除(total mesopancreatic excision,TMpE)"理念应用于临床实践,对胰腺周围解剖特别是膜性解剖有了更为深入的认识,也催生了多种手术入路,主要体现在下述三个方面。

一、手术外延边界的确定

由于胰腺系膜无明确被膜包裹及解剖境界,在定义其范围及边界方面存在较多争议。法国学者 Adham 等以临床影像及解剖学为基础,将胰腺系膜的各个边界进行了具体描述:腹腔动脉干起始部作为胰腺系膜上界;自肠系膜上动脉起始部右侧向足侧 2~3cm,此水平作为胰腺系膜的下界;PV/SMV 后壁为前界;腹主动脉、下腔静脉平面作为胰腺系膜的后界;腹腔干、肠系膜上动脉及腹主动脉右半周为内侧界[12]。

Kawabata 将胰腺系膜定义为:胰头及钩突部与 SMA 之间的软组织,包括胰十二指肠下动脉(IPDA)以及 Treitz 筋膜腹侧的淋巴、神经及血管结构。由于 IPDA 多起源于 SMA 的左缘,因此胰腺全系膜切除还应包括 SMA 左侧组织、十二指肠第三部、第四部系膜及近端空肠系膜等,故提出"胰十二指肠系膜(meso-pancreatoduodenum)"及相应的"全胰十二指肠系膜切除(total meso-pancreatoduodenum excision,tMPDe)"的概念,强调对肠系膜上动脉的全周清扫,对前述胰腺系膜的范围有所扩大[13]。Peparini 认为由于系膜界限不明确,胰腺局部侵犯模式多样,而应当做"尽可能扩大(as far extended as possible)"的切除,建议包括 16a2、16b1 等主动脉旁淋巴结的清扫[14]。

然而,扩大的胰腺癌根治手术因创伤大、术后并发症多且对于整体预后无显著改善,已不被指南所推荐。因此,笔者通过尸体解剖及相关临床研究提出全系膜切除的范围:上界为肝总动脉,下界为十二指肠下缘,前界为门静脉及肠系膜上静脉后壁,后界为胰十二指肠背侧融合筋膜,外侧界为十二指肠外缘,内侧界为腹腔动脉干与肠系膜上动脉中点连线,即胰腺系膜根部,强调肠系膜上动脉右侧 180°的清扫,并且包含了标准的淋巴结清扫,其相应范围的手术定义为"标准的全系膜切除"[9](图 7-20)。

二、胰腺系膜根部的探讨

有研究显示,"胰腺系膜根部"是胰腺癌局部浸润、复发及 R1 切除的主要部位,强调对此区域的血管骨骼化清扫。

肠系膜上动脉右侧应 180°清扫。术中需主动显露血管壁,剥离血管表面纤维结缔组织至肠系膜上动脉根部。这种半周的骨骼化并非源于解剖分界,而是为了避免过度清扫神经组织导致的术后严重腹泻。由笔者的解剖研究可见,肿瘤可侵犯血管外纤维鞘膜的任意部位甚至血管壁(图 7-21)。其次是强调腹腔干、肠系膜上动脉及腹主动脉之间的纤维组织鞘的半周廓清,同时清扫动脉与胰头、钩突之间的所有纤维组织。这部分区域命名有所不同,Adam 称之为"胰腺系膜三角(mesopancreatic triangle)",即由门静脉/肠系膜上静脉、肠系膜上动脉及腹腔干、主动脉及下腔静脉表面构成的空间结构[13]。日本胰腺癌规约命名为

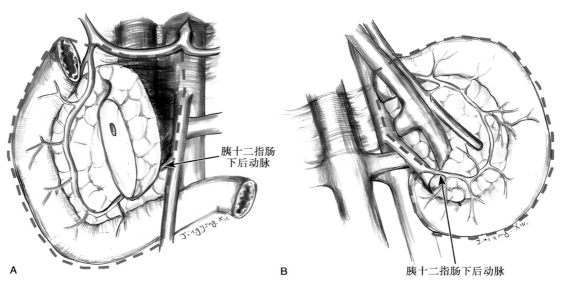

A

B

胰十二指肠
下后动脉

胰十二指肠下后动脉

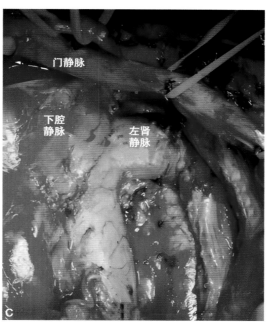

门静脉

下腔
静脉

左肾
静脉

C

图 7-20 标准系膜切除

A. 正面观;B. 背面观;C. 全系膜切除手后局部视野(许静涌绘制)。

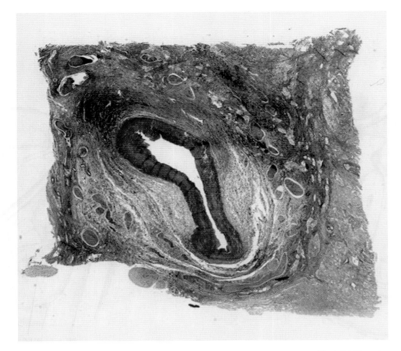

图 7-21　胰腺癌尸检标本显示肠系膜上动脉全周侵犯,血管外纤维组织
鞘内肿瘤浸润,鞘内神经纤维可见肿瘤浸润(许静涌制作)

"胰头神经丛Ⅰ部和Ⅱ部"。德国海德堡大学的学者将该区域命名为"海德堡三角(Heidel-berg triangle)",即由肠系膜上动脉、腹腔干与门静脉构成的三角空间[15]。笔者团队基于解剖研究,将此部分结构命名为"胰腺系膜根部",包含了日本规约中的神经丛,从解剖层面支持该概念[7](图 7-22)。

三、对手术入路的影响

随胰腺全系膜切除理念在临床的应用,作为胰腺系膜的核心结构,腹腔动脉干及肠系膜上动脉在根治手术中更加受到重视,其局部侵犯常见,是胰腺癌不可切除的主要原因之一,因此早期判断该动脉的受侵犯情况尤其重要。由此,胰腺系膜概念促进了对胰腺手术入路的探索。这些入路包括了"后方入路(posterior approach)"[2,16-17]、"肠系膜上动脉优先入路(SMA first approach)"、"动脉优先入路(the artery first approach)"、"系膜优先入路(the meso-pancreas first approach)"[18]、"结肠上前动脉优先入路(supracolic anterior artery-first ap-proach)"[19]、"悬吊技术(hanging maneuver)"[20]等。其目的在于早期显露动脉,避免 R2 或姑息性切除;发现起源于 SMA 的替代性右肝动脉或副右肝动脉,避免其损伤;早期控制进入病变区域的血供,符合"无瘤原则";获得胰腺系膜的全切除,特别是胰头及钩突与 SMA 之间组织的清扫,提高 R0 切除率以降低局部复发率。

近年来随着腹腔镜和机器人胰腺手术的广泛开展,出现了适合于这些手术的特殊视角和操作特点的手术入路,如"原位切除"[21]。近年来也有学者在探讨基于胰腺筋膜解剖的"保留功能"的胰腺手术,如"包膜内切除"等。这些都是在解剖学基础上提出的新尝试,也必将带来胰腺临床解剖学的进一步发展。

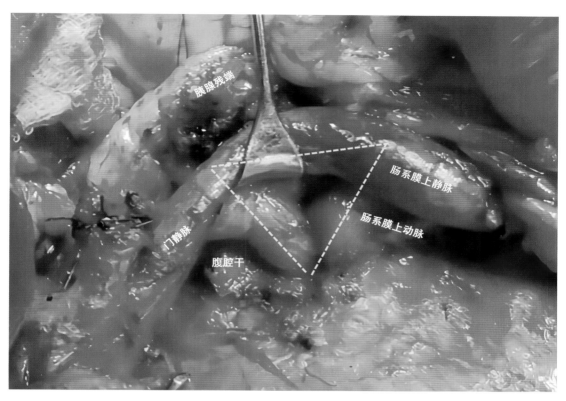

图 7-22　胰腺系膜根部清扫，显露海德堡三角（黄色虚线三角）（许静涌制作）

（许静涌　王建伟　侯宇婷　张卫光　杨尹默）

参 考 文 献

［1］GOCKEL I，DOMEYER M，WOLLOSCHECK T，et al. Resection of the mesopancreas（RMP）：a new surgical classification of a known anatomical space. World J Surg Oncol，2007，5：44.

［2］HENRY B M，SKINNINGSRUD B，SAGANIAK K，et al. Development of the human pancreas and its vasculature-An integrated review covering anatomical，embryological，histological，and molecular aspects. Ann Anat，2019，221：115-124.

［3］BA-SSALAMAH A. F N，BAROUD S. ，SHIRKHODA A. Mesentery，omentum，peritoneum：embryology，normal anatomy and anatomic variants∥Hamm B，Ros P R. Abdominal imaging. Berlin：Springer，2013：1563-1576.

［4］PAN F C，WRIGHT C. Pancreas organogenesis：from bud to plexus to gland. Dev Dyn，2011，240（3）：530-565.

［5］SHAH P H，LEIBOVICH，B. C. Gross and laparoscopic anatomy of the upper tract and retroperitoneum∥Chapple C，Steers W，Evans C. Urologic principles and practice. Cham：Springer，2020：3-23.

［6］GODLEWSKI G，GAUBERT J，CRISTOL-GAUBERT R，et al. Moving and fusion of the pancreatic buds in the rat embryos during the embryonic period（carnegie stages 13-17）by a three-dimensional computer-assisted reconstruction. Surg Radiol Anat，2011，33（8）：659-664.

［7］XU J，TIAN X，CHEN Y，et al. Total mesopancreas excision for the treatment of pancreatic head cancer. J

Cancer,2017,8(17):3575-3584.

[8] TOL J A,GOUMA D J,BASSI C,et al. Definition of a standard lymphadenectomy in surgery for pancreatic ductal adenocarcinoma:a consensus statement by the International Study Group on Pancreatic Surgery(IS-GPS). Surgery,2014,156(3):591-600.

[9] 许静涌,李喆,崔红元,et al. 标准淋巴结清扫及规范化取材对胰头癌淋巴结分期的影响. 中华外科杂志,2019,57(08):572-577.

[10] POUR P M,KONISHI, Y. ,KLöPPEL,G. ,LONGNECKER,D. S. Gross anatomy of the pancreas//Pour P M. ,Konishi Y,Klöppel G,et al. Atlas of exocrine pancreatic tumors. Tokyo:Springer,1994.

[11] SHARMA D,ISAJI S. Mesopancreas is a misnomer:time to correct the nomenclature. J Hepatobiliary Pancreat Sci,2016,23(12):745-749.

[12] ADHAM M,SINGHIRUNNUSORN J. Surgical technique and results of total mesopancreas excision(TMpE) in pancreatic tumors. Eur J Surg Oncol,2012,38(4):340-345.

[13] KAWABATA Y,TANAKA T,NISHI T,et al. Appraisal of a total meso-pancreatoduodenum excision with pancreaticoduodenectomy for pancreatic head carcinoma. Eur J Surg Oncol,2012,38(7):574-5579.

[14] PEPARINI N,CHIRLETTI P. Clearance of the retropancreatic margin in pancreatic carcinomas:total mesopancreas excision or extended lymphadenectomy?. Eur J Surg Oncol,2012,38(11):1146;author reply 7.

[15] SCHNEIDER M,STROBEL O,HACKERT T,et al. Pancreatic resection for cancer-the Heidelberg technique. Langenbecks Arch Surg,2019,404(8):1017-1022.

[16] AIMOTO T,MIZUTANI S,KAWANO Y,et al. Left Posterior Approach Pancreaticoduodenectomy with Total Mesopancreas Excision and Circumferential Lymphadenectomy Around the Superior Mesenteric Artery for Pancreatic Head Carcinoma. J Nippon Med Sch,2013,80(6):438-445.

[17] MOLDOVAN S C,MOLDOVAN A M,DUMITRAAECU T,et al. The advantages of retropancreatic vascular dissection for pancreatic head cancer with portal/superior mesenteric vein invasion:posterior approach pancreatico-duodenectomy technique and the mesopancreas theory. Chirurgia(Bucur),2012,107(5):571-578.

[18] LUPASCU C,ANDRONIC D,GRIGOREAN V T,et al. Mesopancreas first dissection during pancreaticoduodenal resection:selective approach or paradigm?. Hepatogastroenterology,2014,61(130):463-468.

[19] INOUE Y,SAIURA A,YOSHIOKA R,et al. Pancreatoduodenectomy With Systematic Mesopancreas Dissection Using a Supracolic Anterior Artery-first Approach. Ann Surg,2015,262(6):1092-1101.

[20] MIZUNO S,ISAJI S,KISHIWADA M,et al. Antegrade En Bloc Pancreaticoduodenectomy With Plexus Hanging Maneuver for Borderline Resectable Pancreatic Ductal Adenocarcinoma-Total Mesopancreatic Excision. Pancreas,2012,41(7):1157-1158.

[21] 谭志健,钟小生,沈展涛,等. 原位腹腔镜胰十二指肠切除术的临床应用经验. 中华外科杂志,2020,58(10):782-786.

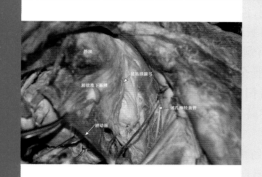

第八章

妇科膜解剖

膜解剖的理念实际很早就存在于妇科手术中，1919 年 Wilhelm Latzko 就提出建立膀胱旁间隙和直肠旁间隙以形成两者之间的主韧带的理论，妇科手术发展至今至少涉及 12 个韧带[1]，而膜、间隙正是膜解剖的基本要素。同样是膜解剖，但比较结直肠外科解剖和妇科解剖却有很大不同，结直肠外科的解剖结构多为矢状位，如脏筋膜；而妇科的解剖结构却多是冠状位，如宫颈横韧带、子宫旁组织。同样是肿瘤手术，宫颈癌手术需要切除直肠侧韧带，如 Latzko 手术；而直肠癌手术却从未涉及主韧带切除，如直肠全系膜切除术。同样是淋巴结清扫，妇科并没有单独的侧方淋巴结清扫术，盆腔淋巴结清扫纳入了根治性手术的体系，比如 Querleu-Morrow 分型；而直肠癌侧方淋巴结清扫术却是游离于直肠癌根治术（直肠全系膜切除术）外的独立手术。

综合这些不同点，我们不禁要问，能不能把妇科的膜解剖术语纳入结直肠外科膜解剖体系？能不能借鉴子宫颈癌根治术 Querleu-Morrow 分型，把直肠癌侧方淋巴结清扫也纳入直肠癌根治手术体系？能不能借鉴直肠全系膜切除术的解剖界限来建立子宫系膜全切除术？要解决这些问题，关键在于结直肠外科医生和妇科医生能理解彼此的解剖体系。本章的主要目的就是利用笔者提出的"四筋膜、三间隙"理论，从结直肠外科医生的角度来阐释妇科解剖，希望建立统一的盆腔外科膜解剖体系。

第一节　解　剖　术　语

在阅读本章前建议先了解第五章第一节的相关内容，以明确盆腔解剖术语的不同称谓。

一、膀胱腹下筋膜

膀胱腹下筋膜，也就是 Peham-Amreich 在 *Gynäkologische Operationslehre* 所述的脐韧带板（lamina ligament umbilicalis），指连接脐侧韧带（the lateral umbilicalligament）至膀胱侧壁的结缔组织束。脐侧韧带是指脐动脉周围结缔组织。笔者认为膀胱腹下筋膜是泌尿生殖筋膜的浅层，并重新定义了膀胱腹下筋膜的解剖学范围，位于膀胱侧壁，从脐动脉至盆筋膜腱弓[2]（图 8-1）。

二、直肠固有筋膜

在妇科解剖文献中并没有直肠固有筋膜这一解剖概念。在结直肠外科中，直肠固有筋膜虽是一重要解剖，但长期以来一直将直肠固有筋膜认同为脏筋膜的一部分。笔者首先提出直肠固有筋膜与脏筋膜是两层不同的筋膜，脏筋膜实际就是泌尿生殖筋膜[3]。无论是 Cibula 还是 Querleu 和 Morrow 在论述背侧子宫旁组织时，都将其分为内侧的直肠子宫韧带（rectouterine ligament）和直肠阴道韧带（rectovaginal ligament）和外侧包含盆丛的薄片状结缔组织层[4-5]。实际上内侧的直肠子宫韧带和直肠阴道韧带就是直肠固有筋膜，而外侧的薄片状结缔组织层就是泌尿生殖筋膜的深层（图 8-2）。

三、输尿管系膜

输尿管系膜（mesoureter），也就是 Reiffenstuhl 所述的输尿管叶（uretreal leaf）[6]。Cibula 和 Querleu 将其描述为输尿管向背侧、向下延伸的薄层结缔组织，包含有膀胱腹下神经和盆丛，构成了背侧子宫旁组织的外侧界[4,7]。笔者认为输尿管系膜是泌尿生殖筋膜深层的一部

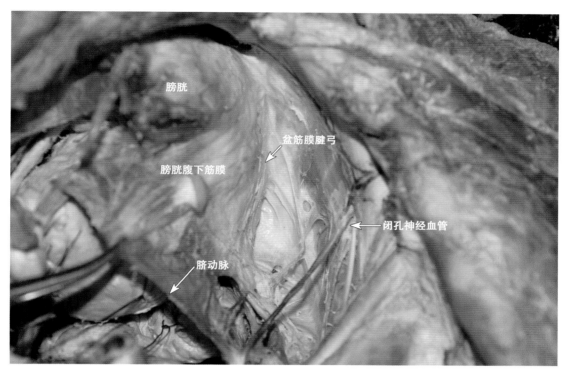

图 8-1 膀胱腹下筋膜位于膀胱侧壁、脐动脉和盆筋膜腱弓之间

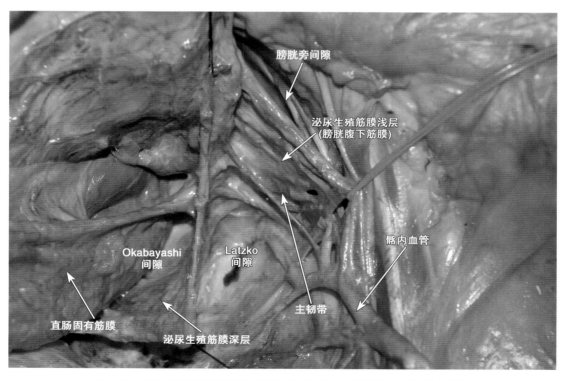

图 8-2 妇科解剖的直肠子宫/阴道韧带相当于外科解剖的直肠固有筋膜

分,泌尿生殖筋膜是包含有腹下神经、输尿管和性腺血管的双层筋膜结构,如果把输尿管向上牵拉,其背侧的泌尿生殖筋膜深层部分即为输尿管系膜(图 8-3)。

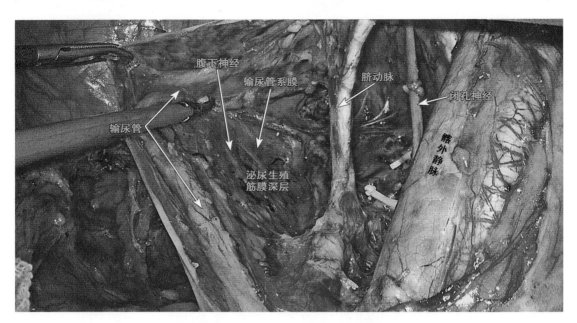

图 8-3　输尿管系膜为输尿管下方的泌尿生殖筋膜一部分

四、短纤维束

1895 年 Mackenrodt 首先对短纤维束(short fibrous bundle)进行描述。Yabuki 在《新式广泛全子宫切除术》中认为短纤维束来源于肛提肌腱弓,是宫颈横韧带向下的延续,附着于阴道结缔组织鞘的侧方[8]。由于阴道附着于盆筋膜腱弓,因此短纤维束实际是位于盆筋膜腱弓和肛提肌腱弓之间的盆膈上筋膜(肛提肌表面筋膜)(图 8-4)。应注意盆筋膜腱弓和肛提肌腱弓是两个完全不同的解剖概念,盆筋膜腱弓起于耻骨体止于坐骨棘,肛提肌腱弓为肛提肌附着于闭孔内肌处,位于盆筋膜腱弓外侧,起于闭孔前方耻骨下支,后方与盆筋膜腱弓汇合。

五、宫颈横韧带、Mackenrodt 韧带和主韧带

1895 年 Mackenrodt 将宫颈横韧带(transverse cervical ligament)描述为位于盆筋膜和宫颈后方之间的纤维束,Yabuki 在《新式广泛全子宫切除术》中认为宫颈横韧带放射状发自髂窝部的结缔组织,并附着于宫颈部的外侧缘[8]。这样的解剖定义实际太为宽泛,还是不能明确具体的解剖结构,而从膜解剖来定义可以更为简单明确。日本学者把膀胱腹下筋膜的下界认为是膀胱下动脉,笔者将其拓展至盆筋膜腱弓。宫颈横韧带实际就是膀胱腹下筋膜、泌尿生殖筋膜深层及其间结缔组织位于膀胱下动脉和盆筋膜腱弓之间的部分(图 8-1,图 8-4)。Mackenrodt 韧带是 19 世纪形成的观点,对侧方子宫旁组织的认识是从膀胱旁间隙来观察的,因此认为 Mackenrodt 韧带由宫颈横韧带和短纤维束两部分组成。主韧带是 20 世纪形成的观点,对侧方子宫旁组织的认识是从直肠旁间隙来观察的,因此认为主韧带由宫颈横韧带和直肠侧韧带两部分组成[9](图 8-4,图 8-5)。这三个解剖名词的区别应用多见于日本的解

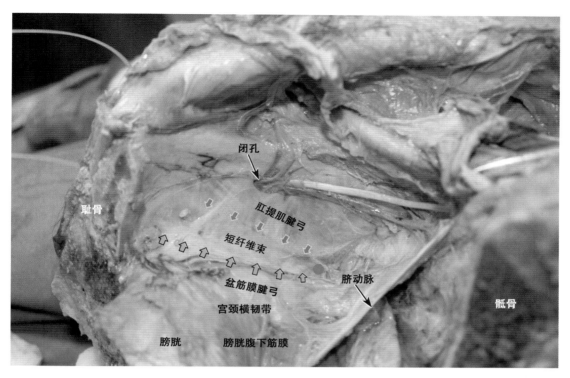

图 8-4　短纤维束为盆筋膜腱弓和肛提肌腱弓之间的壁筋膜

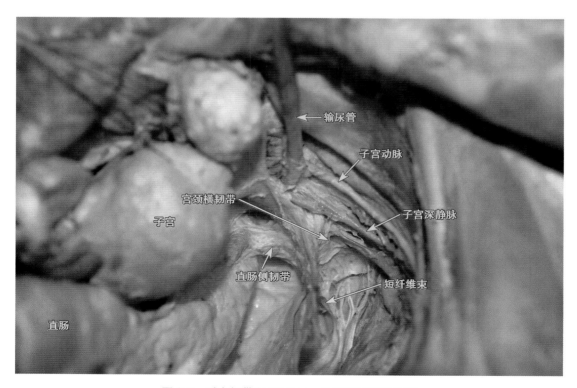

图 8-5　对主韧带和 Mackenrodt 韧带的不同认识

剖文献,而经典解剖著作,包括 *Gray's Anatomy*、*Last's Anatomy*、*Hinman's Atlas of Urosurgical Anatomy* 等都认为宫颈横韧带、Mackenrodt 韧带和主韧带是同义解剖名词。

六、Okabayashi 和 Latzko 直肠旁间隙

经典的妇科解剖认为直肠旁间隙(pararectal space)的内侧界为直肠和子宫的侧壁,外侧界为髂内血管,背侧界为骶骨和骶前筋膜,腹侧界为主韧带[10-11]。因此膀胱旁间隙和 Latzko 间隙之间为主韧带,通过建立这两个间隙形成主韧带是日本宫颈癌手术的经典操作(图8-2)。Okabayashi 间隙位于直肠、子宫侧壁和输尿管之间,此间隙有纵向走行的腹下神经,而 Latzko 间隙可以认为是输尿管和髂内血管之间的结构。子宫血管穿过这个间隙,是显露子宫动脉的最佳部位。因此妇科手术中 Okabayashi 间隙用于暴露腹下神经,而 Latzko 间隙用于解剖子宫动脉(图8-6)。由于这两个间隙的存在,临床手术显露直肠旁间隙可以采取内、外两个途径,分别从骨盆漏斗韧带内侧和外侧两个进入。内侧途径首先显露的是输尿管,便于显露腹下神经,进行保功能的子宫切除术。外侧途径首先显露的是髂外动脉,便于显露膀胱旁间隙进行淋巴结清扫[10]。

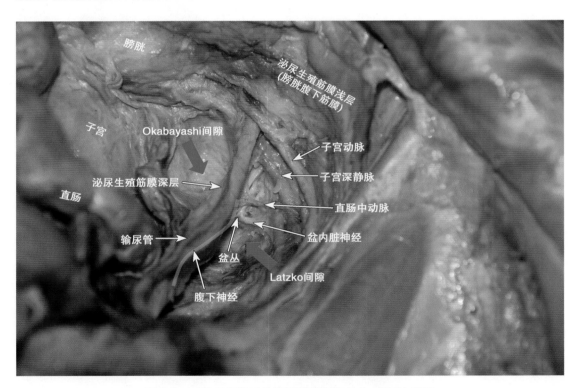

图 8-6　直肠旁间隙以输尿管为界划分为内、外两个间隙

从膜解剖来讲,泌尿生殖筋膜深层位于输尿管的腹侧,泌尿生殖筋膜浅层(膀胱腹下筋膜)位于被髂内血管脏支的背侧,因此 Latzko 直肠旁间隙实际是位于泌尿生殖筋膜深浅两层之间(图8-2,图8-6)。对于 Okabayashi 直肠旁间隙的认识存在两种观点,一种是 Bourdel 的观点,其视频展示 Okabayashi 间隙位于泌尿生殖筋膜深层,输尿管位于间隙的外侧,腹下神

经位于间隙的内侧[12]。另一种是日本学者的观点，Fujii 的图绘显示 Okabayashi 间隙位于直肠和腹下神经（泌尿生殖筋膜深层）之间[11]；Yabuki 在描述 Latzko 直肠旁间隙和 Okabayashi 间隙的解剖关系时提到，这两个间隙之间存在夹着输尿管、腹下神经和髂内血管输尿管分支的分隔[13]，Yabuki 对这个分隔的描述与泌尿生殖筋膜深层的解剖是一致的。因此笔者认为 Okabayashi 间隙位于直肠固有筋膜和泌尿生殖筋膜深层之间（图 8-2）。

七、Latzko 直肠旁间隙的尾侧腔室

Latzko 直肠旁间隙是指位于直肠侧方输尿管和髂内血管之间的间隙，所谓的尾侧腔室是指位于 Latzko 直肠旁间隙的深面，短纤维束（盆膈上筋膜）和肛提肌之间的间隙，即肛提肌表面筋膜和肛提肌之间的间隙[8]（图 8-7）。Latzko 在膀胱旁间隙切开盆膈上筋膜进入间隙，然后打通 Latzko 尾侧直肠旁间隙，其目的是为了完整切除头、尾侧间隙之间的主韧带（包括直肠侧韧带），这种手术方式现在已很少采用。

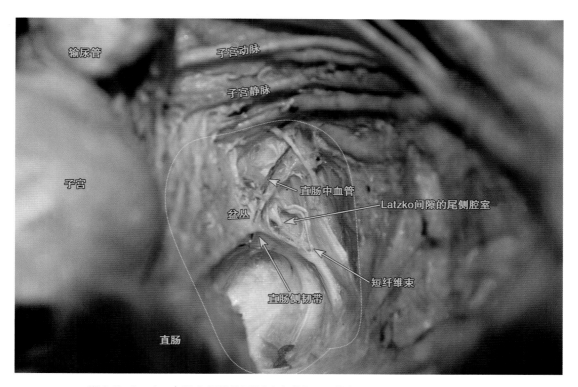

图 8-7 Latzko 直肠旁间隙的尾侧腔室的解剖（黄虚线为 Latzko 直肠旁间隙）

八、膀胱旁间隙

经典的妇科解剖认为膀胱旁间隙的外侧界为闭孔内肌表面壁筋膜（闭孔筋膜）和髂外血管，内侧界是膀胱和阴道，背侧界是主韧带[10]。膀胱旁间隙可以分为内、外侧两个间隙，但不同的文献采取的分界标准并不统一，可以为脐动脉、腹下神经或输尿管[14-16]。

对于膀胱旁间隙的理解是笔者"四筋膜、三间隙"理论与传统解剖对间隙划分的最大不同。传统解剖的膀胱旁间隙有内、外之分,但从膜解剖角度来讲,包含脐动脉的膀胱腹下筋膜已限定为连接膀胱侧壁的结构,因此膀胱腹下筋膜的外侧才应该是膀胱旁间隙。由于腹下神经和输尿管紧贴泌尿生殖筋膜深层(图8-3,图8-6),如果以腹下神经和输尿管来划分的膀胱旁间隙,其内侧间隙就是笔者认为的 Okabayashi 直肠旁间隙,而外侧间隙则是笔者认为的 Latzko 直肠旁间隙+膀胱旁间隙(图8-8)。

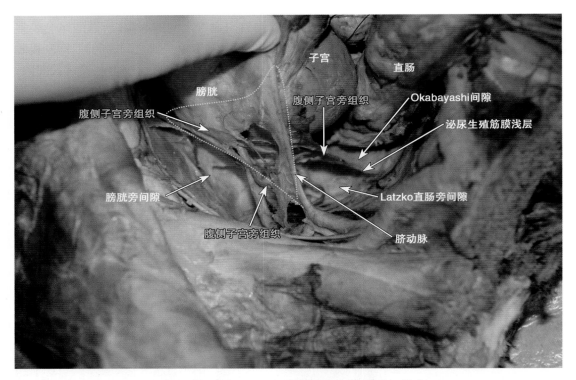

图 8-8　膀胱旁间隙的解剖(黄色虚线为膀胱腹下筋膜)

九、Yabuki 的第 4 间隙和 Okabayashi 的阴道旁间隙

Yabuki 于 1999 年提出第 4 间隙的概念[13],第 4 间隙是为了分离膀胱子宫韧带浅层而建立的间隙,位于输尿管的上方和内侧,该间隙可以认为是膀胱宫颈腔隙在宫颈侧方的延续。Okabayashi 阴道旁间隙则是为了分离膀胱子宫韧带深层而在子宫颈部和输尿管之间建立的间隙,这个间隙位于输尿管的下方和内侧(图8-9)。

Yabuki 第 4 间隙和 Okabayashi 阴道旁间隙实际上都位于输尿管系膜(泌尿生殖筋膜深层)的内侧,只是分别位于输尿管上方和下方,可以认为是 Okabayashi 直肠旁间隙的尾侧腔室,也就是 Okabayashi 直肠旁间隙的延伸。很显然 Yabuki 第 4 间隙和 Okabayashi 阴道旁间隙并不是同一个间隙,Wang 和 Muallem 都是持这种观点[17-18],但是 Kostov 却认为这是同一个间隙,并认为该间隙应该位于阴道侧壁和膀胱子宫韧带深层之间[14]。

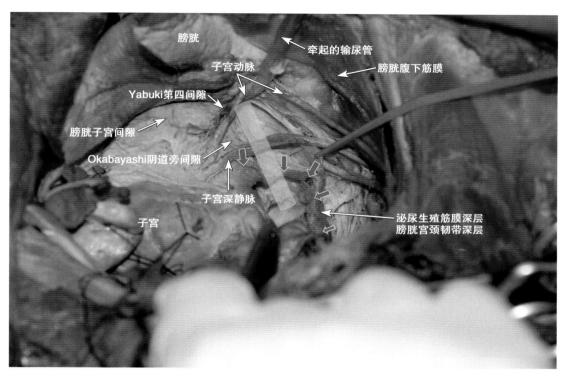

图 8-9 Yabuki 第 4 间隙和 Okabayashi 阴道旁间隙的解剖。红色箭头为膀胱宫颈韧带深层,黄色条状为输尿管正常解剖位置

十、神经血管蒂

Pernkopf 于 1943 年在 *Topographische Anatomie des Menschen* 中提出神经血管蒂(theneurovascular stalk)的概念,指连接盆腔器官侧方至盆壁的结构。盆腔的神经和血管大多通过梨状肌下孔穿出骨盆,比如髂内动脉的终末支阴部内动脉,骶神经在梨状肌表面走行并汇合成骶丛,其发出的主要神经如坐骨神经也经梨状肌下孔穿出。因此理论上存在连接盆腔器官与盆壁的神经血管蒂。图 8-10 改编自 Pernkopf 的示意图,在这个层面中髂内动静脉、膀胱下动脉和直肠中动脉从上而下排列,在原图这个神经血管束延续至坐骨棘水平以下,本图进行了修正,因为盆筋膜腱弓位于耻骨至坐骨棘水平。

Pernkopf 认为神经血管蒂被两层壁筋膜夹在当中,笔者发现神经血管蒂的确切位置是位于泌尿生殖筋膜深层与浅层(膀胱腹下筋膜)之间(图 8-11)。

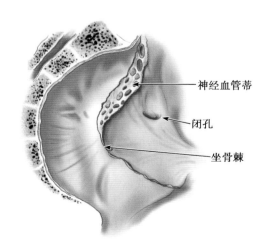

图 8-10 神经血管蒂的解剖

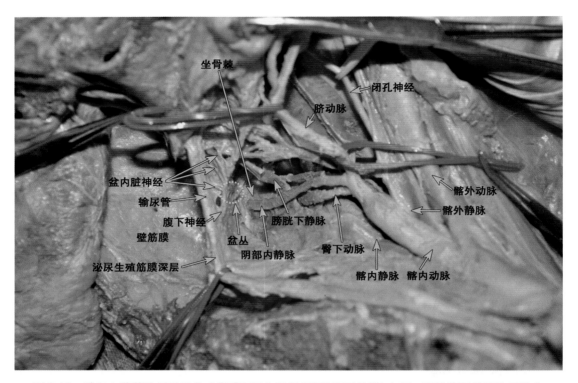

图 8-11　神经血管蒂位于泌尿生殖筋膜深层与浅层（膀胱腹下筋膜）之间。膀胱腹下筋膜位于髂内血管外表面（蓝色阴影）

（林谋斌　常毅）

第二节　盆腔结缔组织解剖学

盆腔结缔组织在 Nomina Anatomica（1989 年）被称为腹膜下筋膜（subperitoneal fascia），而在日本又经常使用浆膜下层（subserous layer）作为盆腔结缔组织的总称[1]。这两个名词结直肠外科医生都非常熟悉，但却是完全不同的意思，所以我们很难理解不同学科间的解剖体系。

盆腔结缔组织的解剖构成了妇科解剖理论基石，影响妇科手术学发展，主要有东西方的两个代表理论，分别是德国的 Peham 和 Amreich、奥地利的 Reiffenstuhl 以及日本的 Yabuki 提出的。

一、结缔组织基底束

Peham 和 Amreich 在 1930 年 *Gynäkologische Operationslehre* 提出盆腔结缔组织基底束（pelvic connective tissue ground bundle）的概念，这个基底束分为冠状位和水平位两部分，两者呈现为"L"形并在坐骨棘处结合，水平位结缔组织基底束发出三个支撑带，分别称为膀胱柱（bladder septa）、阴道柱（vaginal septa）和直肠柱（rectal septa），这三个支撑带是平行于附着器官，各自独立，相互之间不交叉（图 8-12）。冠状位结缔组织基底束实际就是 Mackenrodt 韧带，水平位结缔组织基底束是短纤维束。

所谓的膀胱柱、子宫阴道柱和直肠柱就是指膀胱、子宫、直肠的三个侧韧带：脐侧韧带

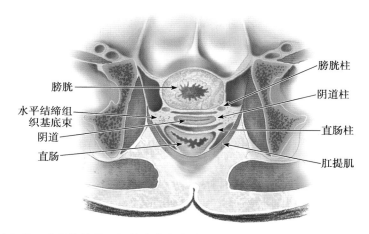

图 8-12　水平位结缔组织基底束发出膀胱柱、阴道柱和直肠柱（冠状位）

（膀胱腹下筋膜）、主韧带和直肠侧韧带。盆腔的韧带意为围绕血管的疏松结缔组织，膀胱、子宫、直肠的侧韧带分别围绕膀胱上动脉、子宫动脉和直肠中动脉，在三维上是呈现从上到下、从前到后的排列。把笔者的解剖照片和 Peham-Amreich 的示意图放在一起比较（图 8-13），可以看出 Peham-Amreich 的结论是从冠状位上观察，而笔者的解剖照片是从横断面来观察，两者表达的解剖是一致的。

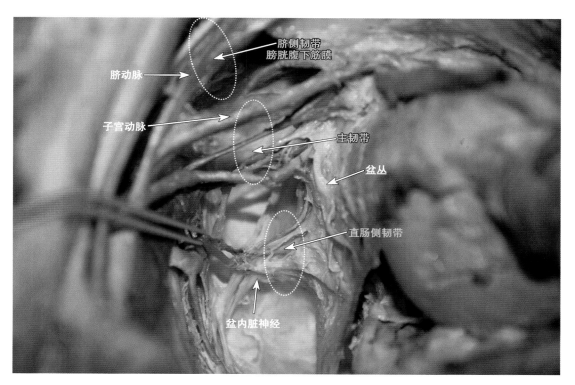

图 8-13　水平位结缔组织基底束发出膀胱柱、阴道柱和直肠柱实际就是脐侧韧带、主韧带和直肠侧韧带

二、结缔组织基质

Reiffenstuhl 把盆腔结缔组织分为致密结缔组织和疏松结缔组织,其中致密结缔组织参与构成了血管网络的组成成分称为结缔组织基质(connective tissue matrix),致密结缔组织和疏松结缔组织的关系[6],举个例子,就如间隙的构成,致密结缔组织构成了间隙的边界,间隙内填充的就是疏松结缔组织。

结缔组织基质有以下五个部分组成(图 8-14):

1. 水平结缔组织基质(horizontal connective tissue matrix) 前方位于耻骨联合、膀胱耻骨韧带,后方为坐骨棘,内侧面为宫颈、阴道侧方,外侧为肛提肌腱弓,由于阴道侧方附着于盆筋膜腱弓,因此可以看出水平结缔组织基质的范围与短纤维束一致。

2. 冠状结缔组织基质(horizontal connective tissue matrix) 与水平结缔组织基质相延续,起自坐骨大孔到子宫动脉于髂内动脉发出处水平,冠状结缔组织基质几乎呈冠状位连接于子宫与盆壁,也就是侧方子宫旁组织或 Mackenrodt 韧带。

3. 膀胱柱(bladder pillar) 呈现矢状位,从水平结缔组织基质和 Mackenrodt 韧带前表面发出,分为从水平结缔组织基质向上的上升部以及从 Mackenrodt 韧带前表面发出的矢状部。

4. 直肠柱(rectal pillar) 膀胱柱向下的延续即为直肠柱,也分为两部分,下降部是从水平结缔组织基质向下的部分,并逐步转向背侧,在 Mackenrodt 韧带后方则称为矢状部。

5. 阴道-宫颈柱(vaginal-cervical column) 水平结缔组织基质的内侧部分。

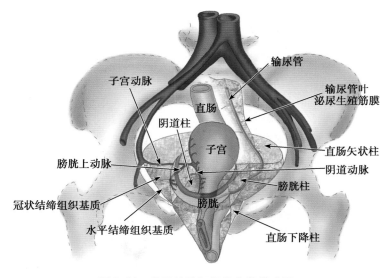

图 8-14 盆腔结缔组织分布的模式图

如果说通过以上五个结缔组织基质描绘了盆腔"地图"的话,那么在这张"地图"上可以将盆腔血管、输尿管、间隙都进行精确定位。对于血管定位而言,子宫动脉走行在 Mackenrodt 韧带上方,在子宫内侧分为向上的子宫支和向下的阴道支。在子宫动脉走行于 Mackenrodt 韧带的过程中向腹侧发出膀胱上动脉,走行于膀胱柱的上方。阴道静脉走行于阴道柱、水平结缔组织基质到达冠状结缔组织基质的外侧部。对于间隙定位而言,直肠旁间隙位于直肠柱矢状部与盆壁之间;膀胱旁间隙位于膀胱柱和盆壁之间。对于输尿管定位而言,输尿管叶(uretreal leaf)，也就是输尿管系膜(泌尿生殖筋膜的一部分)，和直肠柱矢状部相延续，输尿管先是位于输尿管叶和直肠柱矢状部，然后位于 Mackenrodt 韧带中部，最后进入膀胱柱矢状部。

Reiffenstuhl 的结缔组织基质的观点和 Peham-Amreich 结缔组织基底束的观点实际是一致的，冠状结缔组织基质就是 Mackenrodt 韧带，而水平结缔组织基质就是短纤维束(盆膈上筋膜)。

结缔组织基底束或基质的观点时至今日在欧洲依然有相当影响力，总结为一句话，膀胱、子宫和直肠的韧带或血供，是自成体系、互不影响的，Heald 的全直肠系膜切除术、Höckel 全子宫系膜切除术或多或少都体现了这个理念。

三、支持系统和悬吊系统

Yabuki 在 2000 年把盆腔结缔组织分为纵向韧带群和横向韧带群，分别称为矢状位的悬吊系统(suspensory system)和冠状位的支持系统(supporting system)[13]。这个理论较之于 Peham 和 Amreich 理论已发生明显变化，如果说 Peham 和 Amreich 强调有归属于盆腔器官各自的独立的血管、韧带，那么 Yabuki 已把盆腔器官的神经、血管、韧带看作是一个整体。这种理念在日本由来已久，Laztko 手术就是把膀胱旁间隙和直肠旁间隙(头、尾侧间隙)之间的结缔组织束完全切除，这个结缔组织束包括了子宫和膀胱的血管、直肠侧韧带和盆膈上筋膜。

Yabuki 所述的悬吊系统是从耻骨到骶骨之间的一个"链条样"的肌肉筋膜复合物，从腹背侧方向连接膀胱、子宫和直肠的侧壁，悬吊系统由一组韧带构成，包括耻骨膀胱韧带(pubovesical ligament)、膀胱子宫韧带浅层、子宫(阴道)直肠韧带和直肠骶骨韧带[1]。支持系统(supporting system)是一个冠状位的神经-血管-筋膜复合物，呈现为"V"字形，覆盖于悬吊系统的外表面，顶点位于盆腔侧壁，因此通过支持系统可将悬吊系统固定于盆腔侧壁[13](图 8-15)。

问题随之而来，Yabuki 的这套理论至少涉及了 12 个韧带 6 个间隙[1]，用笔者"四筋膜"理论似乎难以解释。但事实上也不难。无论是结缔组织基底束还是悬吊系统/支持系统，实际都是泌尿生殖筋膜和膀胱腹下筋膜和其间的神经、血管结缔组织。当然得出这个结论需

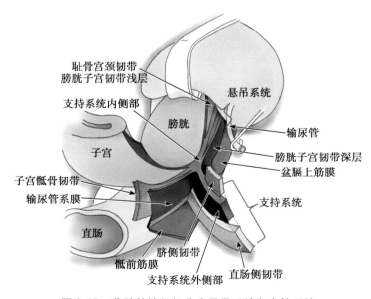

图 8-15　盆腔结缔组织分为悬吊系统和支持系统

要对"四筋膜"理论进行动态的三维理解。自然状态下,位于泌尿生殖筋膜深层和浅层(膀胱腹下筋膜)的结缔组织是纵向的,正是由于子宫向内侧的牵拉,才形成了 Yabuki 的认识纵向和横向的两个韧带系统(图 8-16)。

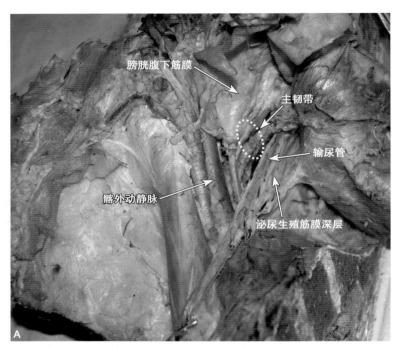

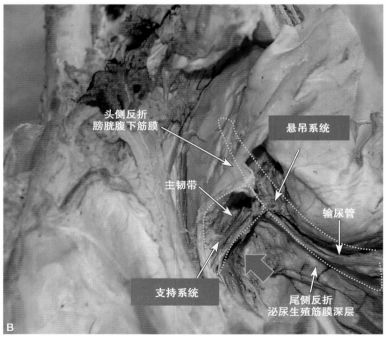

图 8-16 正常状态下,泌尿生殖筋膜深层和膀胱腹下筋膜相依附,两者之间并不存在横向的主韧带(A),由于泌尿生殖筋膜的内侧牵拉,产生了所谓的支持系统和悬吊系统的解剖结构(B)

支持系统呈现为"V"字形,顶点称为"干"(stem)或"蒂"(stalk),两个边称为"反折"(reflection)[13]。Yabuki认为"干"是由脐侧韧带、主韧带和直肠侧韧带组成,而头侧"反折"是输尿管系膜,尾侧"反折"是膀胱子宫韧带深层。对"干"的描述最初为脐韧带板(lamina ligamenti umbilicalis)、主韧带和侧韧带,但随后的论述逐渐清晰,这个韧带复合物由膀胱腹下筋膜、主韧带和直肠侧韧带组成,并且位于同一层面[19]。在这个层面血管由上至下、由腹侧到背侧依次为脐动脉、膀胱上动脉、子宫动脉、子宫深静脉、膀胱中血管、直肠中血管(图8-16B)。我们沿所谓的头侧"反折"打开(图8-16 红色箭头所示处),可以发现所谓的结缔组织"干"就是位于泌尿生殖筋膜深层和浅层(膀胱腹下筋膜)之间的包含有神经、血管的结缔组织(图8-17),这与Yabuki的描述是一致的。盆丛位于子宫深静脉的背侧,直肠中血管穿过盆丛。腹下神经、盆丛及其发出的脏支、盆内脏神经形成了一个平面,沿着支持系统的"反折"分布,这就可以理解日本学者把主韧带分为浅面的血管部分和深面的神经部分的原因。

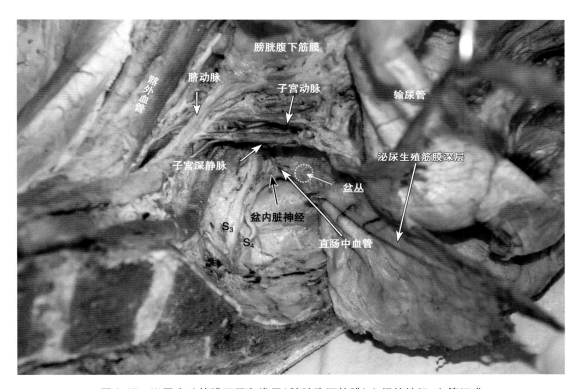

图8-17　泌尿生殖筋膜深层和浅层(膀胱腹下筋膜)之间的神经、血管组成

仔细观察笔者的解剖照片,支持系统的头侧"反折"确实是输尿管系膜,笔者已经证实输尿管系膜是泌尿生殖筋膜的一部分(见第五章),Yabuki把输尿管系膜描述为两层脏筋膜融合形成,中间夹杂有腹下神经、输尿管,这与笔者对泌尿生殖筋膜的描述是一致的。但笔者认为构成尾侧反折的不是膀胱子宫韧带深层而应该是膀胱腹下筋膜(图8-16B)。

(林谋斌　常毅)

第三节　子宫旁组织

　　子宫旁组织(parametrium)是妇科的核心解剖,根治性子宫切除术实际是由子宫旁组织的切除和盆腔淋巴结清扫组成[20]。对子宫旁组织的切除范围是 Querleu-Morrow 分型划分不同类型根治性子宫切除术的依据,但是自从 1898 年 Ernst Wertheim 首次报道子宫旁组织切除以来,子宫旁组织定义发生了很大的变化,对其解构成也存在很大争议。1919 年 Wilhelm Latzko 通过建立膀胱旁间隙和直肠旁间隙产生三个韧带样的结构:子宫骶骨韧带(uterosacral ligament)、主韧带(cardinal ligament)和宫颈旁/阴道旁组织[11]。1921 年 Hidekazu Okabayashi 提出新的根治性子宫切除术,进一步把宫颈旁组织细化为膀胱子宫韧带(vesicouterine liga-ment)前(腹侧)叶和后(背侧)叶两部分。以后很长时间以来子宫旁组织都被认为是由三条韧带组成:膀胱子宫韧带、主韧带和宫骶韧带,分别被称为前方、外侧和后方子宫旁组织[21](图 8-8)。2017 年 Querler-Morrow 新分型提出前/后(anterior/posterior),深/浅(deep/superficial)以及内部/外部(internal/external)在解剖学上都是不严谨的,应该为腹侧/背侧(ventral/dorsal),头侧/尾侧(caudal/cranial)和内侧/外侧(medial/lateral),因此子宫旁组织被分为腹侧子宫旁组织(ventral parametrium),包括膀胱子宫韧带和膀胱阴道韧带,实际分别是传统解剖的膀胱子宫韧带前叶和后叶;背侧子宫旁组织(dorsal parametrium),包括直肠子宫韧带和直肠阴道韧带;外侧子宫旁组织(lateral parametrium)即为宫颈旁组织(paracervix)[22](图 8-8,图 8-18)。Querler-Morrow 新分型使用宫颈旁组织这个解剖名词来替代传统解剖中的主韧带、Mackenrodt 韧带或子宫旁组织。

　　2011 年 Cibula 认为 Querleu-Morrow 分型强调了子宫旁组织的侧方切除范围,但并没有明确纵向的切除范围(深度),主要原因在于没有从三维化(腹侧、外侧和背侧)的整体来定义子宫旁组织[4]。2021 年 Muallem 提出了子宫旁组织的三维解剖[23]:首先以输尿管为界,

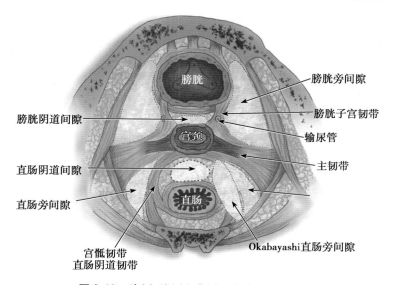

图 8-18　腹侧、外侧和背侧子宫旁组织的组成

分为头内侧的子宫旁组织和尾外侧的阴道旁组织(paracolpium),然后分别对两者的三维解剖进行了描述:背侧子宫旁组织是宫骶韧带,背侧阴道旁组织是骶阴道韧带,骶阴道韧带也就是宫骶韧带深层或阴道直肠韧带[24];外侧子宫旁组织包含有子宫动静脉,外侧阴道旁组织包含有阴道动静脉;腹侧子宫旁组织是膀胱子宫韧带,腹侧阴道旁组织是膀胱阴道韧带,膀胱阴道韧带包含有阴道静脉和膀胱上静脉相互吻合形成的膀胱静脉丛,这两个静脉之间交通有膀胱阴道中血管和下血管(图8-19)。Muallem指出子宫旁组织的切除无非是清扫供应或引流子宫/宫颈的血管、淋巴管和淋巴结,因而强调采用器官、神经和血管作为切除范围的解剖标记。

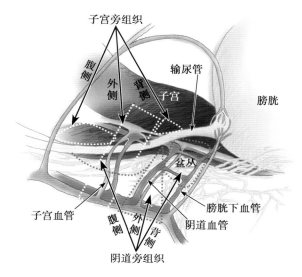

图 8-19　子宫旁组织的三维解剖。白色虚线为子宫旁组织,红虚线为阴道旁组织

必须指出的是,子宫旁组织、宫颈旁组织和阴道旁组织(paracolpium)作为解剖名词在临床的使用并不规范。很多情况下把冠状位上,连接子宫、宫颈、阴道侧方到盆腔侧壁包含有神经、血管的结缔组织统称为子宫旁组织[25]。德国的解剖文献对子宫旁组织和阴道旁组织的解剖几乎不加区分,但法国解剖文献,经常以输尿管为界,把位于输尿管上方的部分称为子宫旁组织,解剖位置相当于子宫和子宫颈阴道上部,而位于输尿管下方的部分为宫颈旁组织或阴道旁组织。阴道旁组织有确切定义,是指位于上 2/3 阴道侧方的结缔组织[26],但Querleu-Morrow分型却把阴道旁组织纳入了宫颈旁组织中[5]。子宫旁组织包含有子宫动脉,实际还存在子宫浅静脉,子宫浅静脉出现不恒定约为 38%。子宫旁组织围绕子宫动脉的膀胱宫颈支向腹侧延伸构成了膀胱子宫韧带浅层[27]。阴道旁组织包含有阴道动静脉,有学者认为阴道静脉实际就是子宫深静脉,位于阴道上 1/3 水平[28],而阴道动脉并不恒定存在。

如何利用笔者的"四筋膜"理论来阐释子宫旁组织?仔细研究图8-20,左半面显示的是妇科经典解剖的主韧带、膀胱宫颈韧带和子宫骶骨韧带,右半面显示的泌尿生殖筋膜深层、

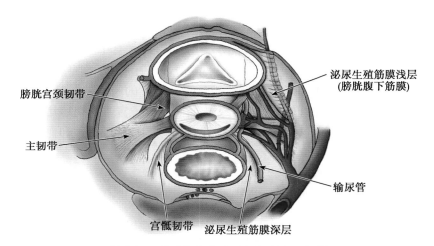

图 8-20 从膜解剖角度认识妇科主要韧带

浅层(膀胱腹下筋膜)以及两者之间的血管结缔组织。实际上妇科所认识的韧带是可以通过膜解剖来阐释的,以下将从膜解剖角度论述妇科解剖的主要韧带。

(常毅 林谋斌)

第四节 主 韧 带

传统解剖认为主韧带是指位于盆腔侧壁和宫颈/阴道侧方之间,由疏松结缔组织围绕神经、血管和淋巴管而形成的解剖结构[29],但主韧带的解剖一直存在争议,至少存在 8 个不同的称谓[24]。Yabuki 对其中三个主要的解剖名词——主韧带、宫颈横韧带和 Mackenrodt 的解剖界限,从矢状面(背腹侧)上进行了划分:主韧带包含了宫颈横韧带和直肠侧韧带两部分;Mackenrodt 韧带则由宫颈横韧带与短纤维束(shortfibrousbundle)组成;宫颈横韧带位于坐骨大孔的位置,呈放射状扩展于宫颈与坐骨棘区域[19]。所谓的短纤维束是指由肛提肌腱弓发出的薄片状膜结构,附着于阴道的结缔组织鞘上。短纤维束也就是 Peham-Amreich 提出的水平结缔组织基底束。笔者以为,短纤维束实际上就是位于盆筋膜腱弓和肛提肌腱弓之间的盆膈上筋膜,这是因为脏筋膜(阴道、膀胱的筋膜)于盆筋膜腱弓处与肛提肌表面壁筋膜(盆膈上筋膜)相连接形成反折。

2020 年 Yabuki 进一步从冠状面(内外侧方向)对解剖名词进行了鉴别。主韧带是 1880 年 Kocks 提出的,最初的定义实际是输尿管内侧的结缔组织束,而宫颈横韧带是连接宫颈和阴道穹隆至盆腔侧壁的结缔组织,两者的解剖界限并不一致[9]。对这两个解剖名词的模糊不清,混淆了 Wertheim 手术和 Latzko 的手术方式的不同。Wertheim 的手术是切断膀胱柱(膀胱子宫韧带)和宫骶韧带,从而分别在主韧带前方和后方产生间隙,进而在输尿管内侧切断主韧带。而 Latzko 的手术是在输尿管外侧产生膀胱旁间隙和直肠旁间隙,位于这两个间隙之间的"分隔"就是宫颈横韧带,横向的连接子宫/阴道侧壁至盆腔侧壁,Latzko 手术强调在盆腔侧壁完整切除宫颈横韧带。Yabuki 认为这种传统的处理侧方宫颈旁组织的方法,即先产生腹、背侧间隙再切断两者之间的分隔,只适合处理主韧带,而不适合处理宫颈横韧带,这是因为直肠旁间隙的建立会损伤深面的直肠中血管和骶神经,引起出血、膀胱和直肠的功能障碍,因而强调主韧带和宫颈横韧带是两个不同的解剖结构[9]。

现代妇科解剖实际上对这几个名词并不严加区分,*Gray's Anatomy*(41 版)把主韧带、宫颈横韧带和 Mackenrodt 韧带这三个解剖名词视为同义词,但主韧带这个名词出现的频率更高。妇科手术对主韧带切除范围是不统一的,Meigs 手术仅仅切除 Mackenrodt 韧带,而 Latzk 手术则切除了 Mackenrodt 韧带、直肠侧韧带直至盆底。由此可以看出,日本学者对主韧带的理解实际远远超出了传统的定义范围。Yabuki 认为膀胱旁间隙和直肠旁间隙之间实际是一个包含有神经、血管的结缔组织层,是由主韧带、直肠侧韧带和盆内脏神经组成,由上到下包括子宫动脉、子宫深静脉、直肠中血管和盆内脏神经[19]。据此日本学者提出了保功能性根治性子宫切除术的重要解剖概念:主韧带以子宫深静脉为界分为浅部的血管层和深部的神经层(包含有盆内脏神经)[30]。

笔者认为,传统解剖把主韧带认为是膀胱旁间隙和直肠旁间隙之间的结缔组织层,实际上就是泌尿生殖筋膜深层和浅层(膀胱腹下筋膜)之间的神经、血管结缔组织,自然状态下呈现为接近于矢状位,手术中由于子宫的内侧牵拉,造成了这个包含子宫血管的结缔组织层呈现为冠状位而成为了主韧带。这与 Range 在 1964 年的描述是一致的:只有当子宫向对侧牵拉才可以显示主韧带[31]。但在原位状态下,比如通过塑化标本经 CT、MRI 显像,在宫颈和盆腔侧壁之间并未发现横向的韧带样结构[31]。这充分说明盆腔很多韧带包括主韧带是手术操作形成的,这也就是 Yabuki 所说的实践解剖学[9]。

日本学者把主韧带划分为血管部分和神经部分,实际是扩展了主韧带的解剖界限。在盆腔器官与盆腔侧壁之间存在三个不同的韧带:膀胱腹下筋膜、主韧带和直肠侧韧带,分别围绕脐动脉、子宫动脉和直肠中动脉而形成。妇科很多韧带的定义并不是真正骨骼韧带,而只是为了标记血管的需要而命名。膀胱腹下筋膜、主韧带和直肠侧韧带呈现为从上到下、从前到后排列,形成了一个斜行向前的平面,这个层面形成的韧带实际位于膀胱、子宫和直肠的侧面,因此 Yabuki 称之为盆腔侧韧带(lateral ligament of the pelvis)(图 8-21),盆腔侧韧带与 Pernkopf 所述的"神经血管蒂",Uhlenhuth 所述"腹下鞘"[32] 以及 Peham 和 Amreich 所述的"盆腔结缔组织基底束"是同一解剖概念。盆腔侧韧带从上到下分布有子宫动脉、子宫深静脉、直肠中动脉、直肠中静脉、盆内脏神经。因此现在的主韧带概念已拓展为盆腔侧韧带。明确了盆腔侧韧带的解剖就容易理解 Kobayashi 及以后发展起来的根治性子宫切除术"东京术式"把主韧带分为浅部血管部分和深部神经部分的原因[33]。理论上讲,神经部分和血管部分的分界点应为直肠中血管,但是直肠中血管出现不恒定,而且其解剖位置穿过盆丛,因此目前认可的分界点为子宫深静脉。清扫浅部的血管部分而保留深部的神经部分是妇科功能解剖学的基础。

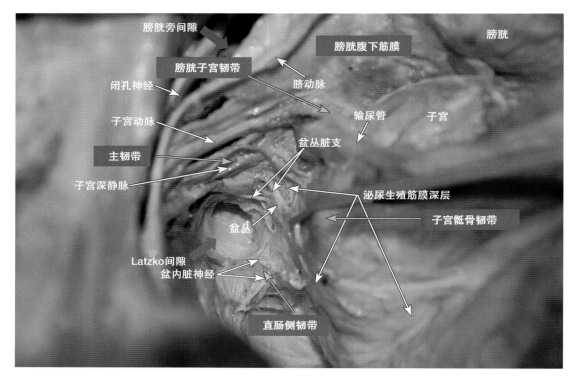

图 8-21 膀胱腹下筋膜、主韧带和直肠侧韧带形成了盆腔侧韧带

（常毅 林谋斌）

第五节 膀胱子宫韧带

　　膀胱子宫韧带这个术语并未获 *Terminologia Anatomica* 承认，解剖学上亦无确切定义，正如 Fujii 所言："膀胱子宫韧带作为解剖学的黑盒存在了 90 余年"[11]。我们先来看一下对膀胱子宫韧带的一些重要描述。最早是 Okabayashi 把宫颈旁组织分膀胱子宫韧带深、浅层，因此一般认为膀胱子宫韧带是两侧子宫旁组织向腹侧延伸并包围血管、神经和远端输尿管而形成，并位于输尿管上、下形成"输尿管隧道"。膀胱子宫韧带有很多称谓，如膀胱柱（bladder pillar）、膀胱阴道韧带（vesicovaginal ligament）、膀胱宫颈韧带（vesicocervicalligament）、膀胱宫颈柱（vesicocervical pillar）、膀胱阴道柱（vesicovaginal pillar）等。多数学者认为，膀胱子宫韧带来源于膀胱宫颈筋膜（cervicovesical fascia），膀胱宫颈筋膜覆盖于阴道的前方和侧方，向下、向前延伸于膀胱的两侧[34]。Puntambeka 对膀胱宫颈筋膜的显露有过具体描述，在膀胱和子宫之间的腹膜切开进入膀胱子宫间隙，在这个间隙"脂肪永远是属于膀胱的"，显露的脂肪向膀胱推移，脂肪下的筋膜就是膀胱宫颈筋膜[34]。膀胱宫颈筋膜以输尿管为界分为浅、深两层，因为这层筋膜为盆腔前侧方结构，所以也有学者称为前、后两层，膀胱宫颈筋膜的两层向侧方延伸而形成膀胱子宫韧带的两层。膀胱子宫韧带浅层包围发自子宫动脉的宫颈膀胱血管（cervicovesical vessels），宫颈膀胱血管在输尿管上方跨过，从膀胱到宫颈。膀胱子宫韧带浅层构成了"输尿管隧道"的"顶"。膀胱子宫韧带深（后）层位于输尿管

下方,连接输尿管与膀胱后壁、宫颈/上段阴道侧方的结缔组织,走行有膀胱静脉和膀胱神经[35],构成了"输尿管隧道"的"底"。Wang 通过间隙来定位膀胱子宫韧带两层,膀胱子宫韧带浅层位于腋窝间隙(axillary space)和 Yabuki 第四间隙之间,膀胱子宫韧带深层则位于膀胱旁间隙和阴道旁间隙之间(图 8-22),所谓的腋窝间隙是指子宫动脉的下方,输尿管和宫颈下段之间的间隙,是输尿管隧道的起点[17],而第 4 间隙位于输尿管系膜(泌尿生殖筋膜)内侧、输尿管上方[36](图 8-22)。

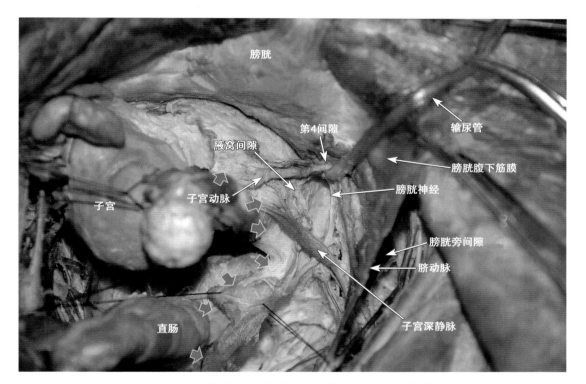

图 8-22 输尿管隧的解剖构成。红色箭头为泌尿生殖筋膜深层

　　对于这些纷繁复杂的描述,笔者可通过"四筋膜、三间隙"理论予以简单明了的解释。膀胱子宫韧带浅层是输尿管上方、连接泌尿生殖筋膜深层和浅层之间包含有血管的结缔组织,膀胱子宫韧带深层是由输尿管下方的泌尿生殖筋膜深层形成(图 8-23)。正如笔者在第五章所述,泌尿生殖筋膜浅层(膀胱腹下筋膜)被覆于髂内动脉脏支的外表面,这就可以解释在膀胱子宫韧带浅层内存在发自子宫动脉的宫颈膀胱血管。在输尿管进入膀胱处,泌尿生殖筋膜浅层和深层非常接近,因此很多解剖描述实际是把膀胱子宫韧带深层认为是由膀胱腹下筋膜和泌尿生殖筋膜两层组成(图 8-24)。比如,Wang 认为膀胱子宫韧带深层位于膀胱旁间隙和 Okabayashi 阴道旁间隙之间[17]。阴道旁间隙位于泌尿生殖筋膜的内侧,膀胱旁间隙位于膀胱腹下筋膜的外侧。因此膀胱旁间隙和阴道旁间隙之间实际夹杂有泌尿生殖筋膜和膀胱腹下筋膜(图 8-24)。这也可以解释组织学检查发现膀胱子宫韧带深层含有很多筋膜结构和膀胱静脉的原因[37],因为膀胱静脉实际就是位于膀胱腹下筋膜内的。虽然解剖学上膀胱子宫韧带深层是由泌尿生殖筋膜构成,但由于膀胱腹下筋膜和泌尿生殖筋膜在输尿管入膀

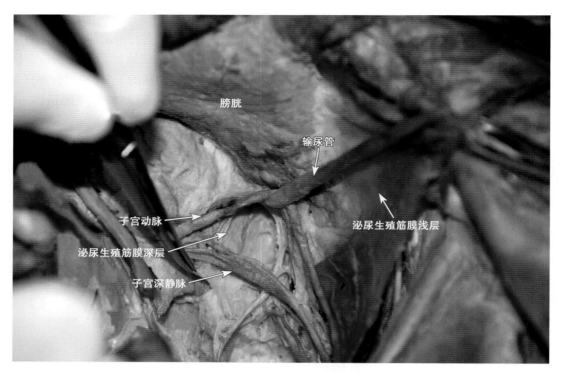

图 8-23 泌尿生殖筋膜两层与输尿管隧道的关系

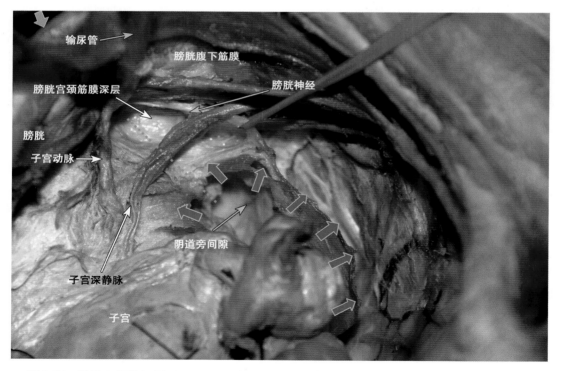

图 8-24 膀胱旁间隙和 Okabayashi 阴道旁间隙之间存在膀胱腹下筋膜和泌尿生殖筋膜两层筋膜
红色箭头为泌尿生殖筋膜深层,蓝箭头为膀胱旁间隙,蓝色虚线为膀胱子宫韧带深层切断线。

胱处非常接近,临床手术中经常把膀胱腹下筋膜和泌尿生殖筋膜两层筋膜作为膀胱子宫韧带深层。

(林谋斌 常毅)

第六节 子宫骶骨韧带

子宫骶骨韧带(uterosacral ligament)这个解剖名词最早出现在 20 世纪初,*Gray's Anatomy*(第 41 版)定义子宫骶骨韧带为包含有纤维组织和平滑肌的结构,发自宫颈和子宫体经过直肠两侧附着于骶骨前方。子宫骶骨韧带的近端附着有很多争议,早在 1917 年 Blaisdell 认为子宫骶骨韧带的纤维附着于肛提肌、尾骨肌闭孔内肌表面筋膜以及骶前筋膜,而多数文献发现近端附着位于骶前筋膜或 $S_2 \sim S_4$,但也有认为在 $S_1 \sim S_3$,甚至骶棘韧带或尾骨肌处[24,38]。虽然对子宫骶骨的具体解剖范围存在诸多争议,但对于子宫骶骨韧带与盆腔自主神经的密切关系却是肯定的,子宫骶骨韧带可以分为宫颈部、中部和底部,其中宫颈部包含有来自盆丛的分支[38]。子宫骶骨韧带的切除会引起术后泌尿生殖功能障碍[39]。Siddique 认为子宫骶骨韧带位于 $S_1 \sim S_4$ 骶神经内侧,在子宫骶骨韧带悬吊术中容易引起损伤,而引起术后的会阴和下肢疼痛[40]。

纵观文献报道,可以发现对子宫骶骨韧带的解剖存在诸多争议。之所以众说纷纭,是因为对子宫骶骨韧带是采取韧带的观点而非筋膜的观点来理解。实际上,妇科解剖中的子宫骶骨韧带仅仅是泌尿生殖筋膜位于骶骨和子宫之间的部分。我们来具体看看如何从筋膜的观点来认识子宫骶骨韧带。

Yabuki 认为,子宫骶骨韧带由直肠子宫襞(sacrogenital fold)、直肠子宫韧带和直肠阴道韧带三部分组成[8]。腹腔镜下观察子宫骶骨韧带表现为两个对称性的腹膜襞,发自子宫后方绕过直肠两侧到骶骨前方,与泌尿生殖筋膜深层的走行是一致的,泌尿生殖筋膜深层头端被腹膜覆盖的部分构成了直肠子宫襞,(图 8-25)。进一步解剖子宫骶骨韧带深面,在子宫骶骨韧带的外侧切开时,Scioscia 的图示明确地绘出了盆丛和腹下神经位于子宫骶骨韧带的外侧面[41],这与我们展示的泌尿生殖筋膜深层与腹下神经和盆丛关系完全一致(图 8-25)。Ramanah 认为脏筋膜覆盖于子宫骶骨韧带的外侧,在这两层之间切开,可以发现有腹下神经和盆丛,实际上 Ramanah 这里所讲的子宫骶骨韧带和脏筋膜,分别是笔者所述泌尿生殖筋膜的浅、深两层[42],泌尿生殖筋膜双层之间有腹下神经和盆丛。这个位于直肠子宫襞深面的部分就是直肠子宫韧带和直肠阴道韧带,直肠子宫韧带和直肠阴道韧带的分界点是直肠中血管。

笔者的研究证实泌尿生殖筋膜深层和浅层(膀胱腹下筋膜)之间就是主韧带,因此子宫骶骨韧带和主韧带实际部分是重叠的(图 8-21,图 8-26),解剖学上也称为宫骶韧带主韧带复合物(uterosacral-cardinal ligament complex)[43]。在临床实践中子宫骶骨韧带的解剖实际上是包含了主韧带的部分[44],Otcena 认为子宫骶骨韧带包含了腹侧的神经和血管部分以及骶骨部分,腹侧部分是主韧带内的血管、神经,骶骨部分才是真正的子宫骶骨韧带。宫骶韧带主韧带复合物的概念可以解释文献报道子宫骶骨韧带附着于骶前筋膜,以及肛提肌、闭孔内肌等不同部位的原因。

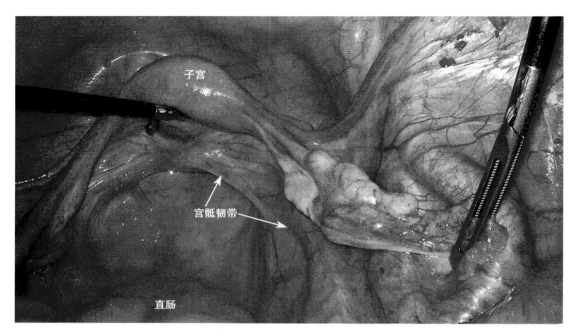

图 8-25 子宫骶骨韧带的腹腔镜下观察

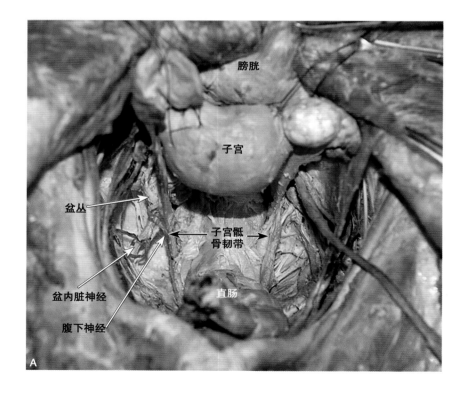

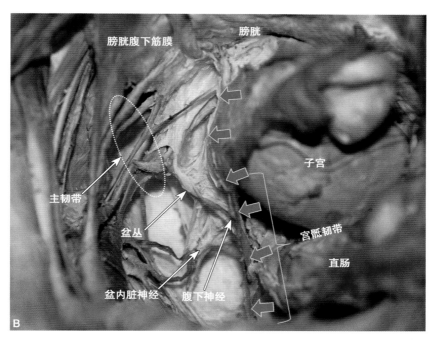

图 8-26　子宫骶骨韧带是泌尿生殖筋膜的一部分
A. 子宫骶骨韧带的整体观；B. 子宫骶骨韧带与神经的关系。

（常毅　刘平）

第七节　全子宫系膜切除术

全子宫系膜切除术（total mesometrial resection，TMMR）是德国医生 Michael Höckel 于 2003 年提出的[45]，表面上看 TMMR 是基于全直肠系膜切除术（TME）的"系膜"概念影响而产生的，但本质上 TMMR 提出的"腔室"边界抑制效应与 TME 的"系膜信封"筋膜阻挡抑制肿瘤细胞转移，是完全不同的理念，在解剖学上并不存在包围子宫系膜的筋膜，2016 年 Heald 发文认可了 Höckel 的理论[46]。

TMMR 改变了传统的手术理念。传统观点认为，肿瘤细胞的转移是随机的和没有方向的，因而强调肿瘤及其可能受累组织的广泛切除。这就导致传统的根治性子宫切除术是以子宫为中心，聚焦于韧带的清扫。以子宫为中心是不精确的，因为无法鉴别哪些组织属于子宫，那些组织者是属于接近子宫的组织，比如包含有膀胱血管和神经的膀胱系膜。以韧带为清扫目标也是模糊的，因为即使是主韧带和膀胱宫颈韧带也不是真意义上的韧带[47]。Höckel 提出肿瘤细胞的转移在相当长的一段时间内滞留于同一胚胎起源（原基）的"腔室"（compartment）内，或称"形态发生学单位（morphogenetic unit）"内。女性生殖管道在发育过程中由 3 个原基形成 3 个腔室（见第五章）。TMMR 手术就是通过切除远端 Müllerian 腔室（子宫阴道腔室）来治疗宫颈癌。

从发生解剖学（ontogenetic anatomy）角度来讲，近端 Müllerian 腔室位于腹腔，包括输卵管、输卵管系膜、子宫体、腹膜系膜（阔韧带）；远端 Müllerian 腔室位于腹膜下，包括子宫颈、近端 2/3 阴道、以及腹膜下子宫系膜,也就是包围神经、血管的结缔组织(宫颈旁组织和阴道旁组织)。

　　子宫系膜分为两部分,血管子宫系膜(vascular mesometrium)和韧带子宫系膜(ligamentous mesometrium),血管子宫系膜向背外侧延伸,包括子宫和阴道的血管、淋巴管、淋巴结和疏松结缔组织。血管子宫系膜与膀胱系膜相贴近,其间有输尿管穿过。韧带子宫系膜是三维致密结缔组织,向背侧和下方延伸,在横断面上呈现为马蹄形,韧带子宫系膜与直肠系膜相邻近,呈现为弓状覆盖于直肠系膜前侧方,并继而与尾骨肌表面盆内筋膜相延续[47]。子宫韧带系膜实际上就是传统解剖的阔韧带后层、直肠子宫韧带、直肠阴道韧带以及直肠阴道隔。盆丛在侧方附着于韧带系膜。因此全子宫系膜切除标本包括子宫、阴道和四个"翼"。这四个"翼"由左右两个背外侧的血管子宫系膜和左右两个背侧韧带子宫系膜组成。子宫系膜的解剖看上去晦涩难懂,但我们可以从手术描写来明确其解剖[48]。韧带子宫系膜的内界是直肠阴道韧带和直肠子宫韧带,外界是子宫骶骨韧带。直肠阴道韧带和直肠子宫韧带实际就是笔者提出的"四筋膜、三间隙"理论中的直肠固有筋膜,子宫骶骨韧带就是泌尿生殖筋膜,因此韧带子宫系膜是分离出输尿管、腹下神经和盆丛的泌尿生殖筋膜部分(图 8-26)。这样我们就可以理解 Höckel 对韧带子宫系膜的描述:这是一层纤维-脂肪组织,内侧与直肠系膜融合,外侧与腹下神经和盆丛汇合[49]。对于血管子宫系膜的手术分离是这样描述的:分离血管子宫系膜前表面与包含膀胱上动脉的膀胱系膜的无血管平面,然后分离血管子宫系膜后表面与包含有输尿管系膜、输尿管、盆丛的结缔组织层之间的无血管平面[48]。血管子宫系膜的尾侧是子宫深静脉。因此血管子宫系膜实际就是位于泌尿生殖筋膜和膀胱腹下筋膜之间的,包含有子宫血管的结缔组织(图 8-27)。因此 Höckel 提出的全子宫系膜切除术可以说是更精准的根治性子宫切除术。换句话说,在经典的根治性子宫切除术的范围内,全子宫系膜切除术只是精准地切除了其中的韧带系膜和血管系膜两部分。

　　但是全子宫系膜切除术的手术范围并没有缩小,这是因为全子宫系膜切除术包括了 Müllerian 腔室和子宫系膜的切除以及治疗性盆腔淋巴结清扫两部分内容。治疗性盆腔淋巴结清扫是全子宫系膜切除术的必备部分,清扫的范围取决于术中冰冻病理检查。一站淋巴结包括髂外、膀胱旁和子宫系膜内淋巴结;二站淋巴结包括髂总、骶前淋巴结;三站和四站包括沿着主动脉和腔静脉分布的淋巴结,肠系膜下淋巴结(主动脉分叉至肠系膜下动脉水平)、肠系膜上淋巴结(肠系膜下动脉至左肾静脉水平)和肾上淋巴结(左肾静脉至横膈水平)[50]。

　　全子宫系膜切除术主要适用于国际妇产科联盟(FIGO)分期的ⅠB~ⅡB 期患者[47],相当于宫颈癌根治性手术 Piver-Rutledge 分型的Ⅲ型及 Querleu-Morrow 分型的 C 型,即子宫广泛性切除术+盆腔淋巴结清扫术,子宫广泛性切除术经过不断的改良,从经典的 Wertheim-Meigs 手术(1898 年)、Latzko 手术(1919 年)、Okabayashi 手术(1921 年)到 Fujii 的精准手术(2007 年)Yabuki 新式手术(2009 年),可见妇科医生对完美妇科手术的追求,主要是不断追求精准解剖以保留盆腔自主神经的功能。

　　TMMR 与这些传统手术存在一定区别。首先,切除范围发生了变化,传统的前方子宫旁组织(膀胱子宫韧带)包括了近端膀胱系膜;外侧子宫旁组织(主韧带)包括远端膀胱系膜、血管子宫系膜;后方子宫旁组织(宫骶韧带和直肠阴道韧带)包括了韧带子宫系膜。膀胱血管和盆丛并不属于 Müllerian 腔室,应当该予以保留。传统手术前方子宫旁组织是包括部分膀胱系膜,而宫颈旁组织的范围包括盆自主神经,如果切除会引起治疗相关并发症。其次,

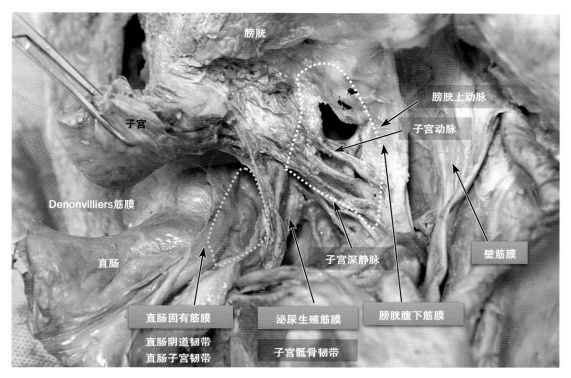

图 8-27　用"四筋膜、三间隙理论"阐释血管子宫系膜、韧带子宫系膜

黄色虚线为韧带子宫系膜,白色虚线为血管子宫系膜。

传统手术宫颈旁组织的切除以及后方子宫旁组织的切除并没有明确界限,而全子宫系膜切除术强调在肛提肌和盆内筋膜表面切除韧带子宫系膜,紧贴髂血管起始处以及膀胱系膜(膀胱子宫韧带深层)切除血管子宫系膜[48]。第三,全子宫系膜切除术要求完成根治性的淋巴结清扫,包括髂外、闭孔、坐骨前(坐骨棘水平)、骶前、髂外淋巴结,而传统手术并不要求常规清扫。

(林谋斌　常毅)

参 考 文 献

[1] YABUKI Y. Clinical anatomy of the subserous layer:An amalgamation of gross and clinical anatomy. Clin Anat,2016,29(4):508-515.

[2] JIANG H H,LIU H L,LI A J,et al. Laparoscopic lateral lymph node dissection in two fascial spaces for locally advanced lower rectal cancer. World J Gastroenterol,2021,27(24):3654-3667.

[3] LIU H,CHANG Y,LI A,et al. Laparoscopic total mesorectal excision with urogenital fascia preservation for mid-low rectal cancer:Anatomical basis and clinical effect-Experimental research. Int J Surg, 2022, 99:106263.

[4] CIBULA D,ABU-RUSTUM N R,BENEDETTI-PANICI P,et al. New classification system of radical hysterec-tomy:emphasis on a three-dimensional anatomic template for parametrial resection. Gynecol Oncol,2011,122 (2):264-268.

［5］ QUERLEU D,MORROW C P. Classification of radical hysterectomy. Gynecol Oncol,2009,115(2):314-315;author reply 5-6.

［6］ REIFFENSTUHL G. The clinical significance of the connective tissue planes and spaces. Clin Obstet Gynecol,1982,25(4):811-820.

［7］ Querleu D. Classification of radical hysterectomy//Gomes-da-Silveira G,da Silveira G,Pessini S. Minimally invasive gynecology. Cham:Springer,2018:237-245.

［8］ 矢村郎彦. 新式广泛全子宫切除术. 沈阳:辽宁科学技术出版社,2014:2-5.

［9］ YABUKI Y. Twenty-first century radical hysterectomy-Journey from descriptive to practical anatomy. Gynecol Oncol Rep,2020,34:100623.

［10］ PUNTAMBEKAR S,MANCHANDA R. Surgical pelvic anatomy in gynecologic oncology. Int J Gynaecol Obstet,2018,143 Suppl 2:86-92.

［11］ FUJII S,SEKIYAMA K. Atlas of the original okabayashi's transabdominal radical hysterectomy//Precise neurovascular anatomy for radical hysterectomy. Singapore:Springer,2020:19-47.

［12］ GALCZYNSKI K,CHAUVET P,FERREIRA H,et al. Laparoscopic dissection of female pelvis in 10 steps. Gynecol Oncol,2017,147(1):189.

［13］ YABUKI Y,ASAMOTO A,HOSHIBA T,et al. Radical hysterectomy:An anatomic evaluation of parametrial dissection. Gynecologic oncology,2000,77(1):155-163.

［14］ KOSTOV S,SLAVCHEV S,DZHENKOV D,et al. Avascular Spaces of the Female Pelvis-Clinical Applications in Obstetrics and Gynecology. J Clin Med,2020,9(5).

［15］ FERNANDES G. L A M S,MORETTI-MARQUES R. Nerve-sparing routes in radical pelvic surgery:in Minimally Invasive Gynecology. Berlin/Heidelberg:Springer,2018:61-75.

［16］ UCCELLA S. C J,GHEZZI F. Modified Nerve-sparing radical-like hysterectomy for deep infiltrating endometriosis//Alkatout I. ,Mettler L. Hysterectomy. Cham:Springe,2018:621-628.

［17］ YANG X,WANG J,WANG Y,et al. Surgical Technique Based on Space Anatomy for Laparoscopic Radical Trachelectomy with Uterine Artery Preservation. J Laparoendosc Adv Surg Tech A,2021,31(6):705-709.

［18］ MUALLEM M Z,MIRANDA A,MUALLEM J. Nerve-sparing radical hysterectomy-Muallem technique with explanation of parametrium and paracolpium anatomy. Int J Gynecol Cancer,2021,31(5):795-796.

［19］ YABUKI Y,SASAKI H,HATAKEYAMA N,et al. Discrepancies between classic anatomy and modern gynecologic surgery on pelvic connective tissue structure:harmonization of those concepts by collaborative cadaver dissection. Am J Obstet Gynecol,2005,193(1):7-15.

［20］ BONNEAU C,CORTEZ A,LIS R,et al. Lymphatic and nerve distribution throughout the parametrium. Gynecol Oncol,2013,131(3):708-713.

［21］ CECCARONI M,CLARIZIA R,ROVIGLIONE G,et al. Neuro-anatomy of the posterior parametrium and surgical considerations for a nerve-sparing approach in radical pelvic surgery. Surgical endoscopy,2013,27(11):4386-4394.

［22］ QUERLEU D,CIBULA D,ABU-RUSTUM N R. 2017 Update on the Querleu-Morrow Classification of Radical Hysterectomy. Ann Surg Oncol,2017,24(11):3406-3412.

［23］ MUALLEM M Z. A New Anatomic and Staging-Oriented Classification of Radical Hysterectomy. Cancers(Basel),2021,13(13).

［24］ RAMANAH R,BERGER M B,PARRATTE B M,et al. Anatomy and histology of apical support:a literature review concerning cardinal and uterosacral ligaments. Int Urogynecol J,2012,23(11):1483-1494.

［25］ WESTBY M,ASMUSSEN M. Anatomical and functional changes in the lower urinary tract after radical hysterectomy with lymph node dissection as studied by dynamic urethrocystography and simultaneous urethrocystometry. Gynecol Oncol,1985,21(3):261-276.

[26] BALGOBIN S,JEPPSON P C,WHEELER T,2ND,et al. Standardized terminology of apical structures in the female pelvis based on a structured medical literature review. Am J Obstet Gynecol,2020,222(3):204-218.

[27] ERCOLI A,DELMAS V,FANFANI F,et al. Terminologia Anatomica versus unofficial descriptions and nomenclature of the fasciae and ligaments of the female pelvis:a dissection-based comparative study. Am J Obstet Gynecol,2005,193(4):1565-1573.

[28] MUALLEM M Z,JONS T,SEIDEL N,et al. A Concise Paradigm on Radical Hysterectomy:The Comprehensive Anatomy of Parametrium,Paracolpium and the Pelvic Autonomic Nerve System and Its Surgical Implication. Cancers(Basel),2020,12(7).

[29] EID S,IWANAGA J,OSKOUIAN R J,et al. Comprehensive Review of the Cardinal Ligament. Cureus,2018,10(6):e2846.

[30] SAKAMOTO S,TAKIZAWA K. An improved radical hysterectomy with fewer urological complications and with no loss of therapeutic results for invasive cervical cancer. Baillieres Clin Obstet Gynaecol,1988,2(4):953-962.

[31] RANGE R L,WOODBURNE R T. The Gross and Microscopic Anatomy of the Transverse Cervical Ligament. Am J Obstet Gynecol,1964,90:460-467.

[32] UHLENHUTH E,DAY E C,ET AL. The visceral endopelvic fascia and the hypogastric sheath. Surg Gynecol Obstet,1948,86(1):9-28.

[33] KATO T,MURAKAMI G,YABUKI Y. Does the cardinal ligament of the uterus contain a nerve that should be preserved in radical hysterectomy? Anat Sci Int,2002,77(3):161-168.

[34] PUNTAMBEKAR S,NANDA S M,PARIKH K. Fascial Anatomy//PUNTAMBEKAR S,NANDA S M,PARIKH K. Laparoscopic pelvic anatomy in females. Singapore:Springer,2019:163-182.

[35] SHIKI Y. Making Clear of the Structure of Vesicouterine Ligament for Laparoscopic Radical Hysterectomy. J Minim Invasive Gynecol,2015,22(6S):s116.

[36] FUJII S. Original film of the Okabayashi's radical hysterectomy by Okabayashi himself in 1932,and two films of the precise anatomy necessary for nerve-sparing Okabayashi's radical hysterectomy clarified by Shingo Fujii. Int J Gynecol Cancer,2008,18(2):383-385.

[37] KATAHIRA A,NIIKURA H,ITO K,et al. Vesicouterine ligament contains abundant autonomic nerve ganglion cells:the distribution in histology concerning nerve-sparing radical hysterectomy. Int J Gynecol Cancer,2008,18(1):193-198.

[38] VU D,HAYLEN B T,TSE K,et al. Surgical anatomy of the uterosacral ligament. Int Urogynecol J,2010,21(9):1123-1128.

[39] BUTLER-MANUEL S A,BUTTERY L D,A'HERN R P,et al. Pelvic nerve plexus trauma at radical hysterectomy and simple hysterectomy:the nerve content of the uterine supporting ligaments. Cancer,2000,89(4):834-841.

[40] SIDDIQUE S A,GUTMAN R E,SCHON YBARRA M A,et al. Relationship of the uterosacral ligament to the sacral plexus and to the pudendal nerve. Int Urogynecol J Pelvic Floor Dysfunct,2006,17(6):642-645.

[41] SCIOSCIA M,SCARDAPANE A,VIRGILIO B A,et al. Ultrasound of the uterosacral ligament,parametrium,and paracervix:disagreement in terminology between imaging anatomy and modern gynecologic surgery. J Clin Med,2021,10(3):437.

[42] RAMANAH R,PARRATTE B,ARBEZ-GINDRE F,et al. The uterosacral complex:ligament or neurovascular pathway? Anatomical and histological study of fetuses and adults. Int Urogynecol J Pelvic Floor Dysfunct,2008,19(11):1565-1570.

［43］ SAMAAN A,VU D,HAYLEN B T,et al. Cardinal ligament surgical anatomy：cardinal points at hysterectomy. Int Urogynecol J,2014,25(2)：189-195.

［44］ OTCENASEK M,BACA V,KROFTA L,et al. Endopelvic fascia in women：shape and relation to parietal pelvic structures. Obstet Gynecol,2008,111(3)：622-630.

［45］ HOCKEL M,HORN L C,HENTSCHEL B,et al. Total mesometrial resection：high resolution nerve-sparing radical hysterectomy based on developmentally defined surgical anatomy. Int J Gynecol Cancer,2003,13(6)：791-803.

［46］ SANTIAGO I A,GOMES A P,HEALD R J. An ontogenetic approach to gynecologic malignancies. Insights into imaging,2016,7(3)：329-339.

［47］ HOCKEL M,HORN L C,FRITSCH H. Association between the mesenchymal compartment of uterovaginal organogenesis and local tumour spread in stage ⅠB-ⅡB cervical carcinoma：a prospective study. Lancet Oncol,2005,6(10)：751-756.

［48］ KIMMIG R,AKTAS B,BUDERATH P,et al. Definition of compartment-based radical surgery in uterine cancer：modified radical hysterectomy in intermediate/high-risk endometrial cancer using peritoneal mesometrial resection(PMMR)by M Hockel translated to robotic surgery. World J Surg Oncol,2013,11：198.

［49］ HOCKEL M,HORN L C,MANTHEY N,et al. Resection of the embryologically defined uterovaginal(Mullerian)compartment and pelvic control in patients with cervical cancer：a prospective analysis. Lancet Oncol,2009,10(7)：683-692.

［50］ WOLF B. E. D N. Total and peritoneal mesometrial resection.∥Alkatout I,Mettler L. Hysterectomy. Cham：Springer,2018：1243-1262.